U0121350

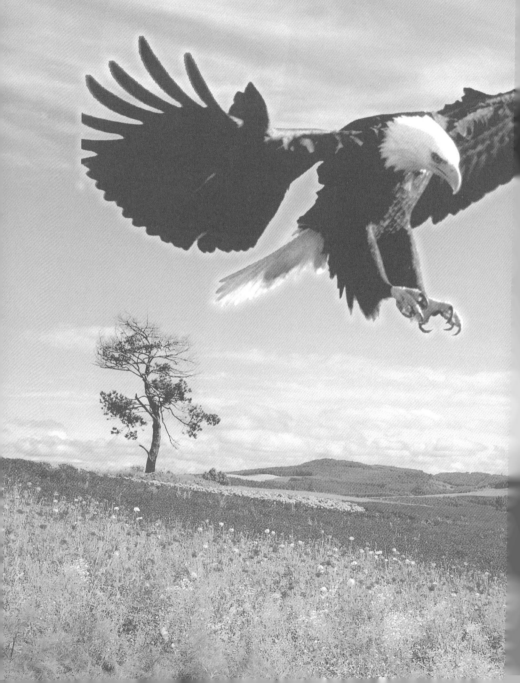

大展好書　好書大展
品嘗好書　冠群可期

大展好書　好書大展

品嘗好書・冠群可期

中醫保健站：83

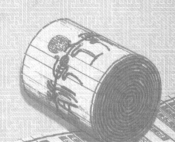

中醫臨床辨惑

辨證・論治・思維・匯講

李致重｜著

大展出版社有限公司

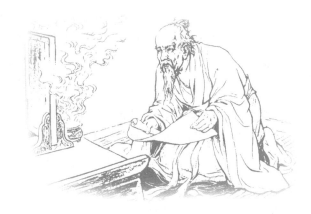

序

　　中醫與西醫是完全不同的兩種醫學科學體系，各自都包含著基礎科學、臨床技術和臨床經驗三個層面的內容。其中的基礎科學，決定並代表著兩種醫學各自的本質屬性。如果把中醫比作一棵碩果纍纍的大樹，那麼，中國傳統文化中的文、史、哲（尤其是哲學）是其根，《黃帝內經》為代表的基礎科學體系是其本，《傷寒雜病論》為代表的辨證論治的臨床技術體系是其主幹，內、外、婦、兒各科與方劑、藥物等則是其分枝、花葉與果實。

　　這裏的根、本和主要枝幹是中醫學的主體，中華中醫之魂。兩千多年以來，奠定中醫基礎科學與臨床技術體系的《黃帝內經》、《難經》、《傷寒雜病論》、《神農本草經》等醫學名著，一直被人們奉為中醫學的經典。歷史與實踐表明，中醫發展史上每一個學術繁榮，人才輩出的時代，無一不是以經典為基石的。

　　中醫基礎科學體系主要包括藏象、病機、診法、治則、方劑、中藥等六大範疇，其核心，是藏象理論。與西醫基礎科學相比，中醫的藏象理論相當於西醫基礎科學體系裏的「生理學」。《黃帝內經》一書中，討論藏象理論的內容遍及

《素問》與《靈樞》的三十餘篇。儘管其中也涉及個別實體結構的影子，但是中醫的藏象概念在與西醫的臟器概念迥然不同。

從整體與本質上看，中醫的藏象屬於形上性的，西醫的臟器屬於形下性的。中醫的藏像是建立在哲學基礎上的系統理論模型，而非西醫解剖結構的實體臟器。而且，中醫藏象理論模型包括縱與橫兩方面的含義。從縱的角度上講，氣血陰陽的消長變化，是人體生命活動的全過程；從橫的角度上講，五藏與五藏的相互聯繫，組合為人的生命整體。

縱與橫相互交織的藏象系統，氣血陰陽中有五藏，五藏與五藏的聯繫中氣血陰陽。氣血陰陽的消長變化，體現在五藏的不同特點及其相互聯繫之中；心、肝、脾、肺、腎等五藏中，各有其氣血陰陽消長變化的不同特點。彼此呼應，相輔相成，一中有二，二合為一。

對於以「生命過程中表現在整體層上的機體反應狀態」為研究對象的形上性的中醫而言，由《黃帝內經》所承載的藏象理論，無疑是人類哲學的智慧之光，對中國人啟示的巨大成果。用著名系統論學家錢學森的觀點講，中醫的藏象是一個「開放的複雜的巨系統」理論模型。從人類系統論發展的歷史來看，中醫的藏象當屬世界上最早、最複雜、最成功的開放性巨系統理論模型。

成書於東漢時期的張仲景的《傷寒雜病論》，在《黃帝內經》藏象、病機、診治、治則的理論基礎上，創立了「證候──四診──病機──治則──方劑──藥物──療效」環環相扣的，辨證論治的臨床技術體系。而且，中醫基礎科學體系中方劑、中藥這兩大範疇，應當是張仲景在前人基礎

上的成功總結與發揮。

中醫臨床技術體系的核心，是病機理論。就像西醫的生理學是西醫病理學的基礎那樣，中醫的藏象理論是中醫病機理論形成的根據。也就是說，中醫的病機理論，是中醫藏象理論在臨床領域的延伸。

在中醫的臨床過程中，醫者首先是明察疾病發生、發展、變化的病機。接著才能以病機為依據，進一步討論疾病的治療原則與方法。所以這一臨床技術體系展示給人的，主要是中醫臨床辨證論治的思維過程，以及思維原則與方法，而不僅是一病、一方、一藥的臨床經驗。

《傷寒雜病論》創立的中醫臨床技術體系裏，包括外感病與雜病兩大部分。《傷寒論》主要討論外感，《金匱要略》主要討論雜病。這兩大部分，同樣可以視之為中醫特色的關於疾病類別的兩大分科。只是與習慣上的內、外、婦、兒式的分科原則，層次的高低上下相互有別而已。

在討論外感病的病機時，張仲景從辨別寒熱入手，以氣血陰陽的消長變化為立論根據，創建了六經辨證系統；而辨析氣血陰陽的消長變化，也涉及五藏與五藏的相互聯繫。

在討論雜病的病機時，張仲景從辨別虛實入手，以五藏與五藏的相互聯繫為立論根據，遵循著五藏辨證系統；而辨析五藏與五藏的相互聯繫上，也涉及每一藏的氣血陰陽的消長變化。

不言而喻，《傷寒論》在討論外感時，必然涉及雜病；《金匱要略》在討論雜病時，也必然涉及外感。況且，《金匱要略》雖然以討論內科病為主，但也有許多外感病、婦科病、外科病、皮科病的內容。

人們常說，《傷寒雜病論》是一部討論辨證論治的書。這裏的辨證論治，其實是「辨證求機，審機論治」的縮寫。在辨證論治裏，辨病機是其核心。而在病機裏，包括了發病原因、疾病性質、病情發展趨勢三大要素。

以往的《中醫診斷學》教材往往把病因與病機並列了起來，這不夠恰當。按照《黃帝內經》的精神，內因與外因在疾病發生、發展上是相互並列的關係。所以病因從屬於病機，病因是構成臨床病機的一個重要方面。

《傷寒雜病論》每一篇的篇首，皆以「辨××病脈證並治」的句式命名。這一個「辨」字，是其中的眼目，包含了中醫臨床辨證論治理性思維的過程、目的及其意義。

臨床上首先要將隱藏於脈證之後的發病原因、疾病性質和病情發展趨勢辨別清楚，接下來才有討論選方、用藥，有效地進行治療的根據。

18 世紀，日本漢方醫學界「古方派」的領軍人吉益東洞，主張「方證相對論」。他以「獨尊張仲景」為名，實際上是獨尊張仲景之方，認為「只有張仲景之隨證投藥，不拘病因，最可推崇」。他倡言「臨證親試」，卻「把一切中醫理論，不問是非，俱斥為空談虛論」，認為「醫之學也，方焉耳」。在他的頭腦裏，沒有辨證論治的原則與臨床思維方法，他眼裏的《傷寒雜病論》，只不過是「唯方與證耳」。他所主張的「方證相對論」，只不過是簡單的方與證的對號入座而已。

他所理解的全部中醫，就是臨床上表現出什麼樣的脈證，便用什麼樣的方劑治療。表面上講，他把中醫臨床上「辨證求機，審機論治」的核心閹割了。進一步講，他把

《黃帝內經》為代表的中醫基礎科學體系拋棄了，把中醫臨床論治的臨床技術體系丟掉了。本質上講，他把中醫重新倒退到兩千多年之前的經驗療法的水準上去了。

近代中國中醫界流行的「有是證即用是方」之說，多半是從方證相對論那裏移植而來的。

中醫是哲學方法體系內的醫學科學，這就注定了中醫是一門形上性的科學，一門思辨性的科學。思辨，就是依靠人的大腦的理性思維，對形上性世界的本質所進行的認識、研究和判斷。學習、理解、繼承、發揚中醫的基礎科學體系與臨床技術體系，需要有哲學思維方法的學習與訓練，臨床辨證論治理論思維的全過程，同樣離不開哲學思維方法的學習與訓練。

從這個意義上講，應當把中醫視之為一門高進低出的醫學科學。高進，是在哲學思維方法的學習與訓練的基礎上，才能進入中醫基礎科學體系的殿堂。低出，是在哲學思維方法的學習與訓練的基礎上，才能進入中醫辨證論治的臨床技術體系，並把中醫的臨床技術特色與優勢充分地展現在防病治病的實踐中。

用中國古人的說法講，這就叫「知難行易」。不知難，沒有高深的哲學為基礎，便不知中醫學術之堂奧。經過哲學思維方法的學習與訓練，進入中醫基礎科學體系的殿堂之後，中醫的臨床思維自然水到渠成、觸類旁通，中醫的臨床治療技術便會自然而然地發揮到極致。所以本書討論辨證論治的理論思維，其實就是哲學思維的原則與方法，在中醫臨床技術中的體現與運用。至於哲學思維的內容及其邏輯原則、方法，不在本書討論的範圍之內。

西學東進的一百年裏，中華民族患上了嚴重的民族文化自卑症。隨之而來的近代科學主義，近代哲學貧困，以及形形色色學術管理行政化的傾向與習慣，將中醫推上了西醫化的歧途。這就是在尚未從基礎科學的源頭上搞清楚「中醫我是誰」、「我是怎麼來的」前提下，以發展、提高的名義，以西醫所依託的近代物理學、化學的觀念與方法，對中醫進行驗證、解釋、改造。

　　這種在「中西醫兩種醫學科學體系裏，流通著同一種評價體系」的做法，當屬人類科學技術史上絕無僅有的奇怪現象。它直接導致了中醫的基礎科學體系與辨證論治的臨床技術體系的全面解體，使中醫這一獨具特色的醫學科學淪落為依附於西醫基礎醫學體系的一種經驗療法，一種游離於中醫基礎科學與臨床技術體系之外的「經驗醫學」。

　　進入21世紀，隨著中國當代「實現中華民族偉大復興」新潮流的到來，告別中醫西化與實現中醫的復興夢，已經引起了中國社會各階層的普遍認同與高度關注。實現中醫的復興，就是要重鑄中華中醫之魂，復興《黃帝內經》和《傷寒雜病論》為代表的，中醫既有的基礎科學體系與臨床技術體系。與此同時，一批有志於中醫的年輕人，正不斷地凝聚到復興中醫的隊伍中來。

　　古往今來，舉凡學術的進步，既需要層出不窮、矢志不移的莘莘學子，更需要學術自由、民主、平等的氛圍和共同交流、討論、爭鳴的環境。在國內改革開放不斷深入的大環境中，學術進步發展的氛圍和環境已經形成。

　　荀子在談到學術交流、討論、爭鳴時，諄諄地教導人們應當「以仁心說，以學心聽，以公心辨」。所以重鑄中醫之

魂，更需要中醫界學子們以仁心、學心和公心，共同凝成實現中醫復興的一股強大力量。

以《傷寒雜病論》為代表的中醫辨證論治的臨床技術體系，把《黃帝內經》的藏象理論全面、成功地運用於中醫的臨床領域。

張仲景在「證—診—機—法—方—藥—效」環環相扣的臨床技術體系裏，系統、完整地展示了中醫臨床理論思維的全過程。因此重鑄中醫之魂，實現中醫復興，正需要我們從這裏做起。本書在此時問世，趕上了一個好時機。

本書以提高中醫基礎科學理論指導下的辨證論治臨床思維為宗旨，包括了十二個專題。

前幾個主題討論了中醫學的科學定位以及《黃帝內經》藏象、病機理論與《傷寒雜病論》的同一性。接著討論了中醫臨床思維中存在的問題，重點論述了中醫臨床辨證論治的思維方式和臨床應用。

後幾個專題以提高臨床辨證論治的思維水準為目的，列舉內、婦、兒科的具體疾病為實例，圍繞中醫臨床理論思維的特色與優勢，臨床運用與實踐體會，進行了廣泛、深入的討論。

其中一部分專題，2000 年以後在香港浸會大學與香港相關學術團體講過；2007 年以來在香港中文大學、台灣長庚大學、台灣林口長庚醫院、台東花蓮醫院、台中中國醫藥大學、中國中醫科學院、北京中醫藥大學、湖北中醫學院、浙江中醫藥大學等單位也講過。而全部十二個專題從頭到尾的系統講授，先後有兩次。2009 年作為香港醫院管理局培訓青年中醫的臨床專題系列課程，在香港講過一次。2010

年應北京中醫藥大學幾家學生社團之邀，也通講了一次。

　　本書即是在兩次講座錄音整理的基礎上，幾經補充與修訂而成。不過需要說明，講座時與青年中醫們的現場互動與討論答疑，以後另行修訂，沒有錄入本書。

　　本人在香港、台灣執教中醫的十年中，曾多次向各屆學生們重複講過一句話：「病家唯恐醫誤其病，醫學最怕病染在醫。」所謂醫誤其病，指的是病人最擔心找不到好醫生，最害怕醫生貽誤病情，誤判病機，錯誤用藥。所謂病染在醫，指的是中醫基礎科學體系與臨床技術體系在西化中的自戕與解體。

　　現在是病染在醫的時候，更是中醫在自醫中邁向復興的時候。清代的吳鞠通曾有一書，命名為《醫醫病書》。顧名思義，它是一本醫治醫學之病，醫治醫者之病的書，一本與廣大醫者一道，在理論與臨床上析疑解惑攜手思考學術發展的書。故追隨吳氏之意，繼本人《醫醫》之後，將本書命名為《中醫臨床辨惑》。

李致重識

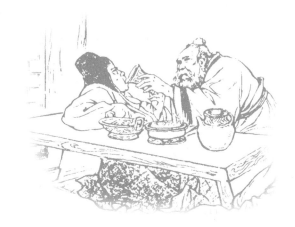

第一章

從中醫學的科學定位談起

中醫學是一個應用學科，但又是一個基礎學科。基礎學科是中醫學的理論科學部分，是中醫學之本；應用學科是中醫學的臨床技術部分，是其用。

本書講中醫的臨床辨惑，講辨證論治的思維過程及其特點，這屬於中醫學的臨床技術範疇的問題了。而臨床技術是由理論科學為支配的，是從理論科學派生的。所以講臨床辨惑，講臨床辨證論治思維，必須從中醫學的理論科學部分開始。

面對中醫學百年困惑的今天，更需要我們從中醫學的科學定位講起，因為今天我們講中醫臨床辨惑，本身就包含著正本清源的意思在內。

就基礎理論而言，中醫學有獨特的概念、範疇體系，與現代西醫迥然有別，本質上屬於形上性醫學科學。儘管整個中醫學包括了基礎理論科學、臨床應用技術和臨床經驗三個組成部分，儘管中醫的理論科學在很大程度上來自於中醫的臨床實踐，但是理論返回來又指導著中醫的臨床應用技術，這是無可置疑的。

基礎理論科學體系的形成，是一個學科成熟的標誌，應當肯定，中醫基礎理論科學是臨床技術發揮的根據，臨床技術、臨床經驗必須在基礎理論指導之下，才會達到預期的臨床療效。

從社會學的角度而言，社會上對中醫的需求，是解決病

人的疾病痛苦；民眾評價中醫主要看其臨床治療，而不是產生療效的理論基礎與臨床技術體系。所以，社會需求與民眾評價，不應該是評判中醫科學價值的標準。

如何在中醫科學理論的指導下，熟練運用辨證論治的原則、技術與方法，凸顯中醫的特色、優勢與臨床療效，才是最為重要的學術標準。

所以，在以下各章裏，我們將不過多地介紹個人具體的臨床心得和臨床經驗，而是把重點放在中醫臨床理論思維與臨床辨證論治的思路與方法上。

清代吳鞠通曾著有一本書，叫《醫醫病書》。顧名思義，它是一本醫治醫學之「病」，醫治醫者之「病」的書，是一本幫助醫者思考相關學術難題的重要見解和重要觀點的書。孔子說過：「學然後知不足，教然後知困。」長期從事中醫工作的過程讓我們深深地體會到，中醫工作者只有善於學習，善於思考，善於質疑，中醫學才能在保持特色與優勢的前提下，不斷進步，不斷完善，而不至於萎縮或消亡。

從西學東進以來中醫遇到的百年困惑看，吳鞠通的《醫醫病書》及其該書內在的動機、思想，在今天更具有特殊的現實意義。本人在香港執教中醫的十年中，曾多次向各屆學生重複講過相同的一句話：「病家唯恐醫誤其病，醫學最怕病染在醫。」所謂「醫誤其病」，指的是病人最擔心找不到好醫生，最害怕醫生貽誤病情，誤判病機，錯誤用藥；所謂「病染在醫」，指的是中醫學百年困惑的這一特殊時代，正是「病染在醫」的時代，歷史與現實都充分地表明了這一點。

我們這裏首先提到吳鞠通的《醫醫病書》，也是《中醫

臨床辨惑》一書的用意之一。只不過我們討論的臨床辨惑，僅僅是中醫學百年困惑的一個側面而已。

關於學術交流、討論，這裏想談一點願望。孔子提倡教學相長，並激勵後學「學而不思則罔，思而不學則殆」。在學術交流中，不同學術觀點的討論和爭鳴，尤其值得提倡。因為不同觀點的討論、爭鳴甚至碰撞，自然會冒出思想火花，而思想火花在學術的發展上是最為可貴、最為需要的。

學術自由，學術民主，是開發智慧、催生思想的客觀需要，是推動學術進步的重要方法。把學術自由、學術民主、學術面前人人平等僅僅視為一種態度，一種口號，那就簡單化、表面化了。

孔子所講的「學然後知不足，教然後知困」，其背景便是學術自由、學術民主、學術面前人人平等的學術氛圍。因此可以說，《中醫臨床辨惑》一書的核心，在於突出了一個「辨」字。辨，當然也包括辯論。只要展開辯論，明理、解惑便寓於其中了。所以本人熱切希望透過本書，進一步引起同仁們對中醫學百年困惑的關注和討論。倘若能夠因此而舉一反三，超出臨床辨惑之隅，那就更有意義了。

在導論裏，我們討論的重點是中醫科學定位，主要討論五個方面的內容：

第一，為什麼要強調中醫的科學定位？為什麼其他學科不一定在乎這一問題？

第二，既然講中醫學的科學定位，那首先要講科學這個詞的來歷、含義及其一般分類的問題。

第三，講到科學，不可能迴避哲學。要講哲學，也要提到這個詞的來歷、含義，以及需要釐清的一些問題。

第四，不論哪一種醫學，首先面對著「人是什麼」這一共同問題。這便要討論中、西醫的研究對象有什麼異同。

第五，在中西醫比較的前提之下，釐正中醫學的科學定位。

一、中醫科學定位的意義

中醫基礎理論是臨床技術發揮的根據，中醫的臨床要做好，首先要重視中醫基礎理論體系的科學性以及特色與優勢問題。而中醫基礎理論第一位的問題，便是中醫學的科學定位問題。這一問題不釐清，中醫臨床上的辨證論治便失去了理論依據，失去了操作的理論標準。

長期以來，中醫臨床與中醫基礎理論相脫離的問題，臨床上表現得最為突出。

在本人從事中醫工作的五十多年中，所聽到的關於中醫學的解釋很多。其中具有代表性的大概是三個：

其一，說中醫學首先是一個理論醫學，是成熟的科學。因此強調中醫理論與臨床內在的同一性，強調以中醫基礎理論為依據，指導臨床辨證論治。

其二，認為中醫理論是自發的、樸素的、不成熟的，中醫是經驗醫學，而方劑和藥物，才是最可貴、最重要的。社會上重用輕學，實用主義意識比較強的人，沒有深入學好中醫經典醫著的人，往往持此看法者甚多。

其三，認為西醫科學，中醫不科學。講「中西醫結合」，就是用西醫的觀念和方法解釋、改造中醫，以使中醫科學化。社會上受近代科學主義影響較深的人，中醫界贊成用西醫的觀念和方法解釋、改造中醫的人，以及在社會快速

變革中盲目提出「中醫科學化」口號的人，往往持此看法者甚眾。

以上三種認識之所以長期並存，爭論不休，其共同的缺失，都是沒有認真研究中醫學的科學定位問題。

在中醫科學定位不準確的前提下，臨床上也常常有相應的三種做法。

其一，認為中醫是成熟的科學，辨證論治則是中醫臨床的根本特色與優勢。所以認為在中醫理論指導下，運用中醫的理論思維，思考和解決臨床問題，是提高中醫臨床療效的主體性的途徑和方法。

其二，認為中醫是經驗醫學，臨床上則重視對症治療。所謂對症治療，就是只重視方劑與藥物的作用，只強調方劑、藥物與臨床表現之間的直接對應關係。這種對症治療的習慣和做法，學術界往往將其稱之為「方證相對論」。因為近代以來「症」與「證」二字多混用，有時「方症相對論」，也寫作「方證相對論」。在「方證相對論」者看來，只要見到憑藉主觀經驗而認定的一組「症候群」（或「證候群」），便可以處方用藥。「方證相對論」與辨證論治的最大差別是，中醫的藏象經絡、病因病機等基礎理論，在這裏失去了意義；中醫臨床中的理論思維，在這裏失去了用武之地。正因為「方證相對論」是依據感官所見的「症候群」來選擇方劑、藥物的，所以「方證相對論」的治療，屬於經驗性的治療。

其三，認為西醫科學，中醫不科學，臨床上在「中西醫結合」口號之下，推行了「西醫辨病與中醫辨證相結合」的臨床診療模式。所謂「西醫辨病與中醫辨證相結合」，就是

以西醫的疾病診斷為基礎、為標準，然後按照「方證相對論」的模式，將西醫的一種病在不同階段上的臨床症狀表現，分為若干個不同的「證型」或者「症候群」，接著再針對「證型」或者「症候群」，使用對應的方劑或中藥。因為這種「證型」的診斷屬於「方證相對論」模式，所以這種臨床治療依然是經驗性的。換一個說法，這種「西醫辨病與中醫辨證相結合」的臨床診療模式，即明確西醫疾病診斷之後，用「方證相對論」的做法，對疾病施行的經驗性中藥治療的思路與方法。

由此可見，在中醫臨床上相去甚遠的三種解釋，其本身就是中醫科學定位不準確的證明。尤其是「方證相對論」所反映的中醫臨床與中醫基礎理論相脫離的問題，絕不是一個小問題。從「病染在醫」的觀點看，這個「病」不是「在絡」、「在經」，而是已經「入府」、「入藏」。論其「病機」，是對基礎理論內含的中醫科學性的遺忘和否定。

當年在推行「中西醫結合」的口號時，如果能夠首先在理論的源頭上釐正什麼是中醫，什麼是西醫，如果能夠深入思考什麼才叫「中西醫結合」，相信今日的中醫臨床，將是另一番景象，至少不會輕率地置中醫基礎理論於不顧，把中醫防病治病退回到早期經驗性治療的水準。更不應該的是，這種導致中醫走向倒退的「西醫辨病與中醫辨證相結合」的模式，長期、盲目地推行至今。

在課堂上我們常常對學生講：「辨證理為本，論治法為先。」所謂理，是強調辨證以中醫基礎理論為指導；所謂法，是強調選方用藥應遵循中醫治療的理論法則。抓不住這兩個環節，辨證論治的靈魂便丟掉了，這就叫中醫臨床與中

醫基礎理論相脫離。所以五十多年前留下的中醫學科學定位這一課題，遲早需要我們靜下心來，認真完成。

半個多世紀以來關於中醫學的解釋，國內流行著四種「學術性口號」。20 世紀 50 年代代表性的說法是，「中醫是中國勞動人民長期與疾病做抗爭的經驗總結」。1958 年以後的說法是，「中國醫藥學是一個偉大的寶庫」。「文化大革命」之後的 20 多年裏，「中醫是中華民族優秀傳統文化中的瑰寶」這一說法甚為盛行。21 世紀以來，多數人喜歡用「中醫和西醫是完全不同的兩個醫學理論體系」這一提法。

以上四種說法的共同點，都用了不少溢美之詞來解釋什麼是中醫。而到底美在何處，卻讓人不可捉磨。其實，它完全沒有將中醫學的本質屬性、本質特點講出來。

「經驗總結」的內容、特點是什麼？這一「寶庫」的寶貝有哪些？這一「瑰寶」具體是什麼寶？這「兩個醫學理論體系」的「完全不同」之處究竟在哪裏？這四種說法裏，都未做出準確的解釋。如果要將半個多世紀以來的四種說法與社會上的行政性口號加以區別，那麼這四種說法，只能算作一種學術性的口號而已。它可以取悅人心，或者鼓氣一時。但是鼓氣、取悅之後，在學術上應該做什麼、如何做，依舊沒有給人以根本性的科學根據。所以在理論研究與臨床實踐上，依舊令中醫界眾說紛紜，莫衷一是。

在中醫學的科學定位這一嚴肅的學術問題上，長期以來把文不對題的「學術性口號」作為中醫學的定義來對待，這反映出中醫科學定位的緊迫性。

要研究中醫學的科學定位，首先必須明確一個學科成熟的根本標誌，以及為一個學科做定義的基本要素。

對於一個成熟的學科來說，它必然包含三個要素、兩個標誌。三個要素是：

其一，它有特定的研究對象。換句話說，它是研究什麼問題的，研究哪一方面、哪一類、哪一層次、哪一些問題的。

其二，它有特定的研究方法。因為有了特定的研究對象之後，要認識對象的本質，要認識對象活動的規律，就要有該對象所必然選擇的研究方式與方法。

其三，在用特定的研究方法來研究特定的研究對象的實踐過程之中，逐步形成對研究對象的識別，及其對研究對象內在規律性的認識。然後把認識對象的過程及其規律性，用文字符號記錄和表達出來，逐步形成了特有的一整套概念範疇體系。到了這一步，就標誌著一個新的學科已經形成了。這種特有的一整套的概念範疇體系，就是這一學科的基礎理論或者科學理論部分。

判斷一個學科是否成熟，至少還要具備兩個標誌。

其一，相關概念範疇在體系內表述的同一性。就是說，它前後表述相同問題時，所用的概念（語詞）是準確的，一致的。或者因為語詞使用上的原因，有時在文字學上看似乎稍有差異，但是語詞背後的真正含義，應該是基本一致的。

其二，是理論的可重複性。所謂可重複性，可以從兩個方面來理解，一方面，在本學科體系內，理論問題的前後解釋是一致的；另一方面，運用該學科理論指導實踐或技術問題時，在實踐或技術應用中是可重複的。比如說，醫學理論指導臨床技術，不僅理論上是相通的，而且在臨床技術上具有可重複性。

具備了這三個要素和兩個標誌，才能夠認可這個學科是成熟的。所以給中醫學做定義，也要遵循以上三個要素和兩個標誌所包含的原則。

　　定義也稱界說，它是揭示概念內涵的邏輯方法。這裏的「內涵」，是指概念反映的特有屬性。比如，「人是會製造工具的動物」。在「人」這一概念的定義裏，「製造工具」、「動物」是其內涵；與一般動物相比，「製造工具」則是人的特有屬性。倘若不突出「製造工具」這一特有屬性，對人的定義就會產生模糊之弊。

　　另外，定義是用一個判斷句來完成的。在這個判斷句之中，包含著三項內容。還是用「人是會製造工具的動物」這一定義來說，「人」是一個概念，在這一定義中稱作被定義項；「會製造工具的動物」稱作定義項；中間的「是」字，是一個判斷詞，在這一定義中稱作被定義聯項。

　　如果要給一個學科做定義，在定義項的內容裏，一定要突出這一學科的研究對象與研究方法。因為研究對象代表著一個學科的本質屬性和特點。所以亞里斯多德說：「世界上有多少可定義的研究對象，就可能產生多少種學科。」所謂「可定義的」，是指面對著多樣性的客觀實在，必須按照同一律、排中律、矛盾律的原理，首先判斷出被定義的這一事物與其他事物的差異。有了這一前提，這一事物就是與其他事物無可混淆的、獨特的了，也就是可定義的了。

　　人們要研究可定義的對象，就要有與對象相匹配的獨特的研究方法。所謂「相匹配的」，是指什麼樣的研究對象，則需要有與之所適應的什麼樣的研究方法。需要明確，是研究對象選擇或決定了研究方法，而不是研究方法選擇或決定

了研究對象。所以，用獨特的研究方法研究可定義的對象，所形成的概念範疇體系，便是這一特定學科的知識體系了。

可見，給這一特定學科的知識體系做定義時，研究對象與研究方法是定義項中最重要的內涵，而且研究對象是必有的，不可或缺的。研究中醫學的科學定位，要給中醫這一學科做定義，也必須遵循上述原則。

為了更為清楚地說明這一問題，我們不妨聯繫大家所共知的十個常見學科的定義作為參照，看一看中醫的科學定位問題，到底科學地解決了沒有。

這十個學科的定義是：

數學是研究現實世界中事物的空間形式和數量關係的科學。

化學是在分子、原子或離子等層次上研究物質的組成、結構、性質、變化以及變化過程中的能量關係的科學。

自然地理是研究地球表面環境特徵、分佈情況及其發展變化規律的科學。

歷史學是研究和闡述人類社會發展的具體過程及其規律的科學。

生物學是研究生物的結構、功能、發生和發展規律的科學。

人體解剖學是研究人體形態結構及其發生、發展規律的科學。

人體生理學是研究人體各種正常功能活動和變化規律的科學。

組織學（即顯微解剖學），是運用顯微鏡和切片、染色技術，研究生物體各種器官和組織的細胞形態及其聯繫的科

學。

　　分子生物學是在分子水平上研究生物大分子（蛋白和核酸）的結構和功能，從而揭示生命現象規律的科學。

　　生物化學是研究細胞和有機體中存在的各種各樣化學分子以及它們所參與的化學反應的一門科學。

　　從這些例子裏，我們反觀一下中醫。中醫是否能用一個判斷句，把中醫的研究對象、研究方法、概念範疇的特性一口氣說清楚了呢？答案是否定的，中醫至今沒有實現自己的科學定位，沒有用一個判斷句把自己的本質屬性與特點講清楚。

　　除了中醫的科學定位之外，社會上在中醫工作中把學術與事業的關係顛倒了，這是長期以來另一個遺憾。這種以推動中醫事業來代替中醫學術進步的做法，實際上與中醫學的科學定位不清晰直接相關。

　　半個多世紀以來，由於我國受計劃經濟管理模式的影響較深，用管理事業的思路、方法來推進中醫學術的發展，這種做法至今仍在延續。上面所講的學術性「口號中醫」的問題，就是這樣來的。

　　按照馬克斯主義關於生產力與生產關係的原理，生產力是基礎，生產關係是上層建築，進一步明確地講，生產力決定生產關係，生產關係適應於生產力發展的需要。鄧小平講「科學技術是第一生產力」，據此可以明確地說，中醫學術是中醫事業發展的基礎；中醫學的科學特色是中醫管理的科學理論基礎；中醫事業應當依靠中醫學術來推動；中醫管理應當為中醫學術的進步做好服務。

　　改革開放三十多年來，儘管我國在各方面都發生了很大

的變化，但是在中醫學術與中醫事業的主次關係上，至今仍然少有改進。是行政管理決定中醫學術的發展，還是中醫學術決定行政管理的職能？在這一問題上，仍然停留在計劃經濟的管理思維上，這其實是用行政的思維，來安排中醫學術的管理模式。

在中醫領域，把生產力和生產關係的位置顛倒了，也就意味著把馬克斯關於生產力決定生產關係的原理顛覆了、推翻了。幾十年來，用行政的思維安排中醫學術發展的管理模式，不可避免地把中醫學術發展的規律搞亂了。不可思議的是，時至今日，人們仍然不知反思，不會反思。這不能不令人深深地感到，生產力決定生產關係的原理被顛覆之後的頑固性和危險性了。

梅貽琦先生擔任清華大學校長時，有一句話講得非常好。他說：大學不僅要有大樓，更重要的是要有大師。他說的大樓，應當包括各方面的硬體建設和管理水準，相當於我們習慣上講的事業；他說的大師，應當是在科學上或者在一個學科領域裏，學識淵博而稱職的學科帶頭人。有了領風騷、開風氣的一代大師，就可以帶領起一所院系，一所大學。但是單有大樓，缺少大師，大學便不可能在人們心目中真正的大起來。

梅貽琦先生當年在清華大學所指出的問題，至今八九十年過去了，中醫界依舊沒有重視沒有解決，這難道不值得世人深思嗎？

中醫學術與事業，與近代科學技術有許多獨特的不同之處。以發展化學工業為例，化學是近代從國外引進的，我們不需要問化學是什麼，也不必懷疑對化學下的定義對不對，

一心照搬、照學，努力縮小差距，儘快趕上別人就是了。所以開辦化學教育，或修建化學工廠，或發展化學事業，人們心中有數，方向明確，可供參照的標準，學習的榜樣舉目皆是，用不著考慮學術發展與事業繁榮的道路如何走，方法對不對。

但是，中醫學卻大不相同。自古以來唯獨中國有中醫，至今獨自一家，別無分店，國外沒有成功的參照系可循。西學東進一百年來，中醫隊伍陷於百年困惑而無法自拔，使中醫學從成熟的醫學科學向經驗醫學的泥淖倒退，至今仍然缺少自拔地決心與方法。當今這個時代，我們沒有科學地回答「中醫我是誰」、「我是怎麼來的」這兩個學術問題。在沒有思考中醫學科學定位的前提下，卻在「中西醫結合」名義下轟轟烈烈地搞起「中醫西醫化」，至今多半個世紀不思回頭。這種自敗中醫家門的歷史，幾乎讓中醫界自己在學術上是非不辨，積重難返。

在一切科學的發展問題上，都必須以本學科內在科學規律為準繩，而不是任何人的個人意志所能決定的。面對是非不辨，積重難返，中醫界不辨也要辨，不返也要返。而且要辨先從源頭辨，要返必從源頭返。這一點，正是我們強調中醫科學定位的真正原因。

二、「科學」的來歷與含義及其一般分類

從中醫目前的大環境看，我國正迎來了高揚科學發展觀的時代。這對於促使中醫學走出百年困惑，無疑是求之不得的大好時機。科學發展觀的時代，我們從源頭上談科學的基本含義，行外人看來或許有一些不解，但從發展中醫來說，

不僅是十分適時，而且是十分必要。

（一）「科學」一詞的來歷與含義的討論

科學這個詞是當代社會使用頻率最高的詞彙之一。但是可以大膽地說，在今天的中國，恐怕還有不少人不能把這個詞的真正含義搞清楚。「科學」一詞的來歷與含義究竟是什麼呢？我們在這裏需要做一些簡單的說明。

在古希臘羅馬時期，科學與知識的含義十分相似。

在古希臘的文字裏，科學就是指知識。亞里斯多德的《形而上學》，開宗明義的第一句話就講，「求知是所有人的天性，對感覺的喜愛就是證明」。人類與其他動物不一樣，他有大腦，大腦會理性思維，大腦有自由意志，因此求知是人的天性，也是人特有的好奇。在求知過程中所形成的認識，包括對事物本質的與現象的認識，都稱之為知識。亞里斯多德的《物理學》、《倫理學》是知識，《形而上學》是知識，他所講的技藝，同樣也是知識。

其實，知識也就是科學。中國人民大學哲學系教授苗力田，是國內研究、翻譯亞里斯多德的知名學者。他在自己翻譯的亞里斯多德《形而上學》的前言中講，「科學是目的不是手段……是關於永恆和必然的認識……知識也就是科學。」前一句話講科學是目的而不是手段，包含著兩個概念的比較，即科學和技術。科學是目的，這個目的是什麼含義呢？科學活動是人認識事物本質的必然過程，科學活動的最終目的是要揭示事物的本質。也就是說，在認識事物本質的過程中，就是要一步一步地揭示事物的相對真理性。科學活動為人的本能、願望、好奇心所驅使，科學的目的就是要認

識真理。達不到對事物真理性的認識，或者得不到專家的約定俗成，是不夠的。

所以，苗氏強調科學本身不是功利，不只是為現實服務的。而技術則不同，它是功利的，是為現實服務的。或者說，技術是由科學的真理衍生的，是把科學的真理運用於現實的一種功利性的手段。

苗氏所講的「科學是目的不是手段」的後半句，其實指的是技術是手段，是供現實應用的，是功利性的。而苗氏所講的科學是「關於永恆和必然的認識」，可以理解為科學對事物相對真理性的認識。因此，儘管從廣義上說科學就是知識，但是從科學與技術的比較來看，科學的含義似乎又不是一般性的知識，而是比技術更高一層，是關於事物相對真理性的知識。

在中國的春秋秦漢之際，對科學的表達叫「格致之學」。

四書的《大學》裏講「致知在格物，物格而後知至」。在這裏，先簡單地回憶一下《大學》的內容。《大學》一開始講「大學之道，在明明德，在新民，在止於至善」。接下來有一段話，繪製了一幅頗具中國傳統認識論與知識論特色的思維模式圖：「欲明明德於天下者先治其國，欲治其國者先齊其家，欲齊其家者先修其身，欲修其身者先正其心，欲正其心者先誠其意，欲誠其意者先致其知，致知在格物，物格而後知至。」

這一路下來，一共提到了平天下、治國、齊家、修身、正心、誠意、致知、格物八個不同層次的過程，最終集中在格物上。接下來由格物拾級而上：「物格而後知至，知至而

後意誠，意誠而後心正，心正而後身修，身修而後家齊，家齊而後國治，國治而後天下平。」這裏從物格、知至、意誠、心正、身修、家齊、國治、天下平一路上來，又是八個不同的層次與階段。

這一來一回兩方面的八個層次與階段，就像一個「V」字形的中國特色的知識論模型。而仔細觀察中國人這一知識論的結構模型及其過程，人們不難看出，一切知識的產生及其過程，其核心都集中在格物這一點上。更準確地說，知識的產生首先決定於物格致知的這一個「格」字上。

格物致知的「格」是什麼意思呢？格，指的是量度，這是一個度量衡的概念。《大學》裏的這個格，要人們度量什麼呢？就是要把你所要認識的事物，與該事物相似、相近的其他事物，加以分門別類地比較、鑑別。如何分門別類地比較、鑑別呢？那就像亞里斯多德所講的，用同一律、矛盾律、排中律，把這一事物的真實面貌徹底地把握準、釐清楚，沒有重複，也沒有混淆。可見，真正在「格」字上的功夫下到了，中國特色的認識論的核心，與亞里斯多德的同一律、矛盾律、排中律就自然而然的相互融合了。

所謂「格物」，就是對事物分門別類地比較、鑑別、度量的意思。當把這一事物經過與其他事物分門別類地比較、鑑別之後，到了與其他事物沒有交叉、沒有模糊的時候，接下去才會有「物格而後知至」的成功。所以，得到知識，產生科學，首先在於對事物分門別類的「格物」的功夫。

「致知」是什麼意思呢？按照朱熹的說法，「致」是推及，「知」就是「猶識也」。也就是說，透過格物以後，在人們認識他所把握的對象的前提下，最終對於對象認識的概

括和總結，就是知識，就是科學。這是國人早期對於「知識」或者「科學」的含義的理解與表述。這個說法，後面還要適當地做一些說明。

知識、科學兩個詞，從古到今本同而標異。

知識和科學在西方的含義是基本相通的。16 世紀弗蘭西斯培根有一句名言「知識就是力量」，如果要換成「科學就是力量」，應該說也是合理的。

我國當代的辭書裏，對科學的解釋基本是：科學是關於自然、社會和思維的知識體系。把科學稱之為知識的體系，這就足以說明不論在東方還是在西方，知識與科學的含義，基本上是一致的。

1998 年，中國社會科學院前副院長李慎之先生曾在一篇文章中說：中國古代有技術而沒有科學。這一說法，在當時引起了不小的轟動。不少人尾隨其後到處講，中國古代就是沒有科學。從科學和知識兩者含義基本相同這一點來看，如果說中國古代沒有科學，那就是說中國古代沒有知識。這豈不是說中國人從古到今，不就是一群愚盲，或者沒有知識的民族了嗎？

事實上，李先生對於知識與科學兩個詞的含義，並沒有真正釐清楚。他頭腦裏的科學一詞，也許只是發端於西方的近代科學，而不是人類有史以來的全部知識與科學。李先生這一說法，其實正是近代科學主義思潮的一種表現。他所講的中國古代沒有科學，不是說中國古代沒有知識，而是沒有發端於西方的近代科學。

如此之類的大人物至今尚沒有把科學這一概念釐清楚，不難看出近代科學主義在中國影響之嚴重了。

中國清代末年，學者們把外來的物理學中的聲、光、電、磁之學，以及化學等學問翻譯到中國的時候，往往都使用了「格物致知」或「格致之學」這些詞。這就是說，當時人們把物理學、化學這些近代的來自於西方的科學，都翻譯為「格物致知」或「格致之學」，有的譯者索性就直接使用「格致」這一個詞。

這足以說明，在把西方近代科學翻譯到中國的早期，人們就已經把「格物致知」、「格致之學」、「格致」、「致知」這一些詞，作為「科學」一詞的同義詞來使用了。

科學一詞在中國，應該說是由「出口轉內銷」而來的。

所謂「出口」，是說日本的文字起源於中國的漢字。日本原本沒有自己獨立的文字，鑑真大師東渡日本，把我們的知識帶到日本的時候，日本的文字還很不完善。現在的日本文字，在很大程度上是從中國的漢字演化而來的。明治維新時期，日本的福澤瑜吉先生在翻譯西方近代物理學、化學的過程中，首先使用了「科學」這個詞。他把中國傳統文字裏的分科的「科」字，和學術與學問的「學」字合在一起，組成這個新名詞，叫作「科學」。

康有為翻譯日本近代圖書目錄的時候，也自然而然地把科學這個詞引入到中國。從那個時候開始，中國才見到了「科學」這個詞。接下去嚴復在翻譯《原富》那本書的時候，也用了「科學」這個詞。是康有為、嚴復二人，首先讓中國人認識了「科學」這個詞彙。

在嚴復之前，也曾經有人翻譯過《原富》。當時譯者把所有使用「科學」一詞的地方，都用作「格致」或者「格物致知」。從近代翻譯的演變過程可以看出，「科學」這個詞

的確屬於「出口轉內銷」而來的，而且是一步一步走到中國來的。它原本的含義並不神祕，中國早就有，那就是分科之學的意思。

中國人求知識，論學問，隨著知識、學問的不斷豐富，同樣要對其進行分門別類。這種分門別類的知識、學問，不就是科學嗎？如果把中國在人文方面的知識做一些分類，文、史、哲三方面，就是自然而然的大家最熟的三大類科學。至於進一步具體的分類，當然還很多很多。

基於上述，「科學」一詞的含義如何概括，才更為恰當呢？

按照上述的討論，概括起來講，「科學」一詞的含義應當從四個方面來把握。

其一，科學就是知識，知識就是科學，這是一般意義上講的。

其二，如果聯繫到歷史事實，從格物致知之學關於「格」字含義來講，科學就是分門別類的學問。所以「格致之學」與「格物致知」與「科學」是相互呼應的。這是歷史和現代本來的統一，無可置疑。

其三，如果按照亞里斯多德的說法，即苗力田先生所講的科學是目的而不是手段的說法，可以說科學是技術之理，技術是科學之用。所以科學應是揭示事物相對真理性的，更嚴謹、更系統的學問。

其四，近代常常把科學和技術混同起來，稱之「科技」，這是不恰當的。前些年針對「高新科技」的提法，不少有識之士認為不應該講「高新科技」，而應是「高新技術」。這個問題，直到現在多數人的習慣裏還沒有解決。其

實高新科技的提法是把科學貶低了，把技術升高了。當代對我們影響最大、最廣的，其實是「高新技術」而不是「高新科學」。說到創新，那叫技術創新，而非科學創新。當今人們為之興奮的近代科學，說到底，還是物理學、化學基礎上的那些科學原理。這個界限，一定要劃清。尤其在高揚「科學發展觀」的現代社會，更應該把這些基本的認識問題釐正清楚。

因此，如果要給「科學」這個詞下一個定義的話，我們認為應該這樣表述：科學是確切的、系統的、分門別類的、理論性的知識體系。

這個定義包含了四層意思：科學是確切的，而不是馬虎的；是系統的，而不是支離破碎、一鱗半爪的；是分門別類的，而不是研究對象不清的；是高度理論性的概括，不應與技術、經驗層面的知識混淆在一起。

這個定義不是我們杜撰的，它是英國近代一位很有名的數學家、哲學家羅素首先提出來的。他當時講的科學，是「確切的、系統的、分門別類的知識體系」，我們在後面加了「理論性的」這一層意思，是為了強調科學與技術的區別，為了針對當代中國把科學和技術相混淆而特意增加的提法。

這裏還需要強調一下科學一詞在當代的引申與誤用的問題。

我們經常會聽到這樣一些說法，比如：這個方案的制定有沒有科學性；這個人看問題沒有科學頭腦等。這種情況下所講的科學，其實指的是一種科學精神，或者實事求是、求真務實的一種態度。今天社會上講的「科學發展觀」，主要

在於倡導、強調實事求是的科學態度，應當屬於科學一詞的引申使用。

科學這個詞在當代太靚麗了，在中國引用的頻率太高了，因而科學一詞常常被人們當作形容詞來用。比如，主觀上希望褒揚一種觀點，便說它是科學的、創造性的思想；主觀上想要肯定一個做法，便說它是科學的，或者說它是很科學的等。形容歸形容，究竟科學不科學，最終還是要從實事求是、求真務實的科學態度上來分析，做檢驗。從實事求是的科學態度來看，不論社會實踐，還是學術研究，最好還是不要把科學這個詞作為形容詞濫用。

尤其糟糕的是，一些偽科學、假科學的東西，往往最喜歡把科學一詞當作包裝，美化那些醜惡的東西，以售其奸。這是對科學的褻瀆，應當嚴加制止。對於那些以科學名義兜售的偽科學的言行，更是需要特別警惕，嚴加防範。

（二）關於科學的一般性分類

當代辭書上對科學的定位，一般是這樣說的：科學是關於自然的、社會的、思維的知識體系。這是從科學的基本領域所做的大體說明。也就是說，科學大體分為自然科學、社會科學和思維科學三大類。在這三大類之內，都有很多詳細、具體的不同學科的分類。這一定位其實顯得太籠統，與我們前面關於科學一詞四個方面的概念內涵來看，它只講到其中之一，即知識，因此有失全面與準確。

比如，生命科學，它不完全屬於自然科學，也不完全屬於社會科學，也不完全屬於思維科學。至少我們所從事的中醫學，顯然不應當從屬於自然、社會、思維任何一個科學領

域。但是現在國內基本上把生命科學放在自然科學這個領域，這是需要重新討論，重新認識的。

本人認為，應當把生命科學從自然科學領域獨立出來，成為與自然、社會、思維並列的第四個科學領域。就是說，全部科學應劃分為自然、社會、生命、思維四大領域。這樣講，至少比自然、社會、思維三大類的提法更為合理一些。

科學的分類，主要是以各門科學研究對象的特點為依據而劃分的。

亞里斯多德有一句名言，「世界上有多少可定義的研究對象，就可能產生多少種科學。」世界上到底有多少可定義的研究對象呢？亞里斯多德在其《形而上學》裏提出的第一原理，就是定義研究對象的最根本邏輯標準，就是我們在前面提到的同一律、排中律、矛盾律。從中國的哲學傳統來看，那就是《大學》裏關於格物致知的「格」。按照同一律、排中律、矛盾律的規定，當人們將此一事物與彼一事物之間的區別與差異，界定得秋毫無犯，不相重合時，亞氏所說的研究對象的定義，便真正完成了。到了這一步，對各門學科的研究，才具備了著手起動工作的決定性的基礎。

從研究對象的總體特性上來講，到今天為止人類積累的全部科學，大體應當劃分為兩大類。

第一類是研究物之事的科學，即它的運動、變化狀態以及過程的科學。按照馬克斯哲學裏講的「運動的物質」和「物質的運動」的意思，這裏講的研究「物之事」，就是研究「物質的運動」。研究其運動和運動的過程時，則把其運動和運動的過程當作一種事件、一種事情、一種狀態去研究。

第二類是研究物之質的科學，即它的組成部分以及結構、功能的科學。所謂的研究「物之質」，就相當於馬克斯哲學中講的研究「運動的物質」。雖然物質是運動的，但是研究「運動的物質」時，我們研究的是物質本身在靜止狀態下的結構功能。

　　因此，研究運動和研究結構是兩大類不同的研究對象。這兩大類研究對象如果用《易經》裏「形而上者謂之道，形而下者謂之器」這個概念來解釋：「形而上者謂之道」，是說面對天道的，或者面對自然生成的事物時，人們不採取解剖分析的方法去打亂其原生態的結構，而是把它作為一種運動著的「物之事」去研究。研究「物之事」的時候，必然要問它是怎麼來的，怎麼去的，怎麼變的。我們是沿著「形而上者謂之道」的道路，去尋找「物之事」的運動原因，或者生成的終極道理。這就是「形而上者謂之道」。「形而下者謂之器」，是說面對原生態的事物時，先用解剖分析的方法把它打開，去研究它的局部以及結構與功能。從「形而下」的角度看問題，把它作為構成「器」的局部的「物之質」去研究。在對於局部的結構功能的「物之質」認識基礎上，進一步運用人的能力製造出我們所需要的人造之器，這就是「形而下者謂之器」。

　　我們完全可以有理由說，中國《易經》對「形而上」和「形而下」的分類，是整個科學劃分為兩大類的最早、最準確的理論根據。同樣的含義，在亞里斯多德的《物理學》裏也有相似的表述，他強調的是「原形」和「原質」的關係。所謂的「原形」就是天然生成的、原生態事物的本來的外貌，這叫「原形」。所謂的「原質」，是構成天然的原生態

事物的基質與材料，故稱作「原質」。

從科學研究的方法與方法論而言，人類全部的科學，也應該相應地劃分為兩大類。

第一類是以哲學的觀念和方法為指導的科學。以哲學的觀念和方法，是研究原生態事物的運動變化的基本方法。以哲學為基本方法的學科，都屬於哲學體系下的學科，像社會科學、思維科學等，皆屬之。

第二類，以物理學、化學的觀念和方法所研究的科學，就是近代以解剖分析為主的，或者是我們今天所講的還原性科學。

哲學的方法與物理學、化學的方法，是形上和形下兩種截然不同的研究方法。也就是說，物理學、化學的方法說明不了哲學方法的問題，同樣，哲學方法所適用的範圍也不是物理學、化學所能夠涉獵的。

（三）科學分類上習以為常的兩種偏見

16 世紀，弗蘭西斯‧培根把科學分為三大類：第一類叫作記憶的科學，包括歷史學和語言學等；第二類是想像的科學，包括文學、藝術、詩歌、小說等；第三類是理智的科學，指的是哲學和自然科學。

弗蘭西斯‧培根把文學也放在科學裏，不像我們今天把人文的東西通通剔除在科學之外，這是耐人尋味的。

在這個前提下看，近代科學分類有兩大偏見。

其一，把科學當成近代自然科學的專利，這方面的認識偏見流毒很廣，混亂的程度很深。近代科學主義在全世界的產生與氾濫，就源於此。

其二，把哲學和科學完全對立起來，認為哲學阻礙了科學的發展。這個說法，與西方某些人對「中世紀黑暗時期」評價、認識的偏激，有一定關係，但主要還是後來的中國人對於西方那段歷史的研究，缺乏認真的態度和實事求是的精神。從總體上看，西方好多學者並沒有把科學與哲學對立起來，對立起來的其實是我們中國人。

因為中國近代全盤否定中國的歷史與文化傳統，才將所謂「哲學阻礙了科學的發展」，在中國絕對化、擴大化了。這方面我們不展開討論了。

三、「哲學」的來歷、含義和科學總體分類

前面講到科學這一概念的來歷、含義和科學的分類時，也提到了哲學。為此對於「哲學」的來歷、含義，也需要做一些簡單的說明。

（一）「哲學」一詞的來歷與含義

哲學（philosophy）這個詞源於希臘，用中文翻譯過來，它的含義是「愛智慧」，有些中文書籍裏，把哲學解釋為「愛智」。

從文字表面上看，「愛智慧」既強調了對於哲學知識熾烈追求的熱情與態度，也包含著哲學知識不同於一般知識的特點。中國人民大學教授苗力田先生講，「哲學本身就是思辨性科學」。「思辨」這個詞在近代中國有一個時期是犯忌諱的，一講「思辨」就會有人說你是唯心主義。

其實所謂「思辨」，就是用人的思維能力，對事物進行分析、辨別、判斷，以達到對其本質的認識。人有認識事物

的能力，尤其是理性思維的能力，這是人與其他動物相比其高級之所在。人用他的自由意志，用他的感官觀察、辨別事物，特別是在綜合、比較的理性思維的前提下，進一步認識事物的本質，這是人的天性，也是上帝賦予人的能力，怎麼能給「思辨」戴上一個唯心的帽子呢？

所謂「愛智慧」，是強調在思辨過程中所需要的那種好奇、刻意，甚至獻身的精神和態度。學習、研究西方哲學史的人，相信都熟悉蘇格拉底。蘇格拉底一輩子為了追求真理而辯論，與人辯論了一輩子，直到受迫害而死。他用理性思維的能力去認識事物本質，對西方哲學的發展產生了極其深遠的影響。所以哲學的「愛智慧」，首先是對於人的理性思維能力的認可，同時也是對哲學所揭示的關於事物本質知識的認可。

如果說科學就是知識，那麼智慧是更高於科學的知識；如果說智慧更高於知識，那麼由智慧所認識的關於事物本質的哲學，不僅是科學，而且是更高於科學的科學。

中國早期的中文裏，沒有「哲學」一詞，但是中國人對哲人、對哲理的尊重與熱愛，絲毫不亞於西方。

在中國，很早就有「哲」字。《尚書‧皋陶謨》講到，「知人則哲」。這裏的「哲」，指的是哲人。哲人通常指的是那些才能、見識超越尋常，並為人共仰的高人。所謂高人，就是那些熟諳諸多學問的人類智慧的占有者了。另外，中國每每把有關自然、社會、人生的那些高深的道理，稱之為「哲理」。從這些意義上講，我們既不能把哲學等同於科學，更不能把哲學排除於科學之外。如此，中國的哲學，同樣也應該是科學的科學。

「哲學」一詞與「科學」一詞一樣，也是「出口轉內銷」傳入到中國來的，這個詞同樣來自於近代的日本。明治維新時期，日本人西周首先將西方的「愛智慧」之學譯為哲學。他也是從中國傳到日本的文字裏，取「哲人」、「哲理」中「哲」字的含義，把西方的「愛智慧」之學，翻譯為「哲學」的。這不僅是近代翻譯上又一個有趣的新名詞的來歷，而且隱含著我們討論「科學」與「哲學」時，一個極其耐人尋味的問題。

民國初年的時候，耶穌會會士馬相伯先生翻譯西方哲學到中國時，仍然像當時的人們翻譯「科學」一樣，把「哲學」也譯為「格致之學」、「格物致知」。這說明在 20 世紀初期，不管翻譯西方的科學，還是翻譯西方的哲學，在中國人的眼中，哲學和科學似乎都是一回事。彼此的研究對象與方法儘管不同，但是並無對立之處，彼此都是學問，都是知識。所以翻譯時都用了同樣的詞，「格致之學」，或者「格物致知」。

民國初年，教育部編排大學教學大綱時，中國開始有了「哲學」這一門課程。從那時候起，哲學這個詞才堂而皇之地走到了中國人的面前。「哲」字從早年出口日本，到近代返回中國，為中國的語彙裏增添了一個新名詞，它就叫「哲學」。從此中國的「愛智慧之學」和西方一樣，都叫作「哲學」了。

從民國以來科學與哲學由相同的意譯變為兩個不同的名詞這一過程，聯繫到近代在科學與哲學問題上的種種糊塗認識，我們有必要就科學與哲學的含義，做一番比較與說明，以期從邏輯學的角度，對這兩個最基本的概念有一些比較清

楚地理解。

當代辭書裏對科學和哲學的解釋，大體是這樣的：科學是關於自然、社會、思維的知識體系；哲學是關於自然、社會、思維的一般規律的總概括。這是對兩者的一般性解釋，尚不是嚴謹的關於概念內含的邏輯定義。而兩個解釋的差異在哪裏，卻是值得我們認真思考的。兩者相比，哲學明確地強調了它是對事物的一般規律的總結，是總概括。所謂一般規律，就是普遍規律。所謂總概括，是指對於萬事萬物的普遍運動、發展規律的總結和概括。

從這個角度上，我們是否可以這樣講：哲學是研究諸多事物共同規律的學問；科學是研究某一具體事物的知識體系。萬事萬物中包含著具體事物，故一般事物的普遍規律，自然在具體事物的知識體系之上；具體事物的具體規律，必然要接受普遍事物總規律的支配。基於以上兩點，哲學相對於各門具體科學而言，理所當然的是關於科學的科學。

關於哲學是科學的科學這一問題，直到 20 世紀 90 年代許多人依然困惑不解。這與近一百年來我國基本上處在一個哲學貧困時期，是有一定關係的。一方面，我們對西方的哲學拒之門外，怕資本主義的、修正主義的「腐朽」「落後」的東西「腐蝕」人們的思想，長期對其拒絕和批判。另一方面，對自己傳統的哲學，又統統把它視為過時的，客觀唯心主義的或者主觀唯心主義的糟粕，長期對其冷漠和排斥。因此就出現了這樣一個特定的哲學貧困時期。

就東西方傳統哲學的主體思想而言，並不存在與馬克斯主義哲學相互對立的問題。馬克斯主義哲學的重點，主要是在近代自然科學的影響下，關於科學社會主義，以及政治經

濟學範疇的哲學問題。它是一定範疇內的哲學，就像自然哲學、社會哲學一樣，是人類哲學在某一歷史條件下的一個分支，它不代表人類哲學的全部或主體，也不會代替或支配各個具體學科的學術研究。

因此，在中國近代這一特定的歷史時期，對「哲學是科學的科學」的不理解不明確，就在所難免了。

台灣哲學家鄔昆如先生是這樣評價哲學的，他說，「哲學的功能就在於定位宇宙、安排人生」。這個提法固然很好，不過我們把「定位宇宙」理解為「認識宇宙」，也許更合理一些。人人都知道，宇宙不是由人來定位，來左右的。所以應該說，哲學的意義與功能就在於「認識宇宙，安排人生」。而且，人只有認識了宇宙規律之後，才會更好地安排自己的人生。中國人講「天人相應」，其道理也是這樣，先有天，而後再有人，只有先認識天地宇宙的規律，人們才能夠在這一前提之下，理智地安排人生。

西方近代的哲學大師胡塞爾先生有一部代表作，書名叫作《哲學作為嚴格的科學》。他在書中說，「哲學本質上是一門關於真正開端，關於起源，關於萬物之本的科學」。

可見，真正認識宇宙萬事萬物的開端、起源、根本的科學，就是哲學。而這種稱之為哲學的科學，當然也就是科學的科學了。因此這種科學的科學，更需要人們以嚴肅、認真的態度來對待。

台灣哲學家、台灣輔仁大學前任校長李震在其《中外形上學比較研究》中，把包括哲學、科學在內的整個人類所積累的知識，分為由低到高的五個等級。其順序是：感觀知識→經驗知識→技術知識→科學知識→形上學。按照這五個分

級，感官知識是認識的初始；經驗知識是感官基礎之上對於表象的認識，是沒有納入到科學知識體系的知識；經驗知識之上，是技術知識；技術之上，是科學知識；科學指導技術，技術是科學在實際運用中的延伸。

哲學是科學的科學，而哲學之上，還有形上學。鄔昆如先生把形上學比作為哲學的皇冠，因為形上學是哲學中最為核心的部分。據此，西方哲學的研究者，又常常把形上學稱之為哲學的哲學。

（二）形上學是哲學的核心

如何進一步理解形上學是哲學的核心，是哲學的皇冠，是哲學的哲學呢？

學習西方哲學的人都知道，哲學史是學習哲學的入門，形上學是哲學的體，倫理學是哲學的用。這是從體與用的角度，講形上學和哲學論理學之間的關係的。

形上學之所以是哲學的體，因為它首先是揭示和規範哲學研究者思維過程與思維方式的學問，亞里斯多德的《形而上學》，當之無愧地是其代表。亞里斯多德是西方哲學進入輝煌時期的集大成者，在亞氏的學術成熟期，他先寫了《工具書》、《範疇》、《論註釋》、《分析前論》、《分析後論》等邏輯著作後，才著手哲學的著述。

亞氏的哲學名著《物理學》（也叫《自然哲學》、《超物理學》），是關於自然物性之理的哲學著作。所謂「自然物性之理」，指的是面對著自然界各類事物在原生態前提下的固有特性，以認識其發生、發展、變化、衰亡的內在原理。這與後世以牛頓所代表的，從自然界中抽出聲、光、電、

磁、熱、力等某一種具體現象，分別加以研究的近代《物理學》，完全不是一回事。

亞氏在完成他的《物理學》後，才有前提和理由進一步研究哲學的體，於是才寫下了他的《形而上學》。《形而上學》，亦即《形上學》，也叫《第一哲學》、《後物理學》。這是在討論「自然物性之理」的基礎上，最後從哲學認識論、知識論的高度所總結的理性原則。

按照亞氏的解釋，形上學是「萬有之有，及其特性之學」。這裏的「萬有」，即一切有，亦即一切存在。用中國人的話講，天地間的萬事萬物，都是存在，都是有。這裏的「萬有之有」，指的是一切存在或萬事萬物有什麼樣的共同點；這裏的「及其特性」，指的是一切存在或萬事萬物共同點的背後，又擁有什麼樣的共同根源或原理。這些共同根源或原理，就是一切存在或萬事萬物存在的基礎與終極的原因，以及為什麼存在。這類根本性的問題，都是形上學所要研究，要揭示的。

台北哲學家曾仰如把亞里斯多德《形而上學》的內容，概括為以下幾方面：萬有的先在性、單一性；界定萬有相互區別的第一原理（同一律、排中律、矛盾律）；萬有的真、善、美原理（名實相符之謂真，物之所欲之謂善，物之自然悅目之謂美）；事物的現實與潛能原理；事物生成、變動的因果律等。以上這些「萬有之有，及其特性」的學問，都是至關重要的哲學問題；這些至關重要的哲學問題，都屬於形上學的範疇。

講到這裏，我們應當理解形上學在人類求知歷程上的重要性了。可以說，形上學是哲學的哲學，是思想的思想，是

邏輯的邏輯。對於人的思維來說，形上學更是思維的法律。我們思考問題，如果離開了形上學原則的指導，大腦就會陷於僵化、遲鈍，混亂不堪，分不清楚所研究的對象，也搞不清楚自己是怎樣思考問題的。

曾仰如先生在其《形上學》的一開始，就寫下了這麼一段話：「形上學是一切學問的基礎。學問之鞏固性、普遍有效性、合理性及確實性，全基於形上學。因此，形上學一被忽略、藐視，學術的進步及真理的揭發就無形中大受阻礙，人類的推理能力也普遍地趨於薄弱，知識界也將變得混亂不堪，各學科所研究的對象、範圍也認識不清，因而在學術界裏常有越俎代庖之事的發生。」

這段話對於我們來說，具有極其鮮明的警示性。如果忽視了形上學，或者不懂形上學，那麼我們的推論能力必然會降低，知識界必然會變得混亂不堪。曾仰如先生說的「學術界裏常有越俎代庖之事」，尤其值得中醫界想一想。近一百年，或者更具體地說在最近的幾十年裏，用西醫的思路與方法推進中醫發展，就是醫學領域最為典型的越俎代庖的現象。至於把中醫時而定性為醫學科學，時而又定性為經驗或者經驗醫學，其實也是這樣。追究其原因，就在於我們不懂思維科學，不懂形上學。

長期以來，我國對思維科學與形上學，研究、重視不夠。以美國為例：根據20世紀美國《多瑪斯學誌》的報導，美國專門介紹亞士斯多德、托瑪斯·阿奎納的形上學體系，每年有五百多種書籍及二十五種以上的刊物問世；全美國有一千多所大學與研究中心，傳授此種學說。托瑪斯·阿奎納是西方中世紀一位非常著名的哲學家，研究西方哲學、形上

學，早期離不開蘇格拉底、柏拉圖和亞里斯多德，中世紀離不開托瑪斯・阿奎納。因為那是西方哲學與形上學的源頭，也代表著西方哲學、形上學的輝煌。亞里斯多德、托瑪斯・阿奎納之所以是西方永不凋謝的哲學明星，關鍵在於他們對形上學的突出貢獻。然而在中國，至今真正知道托瑪斯其人和托瑪斯哲學（形上學）的人並不是很多。

其實在中國的哲學體系中，也有突出的形上學思想。最早的《周易》裏，後來的《大學》、《中庸》裏，就有許許多多的形上學思想和原理。六家中的名家，討論的都屬於形上學方面的內容。只是春秋至秦漢之際，中國沒有出現過像《形而上學》那樣一本系統全面的形上學專著而已。

更為重要的還在於，西方不僅沒有丟掉自己傳統的優秀文化，而且在發揚光大；而我們不僅把自己的形上學知識冷落了、丟掉了，而且把西方好的東西也拒之於大門之外。這是我們面對中醫學的百年困惑時，令人倍感難堪痛苦，甚至悲從中來的事情。

（三）近代對哲學的兩種偏見

近代在哲學問題上，存著兩種習以為常的偏見。其一是對中國傳統哲學的污名化，其二是對文化歷史觀的誤解。

五四新文化運動以來，在全面反傳統，砸爛孔家店的潮流中，我們的文化立場，文化態度出了問題。因此把中國傳統文化，全面的污名化了。作為傳統文化核心的哲學、形上學，自然首先被污名化了，客氣一些稱之為樸素的，自發的，更有甚者被污之為主觀唯心主義的，客觀唯心主義的。這些近代不光彩的惡名強加給中國哲學之後，中國哲學則無

可倖免地被貶為過時的糟粕。幾千年來作為中國傳統文化核心的哲學，在其生存、發展的故鄉，完全失去了存在的價值和地位。

在全面反傳統，砸爛孔家店的潮流中，我們的文化史觀，科學史觀也出了問題。在行動上，長期以現實需要和眼前利益為出發點，把現代化作為推動和評判文化科學的至上信條和唯一標準；在觀念上，背離了「內在於傳統的歷史性演進」才是社會進步、文明發展的基本原則，甚至把辯證唯物主義和歷史唯物主義的信條也忘記了。

文化科學史觀上的錯位，使我們淪為現代的糊塗人。我們是否知道在整個人類文化發展的長河中，文化、科學的發展曾經出現過兩次高峰。我們是否知道第一次高峰是在中國的春秋至秦漢之際，第二次高峰是在歐洲的文藝復興時期。我們是否知道春秋至秦漢時期，正是中國文化歷史上的第一次高峰時期。我們是否知道第一次高峰孕育和成熟的，正是被我們否定的中國哲學。

我們不懂得第二次高峰孕育和成熟的，是物理學、化學體系之下的近代科學。我們不懂得為什麼人類幾千年來的文明中，文化、科學的發展先後僅出現過兩次高峰，而且只能是這兩次高峰。我們更不懂歐洲的文藝復興原本是希望復興古希臘、羅馬文明，而到頭來促成了人類第二次文化高峰的真正道理。我們甚至並沒有真正懂得自我否定中華民族優秀文化傳統，才是近代在國際上因落後而挨打的真正原因。因此，如果不澄清文化科學發展史上的糊塗認識，我們就不會有正確的文化史觀。

一百年來，我們在對待人類文化科學的做法上，就好像

黑瞎子掰棒子，慌慌張張地抓住左邊，丟掉了右邊；抓住後面丟掉了前面。今天我們已經在逐步醒悟，但是如果不能站在正確的文化史觀上，歷史全面地看待哲學和科學的發展和定位，我們對哲學和科學發展的方向與道路仍然不會清楚，這其中也包括中醫與西醫的問題在內。

當前在中國，要為中國的哲學正名，要真正明白哲學也是科學的道理。哲學不是玄學，不是自發的樸素的、唯心的唯物的簡單方式能夠判斷其真諦的。中國的哲學，更需要從東西方文化、哲學、科學的深刻比較中，才能認識其不朽的價值和意義。哲學既然是科學的科學，那麼，哲學首先就是科學。只是哲學與分門別類的分科之學，不屬於不同層次、不同類別的科學而已。

（四）《周易》啟示下的人類科學總體分類

按照《周易》關於「形而上者謂之道，形而下者謂之器」的原則對科學進行分類，那麼科學在總體上，應當大體分為兩大類：一是哲學體系之下的科學；二是物理學、化學體系之下的科學。

哲學體系之下的科學，是以哲學為方法論的具體學科。社會科學、思維科學（含邏輯學）領域裏的種種分支學科，屬於哲學體系之下的科學。比如，中國社會科學研究院之下，有 47 個研究所或專題研究部門，哪一個研究所的研究專題，都不是用物理學、化學的方法來進行研究的。從總體來看，基本上是在哲學的思維指導下，去解釋、去解決其社會科學問題的。思維科學，是知識論、邏輯學研究的範疇，屬於哲學體系下的科學。

與西方國家比，近代我國在思維科學的研究上，明顯滯後於西方其他國家，這是長期以來對「唯心」和「唯物」之說不正確的理解，而形成的時代的侷限性。既然我國多數辭書裏已經把思維科學放在科學分類的三大範疇之內，照理也應當建立與之相應的思維科學研究院，而當今我國只有社會科學研究院和自然科學研究院，這是一大缺憾。

　　哲學是關於事物發生、發展、運動、變化過程與規律的學問。用前面的說法講，哲學也可以稱之為研究「物之事」及其共性的學問。在自然科學領域裏，有許多學科也是研究「物之事」的，也是以哲學理論為指導，為方法論的，這類學科，也屬於哲學體系下的科學。比如，今天我們所熟悉的訊息論、控制論、系統論，以及物候學、生態學、中醫學、生物進化等。

　　物理學、化學是研究自然界存在物的組成部分及其結構、功能的學問。用前面的說法講，物理學、化學也可以稱之為研究「物之質」及其結構、功能的學問。在自然科學領域裏，那些以「物之質」為研究對象的，以物理學、化學為研究方法與方法論的學科，應當屬於物理學、化學體系下的科學。這方面的學科是近代發展起來的，現代仍然處於高潮時期的科學。由此分化出來的，包括科學與技術不同層面上的門類很多。人們對這類科學普遍比較熟悉，這裏用不著再舉例說明了。

　　我們重新回到《周易》關於「形而上者謂之道，形而下者謂之器」原則，從總體上對科學再加以梳理。我們認為人類全部的科學應當分為如下兩大類：

　　其一，是哲學體系下的科學。在自然、社會、思維領域

裏，凡研究「物之事」的發生、發展、運動、變化過程及其規律、原理、法則的學科，皆屬於哲學體系下的科學。

其二，是物理學、化學體系下的科學。在自然科學領域裏，凡研究「物之質」的組成部分及其結構、功能的學科，以及在此基礎上為製成人造之器而形成的種種學科，皆屬於物理學、化學體系下的科學。

迄今為止，相信這一科學分類的原則，當屬人類科學史上最合理，最準確的分類原則。它不僅適用於過去和現在，而且適用於可預見的未來。在這裏，我們應當懷著感恩心，虔誠地感謝中國的前哲們！因為這是兩千多年前中國《周易》裏獨到的智慧和不朽的論斷，給今天的我們所留下的巨大啟示。

✛ 四、醫學面對的人與中西醫研究的對象

以上我們討論了科學與哲學的含義，科學的一般分類，以及《周易》啟示下科學的總體分類。有了這些基礎之後，下面將就醫學分科的根本問題，也就是醫學家所面對的人以及與中醫與西醫各自的研究對象，進行一些討論。

（一）哲學就是廣義的生命科學

前面已經討論了，從研究對象上講，研究「物之事」的科學和研究「物之質」的科學，是全部科學的兩大類。如果從研究方法上講，這兩大類科學也可以稱之為哲學體系下的科學，和物理學、化學體系下的科學。

這種從總體上對科學的分類，是以「科學就是知識」的原則為前提的。所以我們這裏把它稱之為「總體科學的分類

原則」，或者「大科學觀」。

下面我們將以這一原則與大科學觀為基礎，對科學家所面對的人，以及生命科學的問題進行分析。

其一，人與哲學的密切關係，是世界上任何一種事物，任何一個學科都無法相比的。或者可以說，哲學就是人學，是關於人與天地萬物相互關係的學問。

從哲學產生的源頭來講：哲學是從人出發的，以人為本的學問。人類為了求得生存，就必然要追求自身生存攸關的智慧。而求知是人的本性，對哲學智慧的追求，是人類「愛智慧」的本能反應，也是人類與生俱來的好奇心的必然表現。從哲學產生的意義上講，哲學的研究提升了人的智慧，也滿足了人的好奇心；而人們研究哲學的同時，也不斷豐富和提高了人類的認知能力。

從哲學的任務與內容上來講，哲學是研究自然、社會、思維領域裏，關於萬事萬物的共性的學問；哲學也是以人為中心，在認識萬事萬物共性的基礎上，進一步揭示人生意義，不斷規範人的自然觀、世界觀、宇宙觀、人生觀的學問；人類不斷進步、獲取知識與智慧的知識論、方法論，也是哲學的基本內容之一。所以哲學研究不僅使人認識了人類與萬事萬物之間的關係，也使人類明白了自己對待周邊萬事萬物應有的立場和態度，而且人類在不斷研究的過程中，不斷開拓智慧，變得愈來愈聰明。

從自然、社會、思維、生命四大知識領域上講，社會和思維是以哲學為主導的領域，也是以人為中心的領域。至於自然界這一知識領域裏的自然，基本上是人的認知所能企及的自然，或者稱之為人化了的自然。自然科學裏的所有學

科，都直接或間接地受到人的自然觀與自然哲學的指導。

我們不難得出這樣一條結論：研究直接為人服務的醫學，不論在什麼時候，不論在什麼情況下，都不能脫離或疏忽以人為本的哲學。

其二，哲學就是生命哲學。在廣義的生命科學這個範疇之內，哲學本質就是生命科學。

為什麼講哲學在本質上就是生命科學？

首先因為哲學所研究的對象是天然存在的「物之事」。而物之事呈現在人們感觀裏的，則是不斷發生、發展、運動、變化的過程。在《周易》裏，不斷發生、發展、運動、變化的過程，皆稱之為「變易」。

其次以《周易》裏「生生之謂易」的原則來說，不斷變易的過程，是生命的存在特質。所以一切不斷變易的過程，都可以定義為種種生命的運動或變易。不論高山流水，花鳥魚蟲，在作為原生態存在的時候，我們所看到的，就是它的發生、發展、運動、變化的過程。高山的發生、發展、運動、變化，便是高山的生命現象，只是由於高山的生命週期遠遠超過了人的生命週期，所以人們往往誤以為它是非生命的，沒有變易的罷了。假如人們一代接著一代地看下去，累積得多了，人們就會從整個天體生命的觀念和視野下，真正理解到高山運動、變遷中的生命脈絡。有些事物運動、變化的速度較快，或者它的生命週期比人類的生命週期短得多，那麼這些事物的運動、變化過程，就會被人們視之為生命現象，並成為人們可定義的研究對象。與高山的生命歷程相比，人類則更善於更便於觀察植物和動物的生命現象，把植物和動物定義為生物，就是這個道理。

由此推而廣之，在自然、社會、思維領域裏，凡一切為人類所感知、琢磨、研究的「物之事」，都可以視之為生命現象。既然「物之事」屬於哲學的研究對象，那麼哲學在本質上，就是生命的哲學。

本人 2000 年在香港執教以來發覺，不少熟悉西方哲學的哲學家，皆持這一觀點。近代台北哲學界幾位哲學家，都將個人的專著命名為《生命哲學》，即可見一斑。

由此聯繫到「大科學觀」，我們可以做出如下結論：哲學，其實就是宏觀層次的生命科學；凡是研究某一具體生命運動、變化規律的學科，都離不開哲學；而中醫，正是哲學這一宏觀生命科學裏的一個具體生命科學的分支。

（二）兩種醫學與形上、形下兩種人

中醫與西醫面對的「人」，到底一樣還是不一樣？或者說，中醫與西醫的研究對象，是不是都是「人」的全部呢？回憶本人從事中醫工作五十多年的經歷，第一次為這一問題而深感困惑的，是 1978 年。就是本人告別基層中醫臨床工作，來到北京讀研究生的那一年。

那時候，各級領導部門對我們這批人相當重視，每週都有從國內請來的專家給我們做專題講座。記得上海一位老專家在講到中西醫結合的時候，說過這樣一句十分肯定的話：中醫和西醫的研究對象都是人，所以中醫和西醫必然要結合為統一的醫學。那位老專家當時在國內學術界很有影響，所以這一說法，也長期影響了許多人。但是作為學生的我，既不能理解和接受他的觀點，又沒有充分的理由提出質疑和反駁。從那時起，我就被困擾在許多基礎性的學術疑竇之中。

比如，醫學家面前的人，其全部內涵和定義是什麼？中醫與西醫所研究的，都是人的全部特點與屬性嗎？中醫為什麼產生於中國而未出現於西方？西醫為什麼產生於西方而未形成於中國？中醫與西醫各自運用的研究方法，相同處是什麼，不同處又是什麼？從學科定義上講，什麼叫中醫，什麼叫西醫？……因為這些基礎性的學術問題不明確，中西醫結合就無從講起。所以從那次講座之後，為了沒有釐清楚的這許多疑竇，本人盤根究底，苦苦地讀書、研究、思索，屈指已是三十多年。

今天看來，當年那位老先生是把中醫與西醫的服務對象，混同為中醫與西醫的研究對象了。服務對象是從醫學的社會功能上講的，而研究對象是從醫學研究的切入點上講的。醫學服務對象的人，與醫學研究對象的人，是兩種完全不同的概念。服務對象的人，指的是整個人類意義上的人；研究對象的人，指的是不同的醫學所對面的不同層次或不同角度上的人。因此從科學的「研究對象決定了一個學科的本質屬性或特點」這一原則來看，中醫研究對象的人，與作為西醫研究對象的人，兩者究竟有什麼不同，正是中西醫學術上首先需要釐正的重要問題。

令人不無糾結的事實是，中醫學家和西醫學家面前的人到底有什麼區別，長期以來我國醫學界沒有做出準確的界定。在今天，不論中醫，也不論西醫，首先必須回答的天字第一號的學術問題，即「人是什麼」。歷史與現實已經表明，中西醫在「人是什麼」這個天字第一號學術問題上，至今沒有做出準確界定的真正原因，是人們疏遠了哲學。今天，我們只有站在哲學的整體高度，才有可能找到正確的答

案。

本人在《中醫復興論》一書中，第一次把人類醫學家所面對的人，分成七種不同屬性的人：

自然屬性的人；

社會屬性的人；

精神情志屬性的人；

整體狀態的人；

人的組織器官層次的特點；

人的細胞層次的特點；

人的分子層次的特點。

這七種不同的屬性，不同的特點，相互間是不重疊的。這七種不同屬性特點的人，應當是呈現在中醫與西醫面前的全部的人。

但是，當我們把這七種人放到中醫與西醫的不同框架加以理解的時候，就會看到一種長期被人們不經意地忽略了的，而且十分鮮明的事實：中醫主要研究了人的前四方面的屬性；西醫生物醫學主要研究了人的後三方面的特點。前四種屬性是研究人的形上性特點的，後三種屬性是研究人的形下性特點的。

按照《易經》的說法，醫學家面前所呈現的人，應當從形上和形下兩大部分把握，中醫關注的是其中的前四種，西醫關注的是其中的後三種。

我們按照西方哲學家的觀點進行一些討論。古希臘時期的亞里斯多德和中世紀的托瑪斯·阿奎，對人做的定義是：人是理性動物。這個定義非常好，談到人的最根本的特點和屬性上了，兩千年來一直為西方學者們所公認。在人是理性

動物這一定義中，包含四個不同層次的內涵：

人是實體的存在，是萬物中的一種實在的物。

人這種實在的物，是有新陳代謝能力的物。或者說，這種物是一個具備自我組織系統具有自我調節與控制能力的物。這就是有生命之物，通常人們把它統統劃歸於生物。

生物中有植物，也有動物。人這種物不僅是生物中的動物，而且是動物中屬於靈長目的高級動物。

在靈長目的高級動物中，人不僅有感性認識的能力，而且是唯一有健全的理性思維能力的動物。

這就是說，與非生命的物相比，人不僅是物，而且是生物；不僅是生物，而且是生物中的動物；不僅是動物，而且是高級動物；不僅是一般的高級動物，而且是唯一有健全的理性思維能力的高級動物。在高級動物裏，儘管黑猩猩與人很接近，都屬於靈長目裏的脊椎動物，但是猩猩與人的理性思維能力相比，相去甚遠。有研究表明，最聰明的猩猩，它的思維能力也不會超過三歲的小孩。以上這一切，在思考醫學研究對象時，在思考中醫與西醫學的研究對象時，都是不可不注意的。

從亞里斯多德和托瑪斯・阿奎對人的定義，聯繫到中醫和西醫研究對象，我們可以看到，西醫著重運用了研究「物之質」的方法，它的研究對象主要集中在第一個層次；中醫著重運用研究「物之事」的方法，它的研究對象主要集中在第四個層次。

這裏用亞里斯多德的「形質論」的觀點講，「物之質」，亦即構成人的原質的意思；「物之事」，亦即自然狀態下原形人的意思。用《周易》的觀點講，「物之質」，亦即構成

人的形下性材料或者部分；「物之事」，亦即整體狀態下人的形上性生命過程的表現。這種形上性生命過程的表現，中醫把它稱之為證候。

由此我們不難看到，不論人類的千萬年，不論世界的東西方，對於人的認識大體上是一致的。在疏通了語詞上的差異之後，相信人們對中西醫所面對的人，就會有一種清晰的認識和理解。

講到中西醫研究的對象，我們還需要就「生命」與「非生命」這兩個概念，進行一些討論。

由於西醫研究的是構成人的整體中的組成部分，所以中醫與西醫對待研究對象的態度，也明顯不相同。當西醫把人體的各個組成部分從整體中取出來的時候，各個組成部分在整體中的生命力，便不復存在。這時候擺在研究者面前的組成部分，只留下了實體的無生命的物的屬性了。

就是說，當著構成人的生命整體的組織、器官、細胞、分子從整體取出來，放在顯微鏡下或者解剖台上的時候，它原有的在生命整體中運動、變化的形式，已經宣告終結。即使這時候的細胞還活著，活著的細胞與活著的人，也是完全不同的兩種生命形式了。而且這時候的研究者只著力研究細胞的形態結構，只把它視為實體的物，而不再關心這些游離於人的生命之外的個別部分的生命形式了。

由人體中取出來的用作活體檢查的組織、細胞，與活著的人身整體，兩者不在同一個生命層次上，因此是完全不能相提並論的。在活體組織、細胞檢查完結之後，從來沒有人，也不可能有人再把它還原到人身整體之中去。所以西醫的這種解剖分析的研究，人們常常稱之為屍體解剖。

從研究對象的角度來講，西醫對於組織、器官、細胞、分子的研究，應當理解為將非生命領域的研究方法，用於生命領域的一種研究。脫離了人身整體以後的細胞、分子的生命，其實已被視為非生命了。

這一點，從西方哲學裏「形質論」的觀點，更容易得到證明，更容易使人理解。

中醫對待研究對象的態度則完全不同。中醫運用研究「物之事」的方法，把人作為理性動物，既研究人的心，也研究人的身。就是說，既研究人的情志變化的特徵，也研究人的機體表現的整體特徵。而且在整個研究之中，絕不允許干擾人的心身運動變化的全過程。更本質地講，中醫對人的生命認識的特徵是，著眼於人的心與身的運動、變化，以及運動、變化的全部過程，從運動、變化的全過程之中，認識人的生命的運動、變化本質。

為了進一步理解近代物理、化學與西醫的生物醫學的關係，我們還需要再做一些說明。

近代物理、化學的輝煌，基本上是在非生物領域。比如，用物理學、化學的方法，人們不僅可以製造出種種精美的機器，而且還可以製造出更複雜，更讓人驕傲的機器人。

然而，機器就是機器，機器不同於生命，再複雜的機器人也永遠是機器，而不會是人。機器人和生物之間最大的區別是，機器人永遠不可能有自我組織功能與自我新陳代謝的生命力，所以機器人永遠是屬於非生命領域，而不可能進入生命領域。

有人或者會問，外科手術明明是在活體上進行的，怎麼能說是「非生物」或者「非生命」領域呢？這裏需要強調，

僅就外科手術的本身而言，它針對的是局部組織器官而進行的切除或修復，它並沒有改變或者阻斷局部所在的自我新陳代謝的整體生命環境。而且，恰恰是自我新陳代謝的整體生命環境，才有效地保障了手術切除或修復的全面成功。所以從本質上講，這是「將非生命領域的研究方法，用於生命領域」的結果。我們想一想，如果手術是將解剖室的浸泡在酒精瓶裏的兩段腸管縫合在一起，或者手術是將從樹上取下多年的兩塊乾燥的木板縫合在一起，這樣的手術會使縫合起來的兩者成功地癒合在一起嗎？這樣的手術對於臨床醫學有什麼意義呢？

應當承認，西醫生物醫學至今不能用零散的細胞，組裝成一個整體狀態的人。而且在可預見的將來，也不可能。迄今為止，人可以用物理、化學的方法解釋人的某一些生命現象；也可以把人視為一部機器，按照組織、器官、細胞、分子，把人層層拆開。但是世界上從來沒有一個人能夠用組織、器官、細胞、分子，組裝成一個完整的、有生命的人。這其中的真正原因，早在兩千多年以前，亞里斯多德的老師柏拉圖就已經告訴我們了。

有一天，柏拉圖在他的解剖台上解剖青蛙，他身邊正好有一位木工幫助他修理一張破舊的桌子。下午，那張破舊的桌子經木工拆開、修理，重新組裝成一張全新的桌子。柏拉圖回過頭來看到那張組裝好的桌子，和原來新的一模一樣，心裏非常高興。可是，面對解剖台上那一堆血肉模糊的青蛙的屍體，他卻一籌莫展。

他不可能把眼前這一具屍體，重新組裝成活蹦亂跳的青蛙。所以，他從中領悟出的道理是，桌子與青蛙，一者屬於

非生命領域，一者屬於生命領域；人可以製造出非生命領域裏供人使用的器具，但不能製造出生命。

雖然後世的醫學家可以透過解剖、分析的方法，把人的身體拆開，就像柏拉圖面對的血肉模糊的青蛙一樣。但人依然像當年的柏拉圖那樣，不能把拆為零件的人，重新還原為整體生命的人。

為此，這裏有必要明確以下幾點：

其一，在物理、化學之下，生命科學領域裏以運動、變化為特質的生命意義，往往極容易被人們忽略。物理、化學的成功，主要表現在形下或原質領域，西醫的生物醫學，得益於物理、化學的觀念與方法，成功於人的形下或原質領域。

其二，在當今的生命科學範疇裏，西醫的生物醫學位居主流，因此當今的生命科學研究，存在著不可避免的侷限性。產生這種侷限性的真正原因，就在於西醫的生物醫學的自身，即將非生命領域的研究方法，用於生命領域的必然結果。

其三，基於以上兩點，在人類生命科學和人類醫學領域裏，本質上屬於形上或原形意義的中醫，非存在不可。今天不能丟，未來也不能丟；中國不能丟，人類也不能丟。

五、在比較中釐正中醫的科學定位

哲學上有句話盡人皆知——有比較才有鑑別。這是我們認識萬事萬物時最基本的原則與方法，同樣也是中國哲學智慧裏「格物致知」的認識論原則要求我們這樣做的。所以，研究中醫的科學定位，也必須在比較中進行。

（一）中醫學科學定位研究中的兩次聚焦

談到比較，本人在三十多年來中醫科學學、軟科學的研究中，在中醫學科學定位的研究中，始終是以比較為前提，在比較中進行研究的。因為只有比較，才能在更準確、更本質地把握中西醫兩種醫學特點的基礎上，把研究一步一步地引向深入。回憶三十多年來的研究歷程，大體可以用兩次聚焦來概括。

第一次聚焦，是以中醫與西醫兩種醫學的知識體係為核心而逐步展開的。中醫與西醫，各自都包含著基礎科學、臨床技術、臨床經驗這樣三個不同的知識層次。從科學、技術、經驗三個層次的差異上來看，必須抓住基礎科學這一核心部分。中醫的基礎科學，包括藏象經絡、病因病機、診法、治則、方劑、藥物等。西醫的基礎科學，包括解剖、生理、生化、病理、藥理、診斷等。這些是兩種醫學的核心，也是我們進行中西醫比較研究的核心。如果拿中醫的一方一藥與西醫的臨床劑型來比較，那就是捨本逐末了，就不及要領，沒有意義了。

對中西醫基礎科學進行比較，必然要聯繫到三個基本要素，這就是中西醫的研究對象、研究方法和概念範疇體系。這三個部分是構成一個成熟學科的基礎，而其中的研究對象，代表了一個學科的屬性與本質特點，堪稱重點裏的重點，要素中的要素。我們前面不厭其煩地討論形上之人與形下之人的區別，其用意就在於中、西醫研究對象的比較上。

本人研究過程中的第一次聚焦有一定的侷限性，因為中醫與西醫，各自都是兩個龐大的知識體系，涉及人類文化科

學的諸多方面，僅從研究對象、研究方法、概念範疇體繫上進行比較，還是不夠的。還需把視野放大，從歷史、現實以及文化、哲學、科學的整體維度上進行比較。這就需要走出醫學的門檻，從文化、哲學、科學發生發展的歷史上，來考察權衡中醫與西醫的特色與優勢。於是從 1998 年以後，本人的研究便自然而然地邁入第二次聚焦階段。

第二次聚焦，就是在把握中醫與西醫研究對象、研究方法、概念範疇體系的差異之後，進一步把中醫與西醫的比較研究，放在東西方文化史、哲學史、科學史之中，對其發生、發展的軌跡進行比較。沿著科學史、哲學史的長河從流到源，拾級而上，上溯到哲學源頭上的時候，令人不無驚奇地發現，中醫與西醫之間的差異，原來中國的祖宗們早就給我們說清楚了。其中最典型的，還是「形而上者謂之道，形而下者謂之器」那一科學的論斷。用西方哲學源頭上的一個說法，就是原形和原質的關係。

站在東西方哲學源頭上的上述典型的論斷來解讀中西醫，這兩種醫學科學彼此之間的關係則是：

其一，中醫是研究人的形上性特點和形上性規律的，故中醫學就是研究人的形而上之道的醫學；西醫是研究人的形下性特點和形下性規律的，亦即人在組織、器官、細胞、分子方面的特點和規律的，故西醫學就是研究人的形而下之道的醫學。

其二，中醫是研究人的原形特性和規律的，原形之人亦即形上之人；西醫是研究人的原質特性和規律的，原質之人亦即形下之人。

認識到這一步，感到了一種茅塞頓開的狂喜，不由自主

地為此驚呼了起來。原來這些羈絆人們百年之久的中西醫關係上的難題，竟然是哲學史源頭上的一個公理性、常識性的問題。為什麼說到公理性、常識性呢？因為從哲學源頭上看，這些問題原本是無可懷疑，不須證明，一經說破，盡人皆知的問題。略通文化、哲學史的人，決不會在這些問題上有任何質疑，所以稱之為公理，稱之為常識，只是近代的中國人疏遠了自己的傳統文化與哲學，才受到了歷史的這般嘲弄和懲罰。

關於中醫學裏陰陽之間關係問題，我們還需要順便講幾句最基本的看法，以便於對中醫相關理論問題的正確理解。

中醫理論裏所講的陰與陽之間，絕對不是相互對立，相互矛盾的含義，而是「人以陽氣為本前提下的陰陽消長關係」。所謂是「人以陽氣為本」，指的是陽氣之道是人的生命的真正動力。有陽氣在，就有人體生命歷程中運動與變化的狀態及其過程的存在。如果陽氣不存在，人的生命運動、變化的狀態及過程就不復存在。反過來，正是因為生命過程之中不斷運動與變化的種種狀態的存在，人們才會感覺到人在動，人是活著的人；而從人的動，人們便認識到支配生命存在的陽氣在動。可見「人以陽氣為本」，在於向人們指明陽氣才是生命存在的主體這樣一條關鍵的道理。所以《素問・生氣通天論》說：「陽氣者若天與日，失其所則折壽而不彰。」

人以陽氣為本的原則體現在陰陽消長的關係上，那就是陽主而陰從的關係。《素問・陰陽應象大論》裏說：「積陽為天，積陰為地。陰靜陽躁，陽生陰長，陽殺陰藏。陽化氣，陰成形。」這段話，就是對陽主而陰從關係的最完整的

說明。陰是靜的，什麼也感覺不出來。陽是躁動的，是相對於陰靜而言的，其實是陽動。正是因為陽的動，人們便能感覺到運動、變化的存在。而從運動、變化的強弱之中，人們便能夠推知陰的弱與強的消長。在「陰靜陽躁」這一基礎上，就容易理解「陽生陰長，陽殺陰藏」、「積陽為天，積陰為地」、「陽化氣，陰成形」的含義了。

這裏所講的陰與陽之間，都是在「陽主而陰從」這樣一種前提之下，討論其相互消長的關係的。

對於「人以陽氣為本前提下的陰陽消長關係」，朱熹的解釋，既清楚，又傳神。他說的大體意思是：陽進了，就是陰退了。反過來，陽退了，就是陰進了。這就是說，陰陽是互根的，是相互依存的，但這種互根與依存，是有先決條件的，這就是以陽為本的關係。

正因為「陰靜陽躁」這一特性，便決定了陰陽之間的互根、依存、消長、變化，必然是以「陽主而陰從」為基礎的關係。這種關係，與「相互對立，相互矛盾」之說，完全不是一回事。

綜合以上關於兩次聚焦的說明以及相關認識，如果進一步給中醫學的科學定位進行解釋，就比較方便了。

（二）對中西醫的定義是中醫科學定位的完成

前面說到，給一個學科做定義，應具備三個基本要素。這就是研究對象、研究方法和概念範疇體系。

其一，從研究對象上講，中醫的研究對象是整體層次上的證候及其運動、變化的過程。《中醫復興論》一書，收錄了《証、證、症、候的延革及證候定義的研究》一文。該文

對證候的定義是這樣表述的：證候是中醫學的核心概念，「即透過望聞問切四診所獲知的生命過程中表現在整體層次上的機體反應狀態及其運動、變化，簡稱證或候」。具體的論證和這一定義的內涵，這裏不再贅述。

聯繫本章內容，這裏需要強調的是，該定義的核心是「機體反應狀態及其運動、變化」。這種狀態與運動、變化，即前面提到的「形上之人」的形的具體表現，或者亞里斯多德「原形之人」的具體表現。儘管《黃帝內經·靈樞》在「脈度」、「腸胃」等篇章裏都曾經提到過一些近似於形下性的解剖的說法，但是這並不代表《黃帝內經》的主體性思想。尤其是其中粗淺到「剖割比干、宰殺翟義」的屠夫所見，更與當代西醫的解剖學不可同日而語。

因此，不論從東西方哲學的角度上看，還是從中醫研究的主體上看，以整體層面上的證候來概括中醫的研究對象，都是毫無疑義的。

其二，從方法論來講，哲學是形上性科學的方法論基礎，近代物理學、化學是形下性科學的方法論基礎。中醫的方法論，是在中國傳統哲學的基礎上，成功地運用了陰陽五行學說。五行學說，與當代西方出現的一般系統論的思想與方法十分相似，因而形成了人類科學史上最早的，形上特性獨具的，理論體系最完整的醫學科學。

其三，從概念範疇體繫上講，作為理論體系完整的醫學科學，突出地體現在以《黃帝內經》為基礎的一整套概念範疇體繫上。這一概念範疇體系，就是以藏象學說為核心，包括病因病機、診法、治則以及方劑、中藥理論在內的基礎醫學理論體系。而基礎醫學理論體系的臨床價值，集中地體現

在東漢時期的《傷寒雜病論》一書，體現在張仲景所創立的辨證論治的原則與方法之中。《傷寒雜病論》以辨證論治的原則與方法，始終引導著中醫臨床醫學的發展與完善。因此，從基礎醫學到辨證論治，從春秋、秦漢一直到今天，中醫以人類醫學史上唯一成功的形上性醫學的特色與優勢，屹立於世界的東方，獨領風騷兩千多年，而且必將推動整個人類醫學未來的變革與發展。

本人在長期的中西醫比較研究中，遵照研究對象、研究方法、概念範疇體系這三條學科定義的原則，對中醫學的定義，有以下幾種大同小異的表述。

中醫學是研究證候及其變化規律而形成的防病治病的科學體系。這是以研究對象為主而做的定義，著重強調了在研究證候的前提下形成了中醫的概念範疇體系。

中醫學是以陰陽五行學說的理論、方法，研究證候及其變化規律而形成的防病治病的科學體系。這是以研究對象與方法來做定義的。

中醫學是以哲學和系統科學方法，研究整體層次上的機體反應狀態所形成的防病治病的科學體系。這是用現代語言、現代科學觀念來給中醫定義的。

中醫是哲學和系統論原理孕育的醫學科學。這是以研究方法為基礎的一般解釋，著重強調了方法論在學科形成過程中積極的推動作用。

總之，中醫是以整體層次上的證候為對象，以建立在哲學和系統論原理、基礎上的陰陽五行為方法論，以藏象經絡和病因病機為核心的基礎理論體系。

上述定義的表述或說明，雖然語詞有別，但內涵的精神

實質是一樣的，只不過為不同文化背景的人們，提供了理解上的一些方便而已。

中醫與西醫的比較，比較的範圍不應該包括西醫的社會醫學和心理醫學，因為西醫目前還沒有把生物醫學、社會醫學、心理醫學完整地融為一體，還是三個相互不能通約，相互不能合併的分支。

西醫的心理醫學和社會醫學，雖然充滿了哲學以及系統科學的思維和方法，但是畢竟沒有融為一個體系。因此中醫與西醫的比較，著重比較西醫的生物醫學部分。近百年來，使得中醫和西醫的關係釐不清楚，核心就是中醫和西醫的生物醫學的關係釐不清楚。

在這裏，我們試圖給西醫的生物醫學做一個定義或解釋：西醫生物醫學是以還原性科學方法，研究人的器官、組織、細胞、分子層次上的結構與功能，所形成的防病治病的科學體系。

如果說我們給西醫的這個解釋是恰當的，那就應該說，到此為止我們把西醫和中醫的定位在比較的前提下基本上釐清楚了。

（三）中醫科學定位的自我肯定與評價

以往常常有人對中醫進行曲解，說中醫就是經驗醫學。在這些人的眼裏完全沒有中醫的《黃帝內經》、《傷寒雜病論》、《難經》這些經典醫著。而他們看到的，只不過中醫的方劑和藥物而已。長期以來這種理直氣壯的曲解，其實離中醫的本來面目相去甚遠。

早在《黃帝內經》時期，對中醫的定位已經非常肯定

了。在《陰陽應象大論》裏一開始有這樣一段話：「論理人形，列別藏府，端絡經脈，會通六合，各從其經，氣穴所發，各有名處，谿谷屬骨，皆有所起，分部逆從，各有條理，四時陰陽，盡有經紀，外內之應，皆有表裏。」

在這段話裏，從「各從其經」、「各有名處」、「皆有所起」、「各有條理」、「盡有經紀」、「皆有表裏」這些準確、有力的用詞裏，看得出《黃帝內經》作者對中醫科學定位的充分自信與肯定。

2005年德國的漢學家 M. 波克特先生來到中國，科技部訊息所專門為他和本人舉辦了一次學術報告會。波克特先生報告的題目是中醫不能丟，副標題是人類需要中醫。在他報告中有一句話引起了熱烈鼓掌。他講：「中醫是成熟的科學，而且在兩千多年前就達到了成熟科學的水準。」從《內經·陰陽應象大論》中對中醫的定位看到，波克特先生這段話是有根據的。應該承認，在《內經》時期，中醫的確已經達到了成熟科學的水準。

（四）中西醫之間的同與異

中西醫科學定位問題明確之後，關於中西醫之間的同與異，還有必要做一些進一步的說明。

其一，中西醫的共同之處，可概括為以下三點：

中醫與西醫皆是科學，皆有確切、系統的、獨特的研究對象、研究方法和概念（範疇）體系。

兩者所面對的，皆是人的生命過程中的客觀實在。

兩者的醫學目的（或服務的對象）皆是人的健康與長壽；這個「人」皆由形上（或原形）、形下（或原質）兩方

面特性相合而成。

其二，中西醫的不同之處，似可歸納為以下五點：

就研究對象而言：

中醫研究的客觀實在是「物之事」運動、變化的過程，或者「整體大於部分之和」的整體，故著重於生命過程中整體層次上的機體反映狀態；西醫研究的客觀實在是構成人的「物之質」的形態與結構，或者「整體等於部分之和」的各個部分，故著重於生命過程中整體層下的結構及其功能。

就研究方向與方法而言：

中醫是朝著形而上的方向進行探索，著重運用了系統（綜合）性的研究方法——把人視之為因天道生成的「天然之物」，從整體層次上的「物之事」出發，一步一步地探求其形上性的生成、變化的原理和規律；西醫是朝著形而下的方向進行探索，著重運用了還原（分析）性的研究方法——把人視之為可以主觀地拆開與組合的器具，從整體層次下的「物之質」出發，一層一層地探求其各個細節的結構以及功能。

就各自理論體系的形成以及概念、語詞的邏輯學特點而言：

中醫理論體系的形成著重運用了綜合—演繹的邏輯方法，其名詞術語基本上屬於抽象概念（或類比概念），以「像什麼」來揭示其概念內涵；西醫理論體系的形成著重運用了分析—歸納的邏輯方法，其名詞術語基本上是具體概念（或實體概念），以「是什麼」來揭示其概念內涵。

就科學的一般性分類而言：

中醫屬於哲學體系之下的醫學科學，或者哲學與系統論

原理孕育下的醫學科學；西醫屬於物理學、化學體系之下的醫學科學。

就中、西醫以上四條不同之處而言：

這兩種醫學是科學方式不同的醫學體系，在基礎理論上，彼此是不可通約性的關係，在醫療實踐上，彼此是並存、並重，優勢互補的關係。

在講完中西醫上述五點不同之處之後，我們還需要總結性地重複強調如下：

中西醫兩者之間絕不是一者輕、一者重，一者古、一者新的關係，也不是一者落後、一者先進，一者科學、一者不科學的問題。

從人類科學哲學的總體視角來講，中西醫是人類醫學中並存並重，共同繁榮的兩種醫學科學，除此之外，人類醫學中不可能再有第三種醫學科學的出現。所以中西醫兩種醫學在人類臨床醫療領域的相互配合，優勢互補，最大可能地提高臨床療效，造福於病人，既是中國醫學科學領域長期的任務與使命，也是人類未來的醫學革命的主要課題。這一基本思想認識，將貫穿於《中醫臨床解惑》的全部內容之中。

本章結束之前，我們將從中醫不能疏遠、偏離哲學和形上學這一方面，講幾句與大家共勉的話。

我們在本章反覆提到了關於哲學和形上學的問題，是因為我們處在一個哲學空前貧困的歷史時期。我們對形上學尤其知之甚少，這是我們所處的這個時期的一個通病。除了認真補課之外，我們沒有第二條出路。

西方近代有兩位偉大的哲學家，一個是康德，一個黑格爾。康德曾經講過：「自然科學以形而上學為先決條件。」

為什麼一切自然科學都應該以形而上學作為先決條件呢？因為沒有形而上學，就不明白自己的科學定位。以形上學與自然科學裏的形下性科學作比較，有利於明確其形下性定位；以形上學與自然科學裏的形上性科學作比較，有利於明確其形上性定位。作為形而上的中醫來說，不研究形上學，那是糊塗的做法，是盲從。

黑格爾在《小邏輯》的前言裏講：「一個有文化的民族沒有形而上學，就像一座廟，裝飾得富麗堂皇，卻沒有至聖的神那樣。」中醫事業的表面繁榮，掩蓋不住學術的嚴重萎縮與西化。當前的中醫學術殿堂裏，就像黑格爾說的一座廟，一座雜亂無章，裝滿非西非中玩意的廟，但是就是沒有哲學的思想與方法，就好像沒有上帝，沒有神靈一樣。

第二章

內經與傷寒雜病論藏象理論的同一性

討論中醫的臨床療效，首先要從中醫基礎醫學和臨床醫學說起。中醫基礎醫學和臨床醫學的代表醫著是哪些呢？不言而喻，是《黃帝內經》和《傷寒雜病論》。所以，我們這裏要講的，是《黃帝內經》和《傷寒雜病論》理論體系的同一性。

一、中醫基礎科學與臨床醫學的代表

早在 1907 年，極力主張廢止中醫的余云岫出了一本書，叫《靈素商兌》。他在那本書裏說，中醫沒有理論，因為「《黃帝內經》無一句可通」。從此之後，社會上就把中醫甩到了經驗醫學的範疇之內了。到底中醫是成熟的理論醫學，還是經驗醫學，上一章已經提出了一些和大家共同討論的問題，這裏不再重複。

長期以來，中醫被視為經驗醫學，所以 20 世紀 50 年代，中國曾出現過一次「改造中醫」的運動，改造中醫的原因，與余云岫的影響有關。那時候，中國與蘇聯關係友好，蘇聯的科學院裏擺著李時珍的一尊塑像，為什麼沒有扁鵲，沒有張仲景呢？顯然，這不是蘇聯方面的原因，而是因為中國把中醫定位在經驗醫學上。由於李時珍在中藥學研究上有過卓越的貢獻，所以就把李時珍作為中醫學的代表人物，介紹給蘇聯朋友。

大家知道，從整個醫學的科學理論高度講，不論從歷史

上看，還是從現代的認識上看，我們公認的中醫代表人物並不是李時珍。這只是那一時期社會上把中醫作為經驗醫學的一個例子而已。

從 1958 年起，中國經歷了一場用西醫的觀念與方法，解釋、改造中醫的運動，這一運動的影響，一直延續到今天。

在上一章裏，我們提到了「科學」的概念和含義，以及科學、技術、經驗三者之間的相互關係。我們知道，經驗是一個學科認識的初期階段，有的經驗固然可能上升為技術，但在多數情況下，技術是科學基礎上的實踐應用。就是說，當一個學科處在成熟階段的時候，技術是在理論指導下的關於實踐應用層面上的知識。從這個角度上講，長期以來我們恰恰把中醫的科學原理，以及它成熟的技術體系，人為地淡化了，甚至丟掉了。今天我們可以說，《黃帝內經》奠定了中醫基礎理論的科學體系，《傷寒雜病論》奠定了中醫辨證論治的技術體系。

這裏不妨再重溫一下科學與技術的關係。我們曾經引用了苗力田先生的一個說法，「科學是目的的，技術是手段的」。科學是在孜孜不倦追求真理的過程中，所形成的規律性的認識；技術是在科學指導下的，為了功利、為瞭解決現實問題所形成的系統的認識。從醫學上講，為瞭解決病人的疾病痛苦，必須透過技術手段把科學的原理加以運用，加以發揮。所以，我們可以肯定地講，《黃帝內經》和《傷寒雜病論》奠定了中醫的科學和臨床技術體系。它是整個中醫基礎科學和臨床醫學的代表。

為什麼把這兩部書作為中醫基礎醫學和臨床醫學的代表

呢？明清以後，中醫學術界把《黃帝內經》、《傷寒論》、《金匱要略》和《溫病學》作為四大經典，有時候，也有把《難經》、《神農本草經》列入其中的。而《黃帝內經》和《傷寒雜病論》是四大經典最有代表性的著作，這個觀點在中醫學術界內，絕大多數人是認同的。

我們常常聽到這樣的說法：過去的東西隨著時代的變遷，需要不斷地有所創新。我們並不反對創新，更願意看到創新。但是當一個學科處於成熟水準的時候，不論從理論角度上講，還是從臨床技術運用上講，創新的餘地自然縮小，創新的難度必然加大。

首先需要的是繼承，需要人們從它的源頭去認真學習、認真思考。有人對《黃帝內經》持有一些不同的看法，認為它的體系不夠完整，不夠系統。這種看法是由於重形式而輕內容的偏見，以及比較的樣本與參照的標準不同而形成的。如果完全參照近代自然科學裏物理學、化學，或者西醫學的基礎醫學、臨床醫學的形式與內容，去評價傳統的中醫學，那顯然是不合理的。

《黃帝內經》到底有沒有完整的體系呢？我們不妨回憶一下。明代的張景岳作為分類研究《黃帝內經》的第一人，他把《黃帝內經》的全部內容，分為十二大類。即攝生、陰陽、藏象、舌脈、經絡、標本、氣味、論治、疾病、針刺、運氣以及匯通。在近代，討論《黃帝內經》的時候習慣分為九大類：陰陽五行、藏象、經絡、病因病機、病證、診法、論治、養生和運氣。把這九大類仔細地加以分析、比較、對照，其中的陰陽五行，應該屬於中醫學研究的方法論或者認識論範疇的內容。

作為中醫自身根本性的範疇體系，要首推藏象了，藏象中包括五藏、六腑、經絡等。有關病因病機，《黃帝內經》中涉及的內容很多，而且還有大量的篇章在討論病證。

討論病證的篇章，是以具體的病為例子，來討論疾病的辨證和論治的。辨證論治的核心，是準確地明察疾病的病機。而病證篇章討論的重點，仍然是明察病機的問題。所以這一部分，也應屬於討論病機範疇的內容。按照這一思路，近代關於《黃帝內經》的九大分類，其中的核心是藏象、病機、診法、治則這四大範疇。這四大範疇，其實就是《黃帝內經》裏所討論的中醫理論體系的基本內容。

當然，《黃帝內經》在理論體系的章節分類與具體編排上，有它那個時代的習慣與學科的特點，或者說，那個歷史時期的理論著作，往往都是像《黃帝內經》那樣表述的。春秋秦漢之際，包括古希臘羅馬時期的一些哲學家在內，他們的哲學體系幾乎都是以表述個人的觀點、看法為主要形式的。最典型的《老子》、《論語》，有詳細的分門別類的形式沒有？沒有。《周易》、《老子》、《莊子》等著作也一樣，其概念範疇體系，都已經融入他們的哲學著作之中了。

柏拉圖的哲學思想最有影響的代表作是《柏拉圖對話錄》，全書是以哲學家與學生面對面討論的形式，把其哲學觀點、見解、看法、理論，像談話記錄一樣積累而成的。蘇格拉底與柏拉圖的哲學內容和思想，都已經包容在《柏拉圖對話錄》之中，形成了在當時極具影響的哲學體系。因此，我們今天既沒有必要，也不應該拿現代某一科學的體系、形式或模式，來要求那一個時代的《黃帝內經》。

據歷史記載，與《黃帝內經》同時存在的，還有《黃帝

外經》、《扁鵲內經》、《扁鵲外經》、《白氏內經》、《白氏外經》、《旁篇》，也就是所謂的「七經」之說。七部經書，現在只留下了《黃帝內經》一部，是不是把許多好的東西丟掉了呢？當然有可能。但是作為一個學術體系來說，作為代表中醫的理論或者基本原理所涉及的概念和範疇來看，應該說，有了《黃帝內經》，就已經夠了。

我們還可以聯繫到那時候其他方面的一些著作作為參照，比如西方基督宗教的《聖經》。全部《聖經》，分《新約》和《舊約》兩大部分。其中的《新約》裏，很大一部分是現今在世界上流傳的是四部《福音》。

據歷史記載，耶穌受難之後，當時社會上以羊皮書形式存在的《福音書》，大概有一百七十多種。後來透過聖史學家的討論，從中保留下了四部。聖史學家對這一事實代表性的解釋是：保留下來的這四部《福音》雖然在文字記載的細節上有一定的出入，但是從神學的整體上看，相互之間是一致的。對於往後的福傳工作來說，保留這四部《福音》就已經夠了。因此在後來的兩千年裏，其他寫在羊皮書上的《福音書》，也就不再提了。

從同時期四部《福音》的這個例子我們可以聯想到，儘管中醫在歷史上曾經有「七經」之說，而現在擺在我們面前的只是《黃帝內經》一書，但是這一部經典從概念、範疇的體系上看，對於我們今天學習和研究中醫基礎理論來說，就已經夠了。關鍵在於，作為形上性醫學的中醫基礎理論的概念範疇體系，已經保留下來了。因此當時與《黃帝內經》並存的另外六部書，或許就像聖史學家審訂《福音書》那樣，因此這是用不著我們遺憾的。

對於今天的中醫後學而言，重要的是要懂得系統研究中醫經典醫著的必要性和緊迫性。而就中醫的理論科學體系來說，首先是《黃帝內經》理論範疇的結構問題。

如果我們把前人在《黃帝內經》理論範疇上的分類，即在上述的十二類或者九類的基礎上再凝練一下，然後把《黃帝內經》的理論範疇放進中醫的理論科學體系中，那麼整個中醫的理論科學體系可以歸納為六大範疇。這就是藏象（包括經絡）、病機（包括病因）、診法、治則、方劑和中藥。在這六大範疇中，方劑的代表是《傷寒雜病論》，張仲景把他之前方劑方面的理論和技術知識繼承下來，代表性地融入他的《傷寒雜病論》之中。中藥的代表是《神農本草經》，按照張仲景的講法，還有《胎臚藥錄》等。在這六大範疇中，藏象與病機是其核心，而藏象更是核心中的核心。

按照學術界的普遍認識，《黃帝內經》是中醫理論科學體系的代表性經典醫著，《傷寒雜病論》是中醫辨證論治臨床技術體系的代表性經典醫著。我們就完全有理由說，六大範疇不僅囊括了中醫理論科學體系結構的全部內容，而且也是中醫辨證論治臨床技術體系的理論根據。因此，要想提高臨床療效，要想成就為一個中醫的臨床家，必須從《黃帝內經》和《傷寒雜病論》學起。精通這兩部代表性的經典醫著，才能在整個中醫的理論與臨床體系上，做到綱舉目張，融會貫通。

✚ 二、由以象識物到以象識人

這部分我們講的核心，是一個「象」字。為什麼要講象呢？因為象是哲學的研究對象，也是中醫學的研究對象。在

研究、學習中醫理論之前，在討論中醫臨床之前，我們首先必須釐清楚的第一個學術問題是：就研究對象而言，哲學和中醫學研究對象的本質是相通的，是一致的。

在這一前提下，我們將就「哲學是《黃帝內經》之母」這一問題，進行一些討論。

哲學是研究天然之物的學問。哲學家所面對著的，始終是自然、社會和人類自身這些天然之物所呈現出來的象。這是什麼意思呢？

在今天整個人類所生活的都市裏，人們幾乎都被包圍在人造之器的世界之中。環顧四壁，映入我們眼簾的無時無處皆充滿著人造之物與人造之器，天然的高山流水，花鳥魚蟲，離我們漸行漸遠了，需要我們突破人造之器的包圍，走到城市的郊外才可以看到。但是在《黃帝內經》時期，或者說在哲學的起源和發達的那個時期，人類所面臨的無時無處皆充滿著天造之物的另一種世界。

天造之物，也就是天然之物。所謂的天然，是因天而然；因天而來的那些事物，即天造之物，或者天然之物。它不是人為地製造出來的，沒有人的行為在裏面。面對天然的世界，面對天然世界裏的天然之物，有理性認識能力的人們，因為受好奇心和求知慾的驅使，自然要去瞭解去叩問天然之物背後的本質究竟是什麼。

於是人類在面對天然之物的世界裏，在叩問和認識天然之物內在本質的思維過程中，就形成了哲學。

從認識論的角度上講，哲學的產生經歷了兩個認識階段。先是感性認識，再是理性認識。感官使我們認識了事物的現象，理性思維使我們認識了事物的本質。從本質上認

識、把握事物本質的學問，就成為哲學。

所以，哲學首先面對的對象，是天然之物表現在我們感官裏的現象。而感官，用中國人習慣的說法，即包括眼、耳、鼻、舌、身。按照佛學的觀點，應該把「意」也放進來，即眼、耳、鼻、舌、身、意，通常稱之為「六根」。眼、耳、鼻、舌、身，一切動物都有，唯獨意，即人的思維認識能力，是任何動物都比不了的。可以說，佛學的觀點更全面、更準確。

有了這六個方面，人才會有全面的感性認識，往後的理性認識才有基礎。因此眼、耳、鼻、舌、身、意，應該是人的感官的六個方面。

在中國傳統的哲學裏，「象」是反映在感官裏的感受、認知。所以「象」的含義可以理解為因天而來的存在，在人們感性認識中的呈現。這些天然的存在，中國老子稱之為「萬物」，古希臘亞里斯多德和柏拉圖的說法，叫「萬有」。「萬有」在近代的漢譯著作裏，也稱為「存有」或者「有」。這些東西，都是以客觀實在的形態表現和收納在我們的感官之內的。

哲學研究的「象」，就是那些可感知的，因天而然的存在物在其運動變化過程中呈現在人們面前的現象。這就是我們反覆所說的「象」，在哲學上的含義。

哲學面對的象，有以下四種特性：

第一種特性就是它的整體性

整體性是從空間的角度上講的，它是天然之物的原形的呈現。亞里斯多德在《新工具論》裏，把從空間上理解的整體性稱之為原形，把原形解釋為決定現實的規律和規定性，

中醫
臨床辨惑

也支配著構成它的內在的局部或部分。這局部或部分，在《新工具論》裏稱之為原質。就是說，展現在我們感官裏的，作為原生態存在的那個事物的本來面貌，是以整體性的原形呈現出來的現象。而整體性的原形呈現出來的現象，就是中國哲學與中醫學裏所說的象。

因為形態是以空間來度量的，而原形整體性這一特性，是由空間存在的方式呈現出來的。所以從整體性出發，才能完整地把握中醫學裏關於象的全部內容。

第二個特性是動態性

按照《周易》的意思，所謂動態，就是運動著的事物在其存在過程中不斷變易的特性。因為周易那個時期，《周易》作者和《周易》學家所面對的世界，是不斷運動變化的世界。因此，變易就成為對《周易》研究者面對的現實世界的特性所做出的最準確、最恰當的概括。也就是說，自然之物的原形在不斷的運動中，單有空間的呈現是不夠的，其中還必須有時間這一要素。因為運動是以時間來度量的，所以原形存在的時間過程，就是動態性這一概念的哲學含義。

事物是隨著時間的轉移在變，正因為時間在變，我們才感覺到事物在變。因為我們可以看到變，能夠感知到變，因此「動態性」就是中醫學裏關於象的又一根本屬性。

第三個特性是多層次的系統聯繫性

哲學研究的整個世界，可以分為三大塊內容，即自然的、社會的和人的思維。在自然、社會和人的思維這三大塊內容裏，各自又包羅了許多相關的內容。從哲學研究的對象而言，哲學家面對著的，是一個多層次、多變量、相互聯繫在一起的複雜系統。所以象的含義，或者「象」在萬事萬物

中的表現，不僅是多層次、多內容的，而且是互相聯繫的複雜的。換一個說法，多層次和互相聯繫，構成了象的又一整體特性，構成了象在整個運動變易的全部內容。在多層次、相互聯繫和變易的前提之下，其背後存在著複雜的相互因果關係。

這些相互因果關係，正是由多層次的相互聯繫去認識、去把握的。如果離開了多層次、相互聯繫性的系統，我們對事物存在的因果關係，往往就把握不住，或者把握不準。

這裏講的多層次，當然是整體性、動態性基礎上的多層次，而非整體性、動態性之外的層次。

第四個特性是形上性

人類科學的全部，就是形上和形下兩大類。形上性科學是重點研究事物發生發展、運動變化的。形下性科學是重點研究事物形態結構和功能的。研究形上性科學，要叩問的是存在於事物背後的規律、原理、法則之類的道理。於是需要由象出發，去認識事物的空間、時間方面的形上性的聯繫。從認識路線、認識方向上看，我們習慣把這種由象出發而認識事物內在規律、原理、法則的認識論特點，稱之為「下學而上達」。「下學而上達」，是借用孔子的原話，對形上性這一認識論特點的描述與形容，這就是抓住眼前的問題，向上叩問支配這一問題的本質原因的研究思路。上達到什麼地方？上達到「道」。所以《周易》概括地說，「形而上者謂之道」。以上是中醫學裏，關於象的第四個根本屬性。

研究形下性科學，首先要把天然的整體事物打開。打開之後，才可以把握住它要研究的具體對象。比如說，用物理學方法從天然之物中抽出它的光，抽出它的聲，抽出它的

電，抽出它的磁等，單獨研究其中的某一個方面、某一種問題。這某一個方面某一種問題，是從天然之物中抽出來的某一部分或某一局部。這些以物理學方法研究的物理學對象，是天然之物的組成部分，但不是某一種具體的、獨立的、以原形方式存在的天然之物。在化學領域的研究對象裏，分子、原子、原素等，更是這樣。

人類在物質的化學研究中，發現了一百多種元素，元素之間的化合和分解，是化學研究的重要課題。但元素與原形不同，它只不過是構成物體、器具的材料，即亞里斯多德《新工具論》裏所稱的原質。大而言之，舉凡形下性的科學研究領域裏，其研究對象皆是如此。它必須首先透過解剖、分析的方法打開原形，看它下面的原質，看原質的結構。這就是《周易》裏所說的「形而下者謂之器」的意思。

在把握住原質的具體形態和結構的前提之下，才能夠運用已知的原質，作為重新製造其他器具的材料，於是才有了形而下的由人製造出來的各種各樣的器具。這裏講的是形下性科學在研究對象上的特點，與前面我們所講的關於象的特點，則完全不同。

以上重點講的是天然之物的象，以及象的特性。下面接著要講的是，「以象識物」是哲學思辨的基本程序與根本特點。

哲學所研究的，是以人的感官，亦即佛學裏講的六根所感知的現象。感官所感知的現象，就是哲學的研究對象。然後，藉助人的理性認識的思辨能力認識對象背後的本質，於是就有了哲學這一門學問。哲學之所以稱為哲學，之所以是理性思辨的學問，就在於它整個的認識路線和認識過程，都

是由「象」出發的。所以在這個認識過程中，首先需要釐清楚「象」的名和實的問題。

名與實，是中國哲學裏名家研究的問題。研究名與實的問題，在西方屬於邏輯學問題。中國的名家，在西方來說就是邏輯學家。韓非子、鄧析子、惠施、公孫龍子，都是中國邏輯學研究的代表人物。

名，是表達事物所用的語詞、符號。用語詞、符號把事物的表現及其本質，以概念、範疇的形式記錄下來，這裏的概念、範疇，就是名。

實，一方面是所研究的事物的本身，另一方面是人們所認識的關於該事物運動變化的規律。

在講到名與實的關係時，我們需要順便提一下文字學上的問題。我們常常遇到的象、形、態、文、候等，這些字以及由這些字所組成的語詞，多屬於同義詞或者近義詞。在以往的文獻中，這種情況比較多見。從名與實的角度上講，可視之為「多名一實」的現象。就是說，從文字上看，象、形、態、文、候，用的是不同的文字符號，似乎是不同的概念，但這些概念的內涵是相似甚至是一致的，因此它是「多名一實」的現象。

比如，在中國的《說文解字》裏，象和形是互訓互釋的。象者「形也」，形者「象也」。用今天的語言文字來理解，形是客觀存在的事物及其運動變化的過程；象是客觀存在的事物及其運動變化，在人的思維和感官裏的反映。早期在《說文解字》裏，象和形是同一個含義。從文字學對象和形的解釋與說明中，還可以引申出一個重要的哲學認識論的問題來。即在哲學成熟興盛的那個時期，中國哲學就已經把

主觀和客觀這兩個方面統一起來了。或者說，認識的主體和客體，在我國哲學的早期已經統一在一起了，象和形，二者是兩個不同的文字符號，在邏輯學上似乎可以說是名不同，但在中國的哲學中所反映的實際內容，卻是相同的。

「態」，形態的態，也是象的意思。

「文」，天文、水文，講的是關於天與水的變化著的象。

「候」，《說文解字》裏，候的解釋是「伺望也」。說的是賓客將來到了，主人恭恭敬敬地站在門口等候賓客的到來。故「候」的文字學含義，就是等候。用到哲學裏，「候」指的是事物在時間意義上所展現的種種運動變化著的象。所以在早期哲學裏碰到「態」、「文」、「候」這些字，首先要把它們視為同義詞，不能因為用詞用字的不同，在理解上把意思扭曲或者複雜化了。

在社會學裏，常常有一些習慣的提法。比如說，事情、事實、事變、事件、事態、現象、表現等，這些詞講的都是事物在運動過程中的「象」。在哲學裏有個最常用的詞，叫事物，多指事物的發生、發展、運動、變化及其過程。所以事物、事情、事實、事變、事件、事態、現象、表現等這些詞，在哲學上講都是「象」的含義。

當代系統科學裏所講的訊息，其實也是象。訊息這個詞，是 20 世紀 70 年代前後的一個外來的新詞。隨著時間的推移，這個詞的應用變得越來越形下化了。

訊息論的創始人香農給訊息的定義是，訊息是兩種不確定性之差。後來有人在翻譯的時候，翻譯為兩種狀態之差。所謂的兩種不確定性，指的是在系統科學裏的這個訊息，本身是運動變化的，是不確定的。

訊息在事物運動的過程中，就像我們日常所說的一個階段或者一個環節那樣。在運動著的事物中，一個階段或者一個環節的前和後是不一樣的，是有差別的。把一個個階段或者一個個環節連接起來，就構成了事物發生、發展、運動、變化的全過程。所以香農說，訊息是兩種不確定性之差，這個定義非常準確，非常傳神。其含義與象、態、形、文、候的意思，非常接近。我們在這裏講到訊息這個概念的含義，在於說明系統科學裏的訊息，與中醫學中所講的證候的含義，也是完全一致的。

哲學思辨的基本程序是什麼？是從感性認識的現象，到理性認識的本質。

哲學裏講的象、形、態、文、候，以及社會上常講的事情、事實、事變、事件、事態等，都是感官對現象的認識。透過對現象的認識進行綜合性的比較、研究，逐步上升為對現象本質的認識，這就是哲學思辨的認識程序。簡言之，哲學思辨的過程，就是從現象到本質的認識過程。

如果給哲學做一個解釋，我們還是運用苗力田先生的說法，「哲學就是思辨的科學」。三十多年前，人們一提到思辨，大家都很害怕，因為那時候對思辨二字有誤解。一講思辨，那就是唯心主義了，誰不害怕呢！如果說把人的理性思維的功能——思辨，作為唯心來對待，作為哲學的批判對象來對待，那就只有把人的大腦都割掉，不要了。人若沒有大腦的思辨，那還叫人嗎？所以必須對思辨這個詞，從哲學上，從現實生活上給它正名——思辨可不是唯心。

人們面對事物運動變化的現象，要想知道現象背後的本質，靠的就是思辨。把現象與現象之間的聯繫進行反覆的比

較、研究，是人的大腦在思考、在辨別。在思考辨別中認識到事物運動變化的本質，這就是思辨。

事物的運動變化是客觀實在，人的思考、辨別也是客觀實在，怎麼能把這類客觀實在說成是唯心的呢？人的思辨能力一方面要有寬厚的人文知識與哲學底蘊為基礎，另一方面要有嚴密的邏輯思維訓練作保證。有了這兩條，就可以有效地防止唯心或者唯心主義錯誤的出現。但是思辨不等於唯心，這一點，我們必須明確。

我們要討論的第二個問題，即由「以象識物」到「以象識人」的問題。具體而言，就是討論從哲學的象，到《黃帝內經》的研究對象。而《黃帝內經》的研究對象，其實就是中醫裏無處不在的「證」。

哲學研究的對象與中醫研究的對象，本質是一樣的。中醫研究的這個「證」，在《黃帝內經》以及後世中醫術語、概念的表述中，常用的字有症、証、證、候、態、形。這些字都是表述中醫研究的對象的。後世把「證」和「候」合在一起，組成「證候」這一個詞。這些統統都屬於象，與哲學的象是一回事。

「證候」這個詞，在《傷寒論》裏就曾出現過，只是《傷寒論》用的更多的是「脈證」。脈證，也是證候的意思。症、証、證、候、態、形，以及「證候」這個詞的特性，從中醫的研究對象來說，與「象」是相同的，同一的。

本人在《中醫復興論》一書討論「證候」的時候，給「證候」下了一個定義：透過望、聞、問、切四診所獲知的，生命過程中表現在整體層次上的機體反應狀態。這個定義包含有四個內涵：

其一，它是醫生臨床四診中所獲取的，是透過我們的感官所感知的。

其二，它一定是生命過程中才有的，是不斷運動變化的。沒有生命，就是張仲景所講的「厥身已斃，神明消滅，變為異物」。這時候的人體叫作屍體，它不動了，也就不是中醫研究的對象了。

其三，表現在整體層次上的，不是透過解剖的手段拿出人的器官，放在手術台上的東西，證候是活著的人，整體的人才能表現出來的生命現象。

其四，機體反應狀態，是不同時間序列上表現出來的不同空間狀態，因此稱之為機體反應狀態，或者運動狀態。這種具有時空兩方面特性的機體反應狀態，中醫把它稱之為證、候、象等，最完整的表述即「證候」這一語詞。

聯繫到中醫基礎理論，聯繫到《黃帝內經》來看，證候涵蓋了「三人合一」的中醫學特點。中醫強調天人相應，強調天、地、人相統一。在天、地、人合一的前提下，我們如何理解中醫所面對的人呢？應該說，中醫面對的人，是「三人合一」的人。

其一是天道之人。按照四時氣候變化對人的影響，人必須遵循著四時之道，表現在人身上的證候，也必然有四時的特點。其二是人道之人。比如《內經‧上古天真論》裏，在講到生殖方面的男女「七七」、「八八」之說，就是人道之人的特點。所有的人，在其生殖方面無不遵循著這一總的規律或原則。其三是個體之人。在《黃帝內經》裏講得最清楚、最典型的是《靈樞‧陰陽二十五人篇》。二十五型人是在五行的基礎上，對人群體質差異及其特點的一種大體分

類。其實在實踐中，天下每一個人都有他的個體化特點。

所以綜合上述，證候涵蓋了天道之人、人道之人和個體之人在生命過程中全部的、整體的表現。這就是中醫的研究對象，也就是中醫所面對的「證」。

從哲學認識論的角度講，以「證」識人是中醫學思維的基本程序。

中醫的臨床認識，是從四診這一環節開始的。透過四診，中醫抓住了疾病中的證候；然後從證候入手，用中醫的理論思維去追尋它的病機。所以，從四診到對臨床證候的認識，再從中醫的理論思維上升到對臨床病機的認識，表面上看這裏是四個環節，實際上這四個環節包含了兩大內容，一個是證候，一個是病機。從證候認識上升到病機診斷，是整個中醫的理論思維在其中發揮作用的，它與哲學的認識路向，是完全一致的。

證候一詞的現代誤讀，是近代中醫學在自身的發展過程中一件非常不幸的事情，這就是我們把中醫研究的對象這個最關鍵、最核心的概念誤讀了，搞錯了。錯在哪裏了呢？學中醫的學生進入大學殿堂後的第一本書是《中醫基礎理論》，這本書在緒論一節裏對證是這樣解釋的：證是疾病過程中的臨床表現，也是階段性的病理概括。「證是疾病過程中的臨床表現」這半句，講的是象，講的是感官所知。「也是階段性的病理概括」這半句是什麼意思呢？病理概括四個字其實是病機的含義，其中病理兩個字是借用西醫來的，中醫正統的說法叫病機。前後各半句，講的卻是兩個層次的內容。作為「證」的解釋，顯然不合邏輯。

按照《中醫基礎理論》緒論中的這一說法，證既是病理

表現，也是病機。這不是一個平常的錯誤解釋，而是對整個中醫學體系具有顛覆性的一個重大錯誤。

我們不妨把這個解釋，放在馬克斯主義哲學裏加以對照。馬克斯曾有一句名言，「如果現象和本質可以合二而一的話，一切科學就都是多餘的了」。換句話說，如果證既是臨床表現，也是病機的話，那麼中醫學就是多餘的了。

我們想一想，臨床辨證論治過程中，看到了臨床表現，就是同時看到了病機，那還講辨證論治做什麼？《素問·至真要大論》說，「必伏其所主，而先其所因」，意思是要降服主要的疾病，首先要考察清楚它的病因病機。如果中醫的證候既是病理表現，也是病機的話，《至真要大論》接著強調的「謹守病機，各司其屬，有者求之，無者求之，盛者責之，虛者素之」就沒有意義了。可見《中醫基礎理論》的這個解釋，用《黃帝內經》的理論原則來看，也是講不通的。《中醫基礎理論》這本教材從開始到現在，雖然前後改編了多次，也出版過不少不同版本，但是對證候所做的定義性解釋，始終是自相矛盾，理義不通的。

這個糊塗認識延續了幾十年，說明幾十年的主編、編者都沒有搞清楚這個概念。可以說，這真是中醫理論上的一個重大的不幸。

這個錯誤除了中醫行業內的責任以外，究其客觀原因，與文字改革有一定關係。1964 年公佈的第二版《簡化字表》，把過去繁體字的「證」簡化掉了，保留下來的是另外的兩個字，一個是現在我們習慣用的「症」，另一個就是「証」。歷代中醫學文獻裏只有一個統一的字，這就是繁體的「證」，從來沒有出現過「証」與「症」這樣兩個字並存

而含義又不相同的現象。

國家進行文字改革之後，中醫的理論研究上究竟應當怎樣消化這兩個字，在中醫文獻中究竟怎樣正確地對待，規範地使用這兩個字，經歷了一個漫長而又不知所措的混亂階段，至今沒有引起學術界應有的重視。中醫後來的文獻中，時而用「症」，時而用「證」。這種狀況在同一篇文章，同一本書裏，至今經常見到。20世紀80年代以後，在此基礎上又出現了一種不經意的混亂：有的文獻裏把「證」作為表述病機的含義，把「症」作為表述臨床表現的含義。

如果上述錯誤和混亂可以接受的話，那麼我們就必須直面《黃帝內經》，直面發展至今的中醫理論，把這兩個字的使用明確規範下來，並且清楚地說明以下兩個問題：

其一，如果「證」代表的是病機，那麼《黃帝內經》所講的病機這個概念，今後是要還是不要？應該給它一個什麼樣的解釋，是廢還是存？

其二，如果要用「症」去說明臨床表現，就要在中醫理論體系中把「證」廢掉，否則與馬克斯理論就不一致了。

就是說，如果現象和本質可以合二而一的話，一切科學就都是多餘的了。科學的價值和作用就在於透過現象認識本質，不容許把現象和本質合二而一。

所以，在這個問題上所犯的錯誤，不能被哲學和歷史所諒解，也不能被中醫學所諒解。當代中醫基礎理論的扭曲和解體，與這一錯誤直接相關。

證候的原意應該是什麼呢？它的原意就是臨床表現。「證」這個繁體字，《說文解字》的解釋就是「告也」，就是我把心裏的事情告訴給你，把我看到的東西講述給你。

在「證候」這個詞裏的「證」，指的是病人把他身體上不舒服的感覺如實地告訴醫生，希望醫生幫他解決身體上的疾病痛苦。在「證候」這一個詞裏的「候」，原意是「伺望也」，就是主人站在大門口，等候賓客到來的意思。這裏從「伺望」中，引申出一個時間性質含義來。說明中醫所觀察臨床狀態，其中包含著過程的特色；中醫所見的證候是動態的，而不是靜止的、不變的。

《黃帝內經・素問》在五常政大論裏講，「候之所始，道之所生」。翻譯成今天的話來講：中醫從研究人的生命過程中的證候開始，逐步形成了中國獨具特色的中醫學之道。可見，證候是關係到中醫學研究對象的核心概念，千萬不可混淆。

如果把「證」和「候」這兩個字的含義放進四診裏，應該怎樣理解？「證」主要反映問診的一部分內容。問診一方面是要聽病人講，另一方面是醫生主動地詢問。其中病人所講的，可以理解為證。望、切、聞三診以及由醫生問診的那部分內容，要看醫生的臨床功夫，應是醫生的責任所在。所以，由「證、候」這兩個字組成的「證候」，不論從文字學上講，還是從醫學角度上講，其含義包括了病人所告訴的和醫生所察知的兩個臨床上的表現。這也就是前面所講的象。

概括起來，證候就是臨床表現的意思，並不代表病機的含義。中醫現在的文獻中，用一個「證」字作為「證候」一詞的簡稱，就像自古以來只有一個「證」字那樣，這是從古到今不可更改的最合理、最準確的規範。與此同時，「症」還放回到西醫的體系中去，避免與中醫的「證」相混淆。「病機」還是自古以來的原詞原意，今後不要再將「證」或「證

候」作為病機所使用。相信這樣的解釋或規範，既符合哲學、中醫學的一貫思想，也保留了漢字簡化前後，文字使用的聯貫性與統一性。

今天在這裏把中醫的研究對象和概念的使用，大體上講清楚了。希望大家對照歷史文獻，再反覆地思考和鞏固一下。有了這一基礎，今後再讀近代的中醫文獻時，就不會感到概念混淆了。今後在座的同仁們寫文章、出書，希望不要再出現不應有的混亂了。

1995 年本人發表了一篇論文，即《証、證、症、候的延革和證候定義的研究》。當初寫這篇論文的時候，還沒有後來到香港執教時感到的那種尷尬，那種難堪。香港至今使用繁體字，繁體字裏本來就是「證」這一個字，後來內地大量的中醫教材流入香港、台灣後，香港、台灣人首先對這個問題提出了質疑。2000 年以後，本人長期在香港、台灣執教中醫，不少人向我提出中醫圖書裏「症」和「証」究竟是什麼含義，不能一會兒說是臨床表現，一會兒又說是病機呀。所以，這是我們在「由以象識物到以象識人」這一節裏，必須作為重點，把這些問題反覆加以說明的原因。

前面我們講的，是哲學的「象」和《黃帝內經》的研究對象。接下來我們要講的，是《黃帝內經》是《傷寒雜病論》的理論根據。我們圍繞著研究對象這一科學的核心問題，從哲學到《黃帝內經》，從《黃帝內經》到《傷寒雜病論》一步一步地向臨床領域深入。當進入《傷寒雜病論》這一領域時，中醫的研究對象，就是「證候的人」了。換一句話講，中醫臨床中首先遇到的，是證候的人。

什麼是證候的人呢？下邊著重講三點：

首先需要清楚病、脈、證這三個概念是什麼關係。

「病」與「疾」，在中醫學上是一回事。在文字學裏，「病」是一個形聲字，「病」字的出現，是把形與聲聯繫起來，表示人生病了躺在床上，即寫成「病」字。「疾」意思是人受了箭傷，不能動了，所以疾也是病，表示由於外傷而致的病。

在中醫學裏，疾病（或者病）有兩層含義：其一，病指的是發生疾病的全過程。比如說這個人病了，與健康時的狀態不一樣了。這是從他的發病到康復的過程上說他病了。感冒、傷食、胃痛、小便癃閉、月經不調、胎衣不下、咳嗽、頭暈等，都是病。其二，病指的是臨床表現。比如，頭痛、惡寒、發熱、咳嗽、短氣、胸悶、脘痛、嘔吐、便乾等，都是一些臨床證候。

可見中醫學裏的病，有時指的是疾病的全過程，有時指的是具體的一種證候，一種臨床表現。到底應當如何理解，這要從具體情況出發，加以確定。

脈，臨床上主要指脈象。脈象也是象，是臨床表現的一個方面，所以脈象與證或證候是一回事，都是中醫的研究對象，都是疾病過程中表現在整體層次上的機體反應狀態。張仲景《傷寒雜病論》的各章節名稱，都用《辨××病脈證並治》這一格式。這裏的「××病」，指的是一種病或者某一階段上的疾病過程；這裏的「脈證」二字，指的是一種病或者某一階段上的具體臨床表現。所以病、脈、證以及證候，皆是同義詞，指的都是四診所獲知的表現在整體層次上的機體反應狀態。

討論了臨床中首先遇到的是證候之人之後，下面我們要

就《傷寒雜病論》的成功所在進行分析。

　　《傷寒雜病論》全書的核心，是從證候入手，對疾病發生、發展、變化的病機進行了討論，從而形成了中醫臨床思維程序化的典範。為什麼這樣講呢？

　　《傷寒雜病論》首先要求我們去面對的是證候，是脈證，也就是臨床表現。比如，第一條經文講，「太陽之為病，脈浮，頭項強痛而惡寒」。它的病機是什麼，張仲景不告訴我們。因為臨床一起手的時候，首先面對的是臨床表現，這就相當於張仲景把題目交給我們，要求我們透過證候，透過理性思維去認識疾病的病機。

　　張仲景這部書寫得好，就好在他永遠是在臨床中教書，而不是從理論上講理論。他把理論問題融入臨床表現，不告訴你真假，教我們運用理性思維正確地把握病機，這是張仲景寫《傷寒雜病論》的良苦用心。

　　《傷寒雜病論》的全書，貫穿著證、機、法、方、藥、效的一脈相承的臨床思維鏈。而這條思維鏈，從頭到尾都是在《黃帝內經》為代表的基礎理論的指導之下展開的。

　　學習《傷寒雜病論》，必須養成一種習慣，就是在我們的頭腦裏，要形成這樣一個臨床思維鏈。這個鏈裏面有六個環節，證、機、法、方、藥、效。這六個環節裏面有兩個核心，證候與病機。六個環節一開始，首先透過四診以全面地把握證候。順便再強調一次，證就是臨床表現，是感官所知。從證入手，從臨床表現入手，透過理性思維去認識病機。在把握了病機這一本質的前提下，確定治療原則，合理選方用藥。如果所選的是原有的成方，還需要根據所面對的實實在在的病機，在用藥上做一些加減、調整，最後確定為

一張適合此人、此病、此時治療的處方。把處方交給病人之後，等著病人第二診來的時候，再考察臨床療效如何。

如果臨床療效是正面的，疾病會朝著好的方向轉化；如果臨床療效是負面的，可能疾病就會進一步加重。這時候，面對疾病改變以後新的臨床表現，再按照這個思維鏈，去認識新的病機，確定新的治療原則，用新的方和新的藥去面對變化以後的具體病情。

臨床思維鏈是中醫臨床過程中必須每時每刻運用的，這也正是張仲景教給我們的，並力求在臨床中不斷訓練的臨床基本功。因此，在討論中醫的臨床思維時，或者說從以象識物到以象識人的過程中，我們要不斷認識《傷寒雜病論》這一成熟的經典醫著，給我們所提供的成熟的理論與臨床思維模式。在中國傳統的哲學基礎上認識《傷寒雜病論》、認識《黃帝內經》，這是每一位中醫臨床工作者從一開始就應該重視的基礎訓練。

為了加深對中醫臨床思維過程的理解，也為了開拓東西方哲學思想內在的聯繫，我們這裏簡略地介紹一點胡塞爾現象學思想，以及現象學對中醫的啟示。

西方哲學，尤其是西方現代哲學，在某些方面給中醫做了很好的佐證，提供了很好的理論認識。從哲學的發展過程看，哲學成功時期是在春秋秦漢，或者古希臘、古羅馬時期，一直到歐洲文藝復興之前，哲學在東西方始終處於興盛時期。西方早期的柏拉圖、亞里斯多德以及以後的托瑪斯‧阿奎納的哲學著作，與中國傳統哲學有許多相通、相似之處，有許多相互啟發、彼此互補的內容。在中醫的理論研究上，值得我們借鑑。

歐洲文藝復興之後，西方在形下性科學不斷發展的過程中，出現了哲學唯物論和分析哲學。唯物論指的是唯物質、唯原質論、唯器物論的傾向，而分析哲學是從語言、概念上對哲學進行的詮釋、解析或闡述。這與形下性科學發展的大環境，對人們思維所造成的影響分不開。

　　19 世紀以後，西方哲學出現了向傳統回歸的趨勢。有趣的是，西方哲學界有三位哲學家，都生於 1859 年。一個是德國的胡塞爾，一個是法國的本格森，第三個是美國的杜威。有人把他們譽為西方近代哲學界的三位先知，因為他們在很大程度上促進了西方哲學發展朝著傳統的回歸，把整個的西方哲學帶到了一個新的時期。其中特別是胡塞爾的現象學，在西方影響較大。

　　近年來，我國內地、香港、台灣從事現象學研究的學者和研究部門越來越多，新出版的現象學著作也逐年上升。前些年本人在香港、台灣工作期間，有幸看過不少現象學方面的中文讀本，深感對啟發中醫的哲學思維，頗多啟迪。胡塞爾現象學對中醫來說，有兩點是值得我們注意的。

　　其一是現象學還原，胡塞爾最有代表性的說法叫，「回到物自身」。

　　現象學還原，就是回到物自身。就是說，事物是非常複雜的，要在不斷的格物致知的過程中，抓住所研究事物的深層的表現，本來的現象，這時候人們的認識就更容易接近事物的本質了。

　　請注意，這裏我們用了中國哲學知識裏最有意義的一個詞，格物致知。意思是說，當我們在一步一步格物的過程中，也就是當我們把所要認識的事物與周邊其他事物在反覆

比較、鑑別的進程裏，我們對所要認識的事物的典型表現便越來越清晰，越來越準確，於是距離該事物的本質便越來越接近。當進入到事物深層的表現，亦即本來的現象時，就會在直覺頓悟中認識到事物的本質。反之，不知道事物的本質，就是因為我們格物致知的工夫不夠，對現象的深層、本來的認識工夫下得不深。

舉一個《傷寒雜病論》裏的例子。《傷寒雜病論》三陽病裏講發熱、惡寒，有三種情況：太陽病發熱的特點是惡寒與發熱同時存在，少陽病的特點是寒熱往來，陽明病的特點是蒸蒸而熱，或者潮熱。在西醫看來，用體溫表查一下，37度、38度就是發熱，沒有必要思考別的。但是體溫表不會顯示，也不承認惡寒、寒熱往來。當中醫在三陽病理論的指導下，對寒與熱的現象比較、認識一步一步深入，到達非常深刻入微的時候，外感病的本質，亦即太陽病、少陽病、陽明病的病機特點，便自然而然地顯露無遺了。

《傷寒雜病論》在101條講，「傷寒中風，有柴胡證，但見一證便是，不必悉具。」對於這條的解釋，我看了好多注家，也聽過好多人對這一條的講解，我覺得似乎都沒有講清楚。按照趙開美《傷寒雜病論》的版本，101條經文排在太陽病篇。張仲景在講太陽病的過程中，是拿這一條與其相似、接近，容易混淆的太陽病來進行鑑別的。因為太陽病發熱的特點是，發熱惡寒同時並見，有一分惡寒就有一分表證。不管太陽表虛還是太陽表實，都是這樣。

101條所說的「傷寒中風」，其意思是，不論太陽病的傷寒也好，中風也好，只要在太陽病階段看到了往來寒熱、胸脅苦滿、默默不欲飲食、心煩喜嘔等，其中任何一個少陽

病典型的臨床表現出現之後，就足以說明少陽病的本質病機，已經顯現出來了。所以，病情變了，病機就變了，你的思維一定要跟上去。作為醫生，你就要聯繫到少陽病來考慮治療方法了。如果還要猶豫，還要等待少陽病的臨床表現全部呈現出來之後再作治療上的調理，就會坐失良機，貽誤病機。所以張仲景強調說：「但見一證便是，不必悉具」。這個例子是在細微的、深刻的現象比較過程中來看病機的轉化的，一旦見到病機轉變的苗頭，治療方法就必須隨時趕上去。這就是胡塞爾所講的現象學的還原。

用胡塞爾「回到物自身」來講，往來寒熱，默默不欲飲食，心煩喜嘔，是少陽病最典型的表現。現象最典型的時候，就是最接近事物本質的時候。抓住了變的這個現象，自然就會在直覺頓悟中覺察到疾病本質的轉變。所以中醫辨證的思想，和胡塞爾所講的「回到物自身」是非常相似的。掌握了胡塞爾關於現象學的特點，關於回到物自身的思想，我們就不會責怪中醫對於證候的表述太籠統，太模糊了，只會怪自己的辯證思維不仔細，不深入了。

其二，關於證候是環節而不是片斷的問題。

現象學裏需要我們注意的另外一個問題，是胡塞爾所提到的環節和片段。今天，當我們把中醫的證候視作西醫的症狀時，就會把中醫證候概念裏原有的時間含意，不自覺地丟掉了，忽略了。丟掉了時間含意的中醫證候，就像只注意了形狀而忽略了態勢一樣，這時候中醫的證候，就變異為只有空間含意的症狀了。這種變異用現象學的觀點看，證候已經不能視之為現象，而應當稱之為片段了。

因為在現象學裏，現象是變化過程之中的某一個環節，

或某幾個環節。環節的開頭和末尾是不一樣的。如果變成胡塞爾所說的片段，這個片段是不會運動的，是固定不變的。這就像我們看電視，磁帶在一秒鐘裏連續跳過二十四幀，形成了動態的過程。我們看到了人物在講話，馬車在奔跑，反映在我們視覺裏、頭腦裏的，是事物運動變化的過程，我們因而進入了影片的情景之中。如果從這個動態過程中定格一幀，把它打印出來，就是一張照片。這張照片是不會動的，不會表現出原來那個連續動態的，於是它就變成片段，而不是環節。

本人在《中醫復興論》證候定義一節裏反覆說明，中醫的證候是動態的，具有時間與空間兩方面特性；西醫的症狀是靜止的，只有空間概念，沒有時間屬性。我們反覆強調證候的時間與空間的雙層含意，就是希望不要把中醫的研究對象扭曲了、變異了。研究對象扭曲了，變異了，中醫的本質屬性和特點，就從源頭上被丟掉。這一點，懂得胡塞爾現象學的人是絕對不會同意的。

中醫的證候是疾病的環節，而不是片段；疾病是一個環節套著一個環節的不斷運動的過程。所以若要說學好《傷寒雜病論》，首先要對於證候（象）把握準，現象學裏的環節之說，值得我們牢記。

在由以象識物到以象識人這一節，我們分別就哲學是《黃帝內經》之母，從哲學的象到《黃帝內經》的研究對象，《黃帝內經》是《傷寒雜病論》的立論根據這三個方面，圍繞研究對象這一核心問題上進行了一些討論。證候是中醫的研究對象，是中醫學的本質屬性所在，是中醫學研究整體層次上的人的疾病時必須緊抓不放的機體反應狀態。所以，中

醫學，可以稱之為研究證候及其演變規律的醫學，或者研究整體層次上的機體反應狀態及其演變規律的防病治病的科學體系。

三、藏象理論是外感、內傷辨證體系的基礎

藏象理論是外感、內傷辨證體系的基礎，這一題目裏包括兩個層面的內容：其一，藏象理論是中醫基礎科學體系的核心；其二，外感、內傷辨證體系是中醫辨證論治的臨床技術體系的核心。

中醫基礎科學體系包括藏象、病機、診法、治則、方劑、中藥六大範疇，藏象是基礎中的基礎，是六大範疇的核心。中醫臨床技術體系以外感、內傷為主幹，進而聯繫到內、外、婦、兒各科的具體治療以及方劑、中藥的使用，所以也是一個核心，一個從屬於中醫基礎科學體系的核心。因此在講藏象理論與臨床的關係時，要回答的第一個問題，就是《黃帝內經》裏的藏象，究竟是怎麼來的。

藏象是怎麼來的呢？按照習慣說法，藏象是在對證候為核心的臨床觀察過程中形成的，是在臨床的現象觀察之中逐步總結概括出來的。

這一說法太籠統了，有三點需要進一步說明：其一，「證候為核心」之說，主要在於強調中醫研究對象是證候，而不是形下性人體的結構與功能；其二，「臨床觀察過程」，指的是《黃帝內經》之前的經驗性臨床階段的實踐過程，而不是今天的臨床實踐，也不是《黃帝內經》之後與《傷寒雜病論》之前的那一段的臨床實踐；其三，「逐步總結概括」，指的是《黃帝內經》產生的那個年代的理論總結與概括，不

能把總結概括的時間、歷史搞亂了。《黃帝內經》是中醫基礎科學成熟的標誌，這一點，不容置疑。

這個逐步總結概括的動力在哪裏呢？是陰陽五行的哲學原理。

陰陽五行的哲學原理不屬於中醫學的獨創，我國傳統的哲學裏就有。作為群經之首的《周易》，是我國傳統的哲學巨著。《周易》以陰陽為綱，對萬事萬物生生不息的運動變化規律與法則，無疑是中醫學形成的哲學源泉。後世關於易具醫之理、醫為多之用，不知易，不足以言大醫的說法，即是證明。董仲舒的《春秋繁露》裏，關於陰陽五行哲學方面的論述不少，不過他從社會學角度上講的多，而且不夠系統。但是從《黃帝內經》裏，讓人們深切地感覺到鄒衍其人、其理的存在。據《史記》裏講，鄒衍的《鄒子》和《鄒子終始》兩本著作裏，討論了大量關於陰陽五行方面的內容。可惜的是，鄒衍的著作也被歷史淹沒了。

然而歷史總是公正的，《黃帝內經》把陰陽五行的哲學原理，成功地運用在了中醫基礎科學體系之中，與此同時也成為保存中國哲學五行理論的典範。《鄒子》、《鄒子終始》與《黃帝內經》產生於同一個時代，而《黃帝內經》成書於《鄒子》、《鄒子終始》之後。因此有理由說，《黃帝內經》從《周易》吸取哲學智慧的同時，在五行理論的運用與發揮上，受《鄒子》、《鄒子終始》的影響最大。

人們常常以中醫的藏象學說，與西醫的生理學、解剖學相提並論，因為藏象是中醫基礎科學裏的基礎。這裏講到藏象，自然要想到《黃帝內經》的《陰陽應象大論》。站在中醫基礎科學體系的角度上，我們可以說，以《陰陽應象大

論》為代表，奠基了中醫的藏象理論模型。

這個提法，與大家以往所瞭解的，可能會有一些距離。距離在哪裏呢？以往談到《黃帝內經》的範疇分類時，常常把《陰陽應象大論》列入陰陽五行學說的範疇之中。前面講過，中醫陰陽五行學說的哲學之母是《周易》，以及《鄒子》、《鄒子終始》的思想，是哲學奠基了《黃帝內經》，而不是《黃帝內經》創造了陰陽五行的哲學原理。或者說，哲學是形成《黃帝內經》，促使中醫理論完善與發展的思想和理論的源泉，當哲學被引入《黃帝內經》的時候，才建構起中醫這一醫學科學體系。用今天的話講，把陰陽五行的哲學原理視為中醫方法論、認識論，似乎是最為準確的。

為什麼說《陰陽應象大論》奠定了中醫的藏象理論模型呢？《陰陽應象大論》裏有一個五行十三屬的模型。比如，講到肝之藏象時說：「東方生風，風生木，木生酸，酸生肝，肝生筋，筋生心，肝主目。其在天為玄，在人為道，在地為化，化生五味，道生智，玄生神。神在天為風，在地為木，在體為筋，在藏為肝，在色為蒼，在音為角，在聲為呼，在變動為握，在竅為目，在味為酸，在志為怒。怒傷肝，悲勝怒；風傷筋，燥勝風；酸傷筋，辛勝酸。」對於這一大段話，切莫小視，也莫偏視。這是從天人相應的視角上所講的肝藏之象，以及與其他各藏間的生剋關係。

在肝之藏象後面，《陰陽應象大論》接下來的四段話裏，圍繞心、脾、肺、腎四藏，同樣涉及不同的十三個方面的藏之象以及與其他各藏間的生剋關係。這就是我們習慣所說的五行十三屬，即把天、地、人三個方面與人的生命整體相關的要素整合在一起，所形成的中醫學獨有的藏象系統。

在中醫藏象系統裏，包括縱橫兩方面藏象模型。一是氣血、陰陽相互消長的藏象模型，二是五藏及五藏相互聯繫的藏象模型。對《陰陽應象大論》所構建的五行十三屬進一步分析，就會明顯地看出這兩方面藏象模型合一的結構。在五行十三屬裏，四時、五方、氣化的特點，講的就是氣血陰陽的消長變化的藏象模型。而五藏和五藏之間的相互關係，五行相互之間的生剋乘侮關係，就是五藏的藏象模型。

對於《陰陽應象大論》所建構起來的這個模型，用惲鐵樵先生的一句話講，中醫的藏象是「四時陰陽之五藏，而不是血肉之五藏」。四時陰陽之五藏，就是《陰陽應象大論》所建構起來的那種藏象模型。從時間概念上看，氣血陰陽的消長變化，是從動態的概念上講述生命過程中氣血陰陽的消長變化的。從空間概念上看，五藏和五藏的相互聯繫，是從功能上講述各個不同類型的藏和府是怎樣聯繫，怎樣運動變化，怎樣構成整個活著的人的整體的。所以，要講中醫的藏象，離開了時間和空間，離開了五藏和氣血陰陽，藏象就殘缺不全了。

《黃帝內經》關於藏象理論，不只限於《陰陽應象大論》。按照張景岳在《類經》中的劃分，《黃帝內經》182 篇中，討論藏象內容的計 29 篇。其中，《素問》有 11 篇，《靈樞》有 18 篇。其篇名是《素問・靈蘭秘典論》、《素問・六節藏象論》、《素問・金匱真言論》、《素問・陰陽應象大論》、《素問・五運行大論》、《素問・太陰陽明論》、《素問・五藏生成論》、《素問・五藏別論》、《素問・經脈別論》、《素問・上古天真論》、《素問・玉機真藏論》、《靈樞・本輸篇》、《靈樞・本神篇》、《靈樞・天年篇》、《靈樞・壽夭剛

柔篇》、《靈樞·邪客篇》、《靈樞·五音五味篇》、《靈樞·衛氣失常篇》、《靈樞·陰陽清濁篇》、《靈樞·邪氣藏府病形篇》、《靈樞·論勇篇》、《靈樞·論痛篇》、《靈樞·決氣篇》、《靈樞·腸胃篇》、《靈樞·平人絕穀篇》、《靈樞·本藏篇》、《靈樞·師傳篇》、《靈樞·通天篇》、《靈樞·陰陽二十五人篇》。

藏象模型的建構，集中在《陰陽應象大論》、《金匱真言論》和《五運行大論》3 篇。在這 3 篇裏，以五行為綱綜合起來的藏象相關因素，達 35 種之多，真可謂「五行三十五屬」了。其餘的 26 篇，都是從不同層面，不同角度對五行三十五屬的補充。

必須強調，兩種模型是相互依存的統一整體。當我們疏忽了氣血陰陽消長變化的藏象含義，而把藏象的模型僅僅理解為五藏和五藏相互聯繫的時候，中醫藏象模型與西醫「血肉之五藏」之間的相似性，似乎就變得多了些，明顯了些。這反而使得我們經常會在「血肉之五藏」上，找「氣血陰陽之五藏」的含義和價值。這一點，是近代對藏象理解上的一大誤區，或者喧賓奪主的一種偏見。

應該說，兩種藏象模型不是相互割裂的，而是相互印證的。氣血陰陽離開了五藏，就顯得非常模糊籠統；五藏離開了氣血陰陽，就動不起來了，即看不到運動變化的真實的生命特徵了。所以，五藏裏面有氣血陰陽，氣血陰陽裏面必然有五藏。以上這些，是對《陰陽應象大論》建構起來的中醫藏象模型的完整理解。

如何看待《黃帝內經》裏的經絡學說呢？應該說，經絡學說是基於針灸治療而產生的，它可視之為兩種藏象模型的

一種補充。我們在談藏象模型的時候，常常會提到藏象經絡。可以說，談藏象必言經絡，言經絡也離不開藏象。

經絡與藏象，到底是怎樣的關係呢？同樣按照張景岳《類經》的劃分，《黃帝內經》涉及經絡的篇章有 21 篇，主要是討論經絡的巡行路線以及經絡、經府、經藏關係的。其中《素問》有 7 篇，《靈樞》有 14 篇。在《黃帝內經》那個時期，醫者治療的手段除了中藥之外，還包括推拿、按摩、針灸在內的綜合性療法。用今天的話講，推拿、按摩、針灸皆屬於外治法的範疇。

《黃帝內經》涉及藥物治療的內容甚少，相比之下討論針灸相關的外治法的篇章更多一些。因此至少可以說，針灸在《黃帝內經》時期是和藥物治病相併列的另一種治療方法。在不用藥物而是透過針灸、推拿、按摩的時候，同樣是把人體氣血陰陽的不平衡或者五藏和五藏關係的紊亂，調整到正常狀態的有效方法。從這個意義上講，針灸和藥物的治療，是同一個目標、同一個結果的治療方法。由此可以說，經絡學說是從屬於藏象系統的。

經絡學說是怎麼來的呢？我們認為，經絡學說首先是為了適應針灸臨床實踐的需要，而演繹形成的。

到底是先有經絡還是先有穴位，這個問題是從事針灸經絡研究的人們，到現在仍然爭論不休的問題。我們沒有必要陷入這類爭論之中，但我們堅持實踐檢驗，從臨床出發的研究態度。從臨床治療的角度講，從一個應用學科的角度講，應該是先有穴位，然後才有經絡。至少，經絡不會是練氣功的人冥想出來的。

如果經絡是練氣功的人冥想出來的形態結構，那麼在形

下科學研究很發達的現代，用形下性科學常用的物理學、化學方法搞清楚經絡在形下方面的解釋，應該不是難題。然而時至今日並沒有這種解釋，我們就應當從中醫固有的形上性特點上，來思考、來理解經絡學說的形成了。

如前所述，兩種藏象模型是在陰陽五行哲學理論為方法論的基礎上，把與生命相關的諸多因素綜合起來而產生的。那麼，經絡學說也理所當然地是這一認識路線的產物。從臨床角度上講，針灸療法的最終目標，也是調整五藏和五藏的相互關係，調整氣血陰陽的消長變化的。所以它和藥物的治療目標是完全一致的。從兩種不同的治療方法上看，應該說，經絡是藏象理論基礎上的延伸與補充，是專門為適應針灸治療需要的一種延伸與補充。

中醫沒有把針灸治療上的經絡學說用來指導藥物的使用，也沒有用藥物治療去代替針灸治療。中醫講到經絡時常說，經絡內聯藏府，外聯四肢百骸以及上下表裏等，這與兩種藏象模型的功能定位並無本質的差異。所以說經絡學說從屬於藏象理論，應該是最為準確的回答。

討論了藏象學說的來由，兩種藏象模型以及經絡與藏象學說的關係之後，接下來，我們將深入到藏象學說與中醫臨床技術體系相互關係這一領域了。

下面首先從《傷寒論》以氣血、陰陽相互消長的藏象模型為基石這一主題，進行一些討論。

我們怎樣看《傷寒雜病論》這部書？怎樣認識其中的《傷寒論》和《金匱要略》的關係？張仲景為什麼要把他的書寫成《傷寒雜病論》？為什麼今天我們拿著《傷寒雜病論》就說，所有疾病的治療原則、方法、指導思想，張仲景都概

括了？我們給張仲景這麼高的評價，這是為什麼呢？

張仲景的《傷寒雜病論》是從兩個方面寫的，一本是《傷寒論》，另一本是後世定名的《金匱要略》。《傷寒論》是講外感的，《金匱要略》是講內傷雜病的。

下面我們首先要討論的是，為什麼說《傷寒論》是以氣血、陰陽消長這一藏象模型作為理論基石的。

其一，中醫治療外感病，是以保胃氣、存津液，以求人的陰陽自和為根本目的。正常人氣血陰陽，以及五藏和五藏的相互聯繫，處在一個相對平衡狀態。而外感病一般是指一個平時健康的人，在外邪的影響之下驟然發生的疾病。外感病皆有發熱的現象，故《黃帝內經》上講：「今夫熱病者，皆傷寒之類也。」從發病學上看，一個氣血陰陽和五藏之間的功能都處在相對平衡的健康人，驟然發生外感病之後，首先受干擾的是他的氣血陰陽，還是五藏功能呢？

張仲景《傷寒論》六經辨證綱領提示我們，首先打破的是氣血、陰陽的平衡狀態。清代陳修園談到《傷寒論》治病的最高預期時，用保胃氣，存津液兩方面來概括。當代《傷寒論》研究大家劉渡舟老師也是這樣講的。而溫病學的治療核心目標，人們多是以存津液這一方面講的。

就外感病而言，不論傷寒，還是溫病，都關心著氣血、陰陽的消長變化。因此《傷寒論》和溫病學，都應該說是在氣血陰陽消長的這個藏象理論基礎上建構起來的。因為發病之前，沒有氣血陰陽的失常，也沒有五藏和五藏關係的失常。所以從標本、內外、先後的關係上看，外感病發病之後，先干擾氣血，然後才會影響五藏。這是外感病的氣血陰陽的藏象模型為主的原因之一。

其二，《傷寒論》六經辨證的實質，是以氣血陰陽的盛衰消長為重心而形成的辨證模型。《傷寒論》中，三陽病的共同特點是正氣不虛。也就是說，人體的氣血陰陽皆處於相對旺盛的水準，這是三陽病的基本病機。其中的太陽病是外感病的初期階段，病在表，在營衛，在肺。少陽病是在發展過程中間出現了另外一種病機，即樞機不利，邪熱內鬱，以氣機鬱阻為突出特點的病機。陽明病是正勝邪實，邪正交爭的盛極階段。盛極的基礎是氣血陰陽的旺盛不虛，因此表現為邪正交爭有力。

至於三陰病，它的共同特點主要是正氣已虛。太陰病階段，正氣雖虛，但虛而不甚。當發展到少陰病的時候，則是陰陽俱虛，甚至陰陽兩虛至極。一者是陽虛的寒證，一者是陰虛的熱證。到了厥陰病階段，既有正氣已虛，也有邪氣不去，同時還有樞機不利，三種複雜的病機特點並存。樞機不利就是氣血的通行不利，所以病至厥陰，多以四肢厥逆為典型特點。

由此可見，《傷寒論》的六經的實質，著重是圍繞氣血、陰陽的消長變化而進行辨證論治的。

溫病學的出現，也是一樣。葉天士在《外感溫熱篇》一開始講：「溫邪上受，首先犯肺，逆傳心包。肺主氣屬衛，心主血屬營，辨營衛氣血雖與傷寒同，若論治法則與傷寒大異也。」從這裏講的營衛氣血可以明顯看出，溫病學是以氣血陰陽消長變化的理論為依據的，這一點，葉天士在開宗明義的第一節，就給我們交代清楚了。而且，溫病學營衛氣血陰陽的消長變化，與《傷寒論》的理論依據以及六經辨證論治體系，是相似的。「若論治法，則與傷寒大異也」這一

點，與外感病的病情演變規律是兩回事。

如果把《傷寒論》與溫病學在治法上的差異視作是理論模型上的差異，就大錯特錯了。可以說，《傷寒論》與溫病學，都是以氣血、陰陽為本，以其氣血、陰陽盛衰消長為綱的辨證模型。葉天士的衛氣營血辨證原則與張仲景的六經辨證原則，都是建立在這樣的理論基礎之上的。

其三，六經氣血陰陽之辨，自然離不開藏府。太陽病，病在肺的時候，當然是以營衛行於人體表，起「衛外而為固」作用的時候。所以氣血營衛這個層面，離不開肺，肺也離不開氣血營衛這個層面。當病情入裏，發展到三陰病階段的時候也一樣，講的還是氣血陰陽。因此，氣血陰陽裏有五藏，五藏裏有氣血陰陽。如前所述，中醫的藏象是動態的，包含時間、空間兩種特性的藏象，是形上性藏象。所以中醫的藏象既反映在氣血津液的消長變化上，又反映在五藏與五藏的相互聯繫上。這兩種藏象模型的合一，才能體現出動態的，包括著時間空間兩種特點的形上的特性來。這一點，在外感病臨床中千萬不可疏忽。

接下來，簡要地講一下關於六經的實質問題。

後世在講《傷寒雜病論》的時候，對於六經的實質至今沒有解釋清楚。六經的實質，究竟是用經絡來解釋，還是用藏府來解釋，用八綱來解釋，還是用六段、六病來解釋，這是長期爭論不休的一個大問題。站在醫學發展的源頭上看，站在哲學的高度上看，我們所講的觀點，希望大家予以關注，更希望大家共同討論。從哲學上講，從《傷寒雜病論》立論的源頭上講，六經是以氣血陰陽的消長變化作為其立論之本的。從上面對中醫藏象與西醫臟器的比較中，也有助於

我們對六經實質的理解與判斷。

以上我們討論的主題是，《傷寒論》以氣血陰陽消長的藏象模式為基石。接下來我們討論《金匱要略》是以藏府及其相互聯繫的藏象模型為基石的問題。換一句話說，《金匱要略》是從藏府和藏府的相互聯繫這個角度上立論的。這裏我們要講三點：

其一，雜病是以「以平為期」為其根本的治療目的。

所謂雜病，就是外感病以外包括內科、外科、婦科、兒科等在內的種種疾病。前面講過，外感病發病之前的人多是正常人。而雜病發病的時候，五藏和五藏的相互關係的平衡就已經被打破了。因此《素問·至真要大論》裏提到了治療的最終目標是以平為期，就是因為雜病來的時候已經不平了，已經不是常人了。

其二，內傷雜病的辨證原則，是以藏府為重點，以藏府的相互關係為綱領的辨證模型為重心的。因此在這一辨證原則之下，臨床辨證中所要關注的，首先是辨別藏府的盛衰虛實。進而言之，要辨別五藏和五藏之間，到底是哪一方面虛了，哪一方面實了。在內傷雜病虛實變化之中，固然也有氣血陰陽的變化，但更應該引起關注的是五藏相互之間的相對平衡被打破了。

《金匱要略》第一條講：「上工治未病，何也……見肝之病，知肝傳脾，當先實脾。」為什麼見肝之病，知肝傳脾呢？這是依據藏府之間生剋乘侮的相互關係而舉的一個實例。看到了肝的病，應該知道它將怎麼變，它將往哪裏去。這時候在你的腦子裏，不僅僅是脾的問題，肺、心、腎都應該在你的視野裏、思維中。這裏見肝之病，知肝傳脾一段，

是從實例的角度上講的，應當舉一反三。接著講：「夫肝之病，補用酸，助用焦苦，益用甘味之藥調之。」也是從治療上的實例入手，是以其虛為例講的。如果粗一看，好像張仲景表述混亂，時而言實，時而言虛。

其實張仲景恰恰是從這個不可思議的地方，給我們提出了一個可思議的理論架構。他用一個小小的具體例子，揭示的是更大的普遍性的大道理。這個更大的普遍性道理，就是要人們懂得雜病首先要關注虛實，首先要關注五藏的相互關係這樣一個普遍道理。

所以，《金匱要略》開宗明義的第一條，如果把它作為一種具體的經文去講它的具體內容，那就是不懂張仲景的旨趣了。如果從它的不可思議之處，去理解它的可思議的含義，這猶如在你的頭腦裏打開了一扇門，往下你就可以豁然貫通，一通百通了。這個大道理，就是以五藏與五藏之間相互聯繫的理論模型，去討論治療內傷雜病。

其三，藏府及其相互關係不離氣血、陰陽。在內傷雜病的各藏各府裏，都有氣血陰陽。這裏講每一藏各有氣血，各有陰陽，這與五藏離不開氣血陰陽，氣血陰陽離不開五藏是一個道理。只要抓住藏象學說的這兩個方面，就能夠全面理解和靈活運用中醫不變的，以氣血陰陽與五藏為基礎的藏象理論模型了。認識達到了這一步，大家或讀張仲景的《傷寒雜病論》，或思考《傷寒雜病論》在臨床上的應用，就容易把握其要領，容易抓住其實質了。

以上我們討論的是藏象理論是外感、內傷辨證體系的基礎，這裏只講了一些框架性，原則性的觀點與看法。把握好這些框架和原則，對於進一步理解《黃帝內經》與《傷寒雜

病論》的關係，對於理解《傷寒論》與《金匱要略》的關係，很有益處。希望這些框架性、原則性的觀點與看法，能夠成為進一步研究《黃帝內經》與《傷寒雜病論》的一把鑰匙。

四、本章小結

前面講的三個問題，可以概括出十個值得我們進一步複習、思考的問題。

其一，從研究對象的定義上，釐正了中醫與哲學的同一性。

研究對象代表並決定了一個學科的本質特點與屬性。哲學上講的象、形、態、文、候；社會學中常說的事情、事實、事變、事件、表現、現象；中醫學中的證、候、態、形、證候等，都可以視為表達哲學及其哲學體系的科學的研究對象。中醫原本就是哲學體系下的醫學科學。

其二，應當從哲學是「思辨性科學」的特徵出發，重新認識中醫是思辨性醫學科學的理論與臨床特色。

哲學是思辨性的科學，中醫也有這方面的特徵。以往我們沒有強調過中醫是思辨性的醫學科學，今天我們應該大聲疾呼，中醫是思辨性的醫學科學。中醫在思辨性科學這個前提下所形成的理論和臨床的特殊性是不容否認，不容混淆的。

其三，為中醫研究對象正名。應當理直氣壯地說，證候是中醫的研究對象。

證候是中醫的研究對象，它與哲學體系之內各個學科研究對象的特點一樣，反映並代表著事物運動變化中時間與空間兩個方面的特性。它與現象學裏講的「環節」是一回事，

而與西醫所講的症狀卻大不相同。症狀是現象學「環節」的反面，即「片段」，症狀中只有空間，沒有時間。證候是臨床表現，證候不包含病機，不能把這兩個概念混為一談。這是整個中醫學理論體系中的兩個核心概念，近代被人為地混淆了，對中醫貽害甚大，不可不慎。

其四，《黃帝內經》與《傷寒雜病論》的思維程式相一致，這一思維程式貫穿於整個中醫基礎科學、臨床技術體系之中。《黃帝內經》代表著中醫基礎科學體系的成熟，《傷寒雜病論》表明中醫臨床技術體系的成熟。從哲學與科學史的角度看，這是肯定的，毫無疑義的。因此從藏象入手，講《傷寒雜病論》與《黃帝內經》的關係，其用意也就在於此。

其五，《素問・陰陽應象大論》在「四時陰陽之五藏」的中醫藏象模型中，具有代表性、奠基性的地位。

要完整地把握中醫的藏象，一定要把《陰陽應象大論》、《金匱真言論》、《五運行大論》聯繫在一起看，就會在眼前展現出一個完整的、多因素相關的、反映人體生命真實的、動態性的藏象模型。否則，我們頭腦裏就不會形成一個完整的中醫學的藏象。離開了完整的中醫學的藏象的表述，就很容易滑到血肉之器官的泥潭之中，這就意味著基礎理論中最核心內容的扭曲。藏象是中醫基礎理論中的基礎，核心中的核心。當代中醫臨床水準下降，這是一個至關重要的問題，千萬不可等閒視之。

其六，本章關於「氣血陰陽相互消長」、「五藏與五藏相互聯繫」兩種藏象模型的提出與論述，為今後修訂中醫院校相關教材，提供了重要參考與依據。兩種藏象模型相互關係、相互印證、合二為一，才是完整、真實的藏象概念。以

往《中醫基礎理論》教材中，將「精、氣、神」之說，附之於藏象一章，這固然是一種補充，但不準確。精、氣、神與氣血陰陽，彼此其概念內涵不同，不可混淆。

其七，《黃帝內經》之經絡理論，源於「氣血陰陽相互消長」、「五藏與五藏相互聯繫」兩種藏象模型，同時也是兩種藏象模型的相互聯繫、相互補充。所以經絡系統的存在，不僅沒有影響兩種藏象模型的存在，恰恰相反，經絡系統與兩種藏象模型是重疊的。因此，針灸和藥物治病，是中醫兩類相互並列的治療方法。不用藥物只用針灸，或者透過推拿、按摩治病的時候，同樣是把人體氣血陰陽不平衡的狀態，同樣是把五藏與五藏之間相互聯繫的紊亂狀態，調理到「以平為期」的有效方法。不要把經絡和兩種藏象模型對立起來，也不要把經絡學說獨立於兩種藏象學說之外。總之，經絡學說是因針灸療法的需要而產生的，是在中醫兩種藏象模型基礎上的延伸。

其八，《傷寒雜病論》的「六經辨證」體系，基於「氣血陰陽相互消長」此一藏象模型。

其九，《金匱要略》的「五藏辨證」體系，基於「五藏與五藏相互聯繫」此一藏象模型。

在提到《傷寒雜病論》與《金匱要略》辨證論治模式相互區別的時候，不要忘記了另外一句補充的話——五藏裏有氣血陰陽，氣血陰陽裏有五藏。上述第八與第九這兩節裏，是基於《傷寒論》與《金匱要略》各自討論的病機特點講的。表面上是二，本質上是一，只是各自的立足點、出發點上有所不同而已。

其十，《傷寒雜病論》的外感與內傷兩大臨床分科，體

現了以中醫基礎理論為根據的中醫臨床分科特色。

這兩大臨床分科，基於兩種藏象模型。兩大分科與兩類藏象模型之間的臨床意義，主要在於辨證論治思維的切入點與病機的傾向性問題。外感病的病機多為氣血陰陽平衡失調，雜病的病機多為五藏與五藏相互之間關係的紊亂。因此，真正的中醫分科就是兩科，外感和內傷。內、外、婦、兒，除了外感病之外，都囊括於《金匱要略》體系之下了。

曾經有過這樣一種說法：現在已經建立內科，不需要講《金匱要略》了。這是對《傷寒雜病論》的一種誤解，也是對內科學的一種誤解。

《傷寒雜病論》真正的價值在於，它是中醫辨證論治的典範，它以《黃帝內經》理論為依據，把證候、診治、病機、治則、方劑、藥物六大臨床環節，緊密地貫穿在一起，因而將中醫辨證論治的思維程式系統化、體系化了。

在我們討論中醫臨床辨惑時，在以上十條中存在的任何誤解，都是需要首先澄清的。從事中醫臨床如果不能澄清基礎理論上存在的困惑，中醫臨床辨證論治的思維就不能正常地展開，臨床治療效果就沒有保證了。我們在第一章裏，講以上這麼多內容，用意就在於此。

第三章

內經與傷寒雜病論病機理論的同一性

上一章我們講了內經與傷寒雜病論藏象理論的同一性，這一章，我們進一步討論內經與傷寒雜病論病機理論的同一性問題。

前面已經講過，中醫基礎科學體系包括藏象、病機、診法、治則、方劑、中藥六大範疇。六大範疇的核心是藏象和病機，而藏象更是核心中的核心，基礎中的基礎。因此，真正認識中醫的藏象學說之後，對病機的理解，對診法、治則的理解，自然就比較容易，不至於出現偏差了。

如果學習中醫開始時，對中醫藏象理論的整體含意把握不準，往下的病機、診法、治則這三個範疇，就很難理解和掌握得好。尤其在當今「西醫在朝，中醫在野」的醫學環境之下，中醫自身的基礎科學體系理解和掌握不好，就很容易把中醫的「四時陰陽之五藏」，理解為西醫的血肉之器官。由此用非中非西的所謂中醫的基礎理論概念，來面對中醫的臨床治療問題，其效果肯定不會好。

在從事中醫工作五十餘年的光陰之中，本人親身經歷了這一段歷史，這一段中醫學術在潛移默化中不斷西化，不斷衰退的全過程。其中最令人深感頭痛的是，當面對臨床問題需要我們做出正確的中醫診斷時，很多人的頭腦被西醫的解剖與生理所充斥，中醫的臨床理論思維無法正常展開。接著進行的辨證、診法、治則、選方、用藥，常常連醫生自己也感到茫茫然心中無數。這種難堪和尷尬，是從事中醫臨床工

作的人自己心裏清楚，但又揮之不去的普遍現象。

在中醫基礎科學體系的六大範疇裏，中醫的藏象理論、病機學說，就相當於西醫學術體系中的生理、病理等基礎理論部分。能夠正確瞭解中醫的藏象理論、病機學說，就可以順理成章的掌握中醫的診法、治則、方劑、中藥等內容。我們常常會講：「不明藏府經絡，開口動手便錯。」然而我們不能不說，近代大專院校使用的《中醫基礎理論》、《內經選讀》等教材，沒有真正地達到讓學生「明白藏府經絡，開口動手不錯」的效果。

以《黃帝內經》的教材為例，全國第六版統編教材，要比第五版，第七版稍好一些。稍好一些的原因是，第六版《內經選讀》中心內容的編排，主要是從《黃帝內經》原著中節選了 30 篇原文。這在一定程度上就為學生提供了一個學習和瞭解其原貌，思考和理解其原意的思維空間。但是從第五版《內經講義》開始，以及第六版以後不少版本的《內經講義》，多是按照編者的意志與習慣，從《黃帝內經》中剪輯了若干條「語錄式」的片段，排列在編者設定的章節框架之中。我們知道，《黃帝內經》每一篇都有其中心思想，而且以其自身聯貫的邏輯思維形式，進行論述與表達。當其自身的邏輯思維被切斷之後，在孤立、片斷的「語錄」中，是很難體現出《黃帝內經》理論思維完整性、整體性的。

這種按照編者的自身意圖和理解編寫的講義，作為編者個人的學習心得體會無可厚非，但作為全國統一編寫的通用教材，不能不令人質疑。

《黃帝內經》的 162 篇，各自成篇，就中醫基礎理論來說，《黃帝內經》的首五篇大論，顯得更為重要。這五篇大

論是《素問・上古天真論》、《素問・四氣調神論》、《素問・生氣通天論》、《素問・金匱真言論》、《素問・陰陽應象大論》。可以說，這五篇大論基本上奠定了《黃帝內經》理論觀念和理論基礎，而且具有相對的統一性與完整性。如果我們按照《黃帝內經》的原文順序，一篇一篇的讀下去，是非常容易建立起完整的中醫基本理論體系框架的。如果把《黃帝內經》拆開變成片段，就可能造成理解上的錯誤，結果把學生搞得越來越糊塗。以上這些說法，也可以理解為對第一章的補充說明吧。

下面我們要討論的，是《黃帝內經》的病機理論是外感與雜病臨床體系的依據。這一部分有四方面內容：一是關於《黃帝內經》的病因病機理論；二是《傷寒論》的六經辨證特徵；三是《金匱要略》的藏府辨證特徵；四是傷寒與溫病理同而名異的問題。這四個問題，也可以說是中醫「四大經典」在臨床體繫上的內在理論關係問題。

從「四大經典」的角度來看本章的內容，《傷寒論》和《金匱要略》，包括外感和內傷雜病兩方面臨床辨證體系；傷寒和溫病所討論的，是外感病辨證體系的內在一致性問題。在講《傷寒論》、《金匱要略》、溫病之前，有必要複習一下《黃帝內經》有關於病因病機的內容。

一、關於《黃帝內經》的病因病機理論

講到《黃帝內經》關於病因病機的理論，我們需要首先對「病機」一詞的含義，作一些說明。所謂的「病機」，就是疾病發生、發展、變化的機理。或者說，它是疾病發生、發展、變化的緣由、樞要或者道理。它決定著疾病發生，也

決定著疾病的發展，疾病的不治或痊癒，都是由病機來決定的。這裏所講的緣由、樞要，實際上是疾病之所以發生、發展、變化的核心道理，是決定疾病發生、發展的真正本質。

在中醫所講的病機裏，包含三個方面的要素：一是疾病發生、發展的原因；二是疾病的屬性、性質；三是病情的演變趨勢。

病機的第一要素是疾病發生、發展的原因。

從《黃帝內經》角度上講，疾病發生、發展的基本原因有二：一個是內因；一個是外因。從發病學角度上看，任何一種疾病的發生、發展，都是內外因相互作用的結果。

在內因與外因裏，各自所包含的因素很多，所以在講到疾病的發生、發展時，中醫往往強調一個最基本的觀念，這個觀念就是「多因素相關性」。

換句話說，就是很多因素的共同作用，導致疾病的發生和發展。如果對「多因素相關性」從分類上加以劃分，還是內因與外因兩大類。

當我們對中醫和西醫的外感病發生學進行比較時就會發現，中醫是不認同西醫的「單因素決定性」觀念的。所謂的「單因素決定性」，就好像感染了某種病毒、某種細菌，或者在某種病毒、某種細菌流行時，就必然會發生某種外感病那樣。西醫的「單因素決定性」，也就是「外因決定論」。而中醫的《黃帝內經》的基本觀念是「內外因相互作用而為病」，是「多因素相關性」。

那麼，病機與病因的關係是什麼呢？

簡而言之，病因是病機的組成部分，病因包含在病機之中。因此把病因和病機並列起來，把病因獨立於病機之外，

就不妥當了。《素問‧至真要大論》說：「必伏其所主，而先其所因。」伏其所主，強調的是要降服最典型最突出的疾病過程中的臨床表現。先其所因，強調的是要首先抓住與認清疾病發生、發展的原因所在。這裏講的原因，就是決定疾病轉歸的病機。因為疾病發生、發展的原因涉及內與外兩個方面，所以，當抓住並認清內與外兩方面原因的時候，就是抓住並認清病機的基礎了。

病機的第二要素是疾病的屬性、性質。

一種疾病的屬寒、屬熱、屬實、屬虛，是中醫對疾病屬性、性質的認識。這是病機的另一個要素。

在八綱辨證裏，說來說去，集中起來就是要辨別疾病的寒、熱、虛、實。八綱辨證的表裏，指的是疾病的淺深、輕重、久暫等。在外感病的發展過程中，太陽病為表，太陽病之後，就是裏了。在內傷雜病中，表裏所指的是藏與府，或者經脈和藏府的關係。也就是說，從藏和府的角度上講，府在表而藏在裏。從經脈和藏府的角度上講，經脈是表，藏府是裏。就像《金匱要略‧藏府經絡先後病脈證第一》所說：「經絡受邪，入藏府為內所因也」、「四肢九竅，血脈相傳，壅塞不通，為外皮膚所中也」。

我們可以進一步思考，如果經絡受邪而不入藏，那就是病仍在「四肢九竅，血脈相傳」，當然是表或外，而不是裏或內。由此可知，《金匱要略》在這裏講的內與外，不是《中醫診斷學》講的外因包括六淫，內因包括七情的外與內。《金匱要略》在這裏講的病機，是疾病的屬性或性質，《中醫診斷學》講的是抽象的，或者概念性的病因。兩者有本質的區別，不可混淆。

病機的第三要素是疾病演變的趨勢。

疾病本身是一個動態的過程，就像外感病那樣，先是太陽病，之後是陽明病或少陽病，再之後就是三陰病等。疾病在太陽病階段的時候，就已經預示著該疾病下一步發展的可能性了，預示著可能進入陽明階段，還是可能進入少陽階段。能夠主動地覺察到疾病下一步發展的可能性，就是因為中醫在臨床上始終把疾病視為一個動態的過程。因此，中醫在面對太陽病治療的時候，手下對準的是太陽病，眼中還盯著陽明病、少陽病等。既面對著眼前，也心想著病情演變的趨勢。所以主動地把握病情演變的趨勢，就是動態地、超前地關注著病情演變的病機。

人們習慣上說，中醫是治未病的，這個治未病裏，包含著兩層意思。一是無病早防，防患於未然；二是有病早治，「法於機先」。所謂法於機先，就是依據中醫的病機判斷，知道昨天，抓住今天，想著明天，在決定今天治療法則的時候，也包括對明天可能出現的病情演變趨勢的思考。進一步說，中醫的治療法則要同時駕馭兩個目標：一是今天的現實；二是明天的可能。這才是真正的中醫意義上的治未病。

現今中醫界對於治未病的概念理解十分混亂。無病早防被人們扭曲了，變成了無病早治，無病亂吃藥——人人用藥當飯吃，卻不知道自己身體有什麼毛病，也不知道為什麼要跟著「養生風」吃那些醫生治病時才用的藥。「法於機先」也被人們扭曲了，因為在「方證相對論」充斥中醫臨床之時，病機、治療法則都已失去了原有的臨床意義。這對中醫學術而言，實在是一種悲哀。

關於「病機」一詞的含義簡單說明之後，這裏將大學院

校教材第六版《內經選讀》裏所提到的,《黃帝內經》關於討論病機的篇章抄列於後,以便於大家複習時參考。

《內經選讀》裏專論或主論病機的篇章,共 22 篇,屬於《黃帝內經‧素問》的是《生氣通天論》、《玉機真藏論》、《藏氣法時論》、《逆調論》、《氣厥論》、《舉痛論》、《脈解篇》、《調經論》、《標本病傳論》,屬於《黃帝內經‧靈樞》部分的是《邪氣藏府病形篇》、《五邪篇》、《五亂篇》、《病傳篇》、《順氣一日分為四時篇》、《五變篇》、《本藏篇》、《論勇篇》、《論痛篇》、《百病始生篇》、《賊風篇》、《五味論》、《九宮八風篇》。

這裏所列出來的 22 篇,僅僅是其中的一部分,如果把相關病機的討論或者討論辨證的內容也加進來,就不僅僅是 22 篇了。按照該版《內經選讀》的劃分,其中還特意設出「專論和主論病證的篇章」,共 34 篇。其實「專論和主論病證的篇章」,就是討論疾病診斷的篇章。而中醫診斷的最終目的,就是要知道決定疾病發生、發展的本質,那本質就是病機。因此,「病證篇」的範疇也應該是《黃帝內經》中討論病機的內容。

這 34 篇屬於《黃帝內經‧素問》部分的有《陰陽別論》、《湯液醪醴論》、《陽明脈解篇》、《熱論》、《刺熱論》、《評熱病論》、《瘧論》、《刺瘧》、《咳論》、《舉痛論》、《腹中論》、《刺腰痛論》、《風論》、《痹論》、《痿論》、《厥論》、《病態論》、《奇病論》、《水熱穴論》,屬於《黃帝內經‧靈樞》部分的有《邪氣臟腑病形》、《寒熱病》、《癲論》、《熱病》、《厥病》、《雜病》、《周痹》、《口問》、《脹論》、《水脹》、《上隔》、《憂恚無言》、《寒熱》、《大惑論》、《癰疽》。

把之前列出來的 22 篇與「病證篇」的 34 篇合起來，共計 56 篇。如果臨床工作的中醫能夠努力把這些內容，認認真真學習，仔仔細細地品味，相信對於中醫的病機概念（相當於西醫的病理學概念），就會非常清楚了。

《黃帝內經》中還有一些「病證」，或因內容不突出而未列入以上內容範圍之中，但以上列舉的 56 篇，已經足夠我們作為學習和訓練中醫臨床辯證思維之用了。

《黃帝內經》討論辨病機，是在藏象理論基礎上展開的。藏象理論裏包含兩種藏象模型，即氣血陰陽相互消長的藏象模型，與五藏及五藏相互聯繫的藏象模型。因此討論辨病，也自然會遇到兩種病機的問題：一是從氣血陰陽切入的病機之辨；一是從五藏及五藏相互聯繫切入的病機之辨。我們先討論從氣血陰陽切入的病機之辨。

當中醫在臨床上遇到一個病人的時候，首先不是醫生主觀上先去辨病機，而是客觀上由病人先向我們陳述病情，並提出治病的要求。如果我們今天遇到的，是一個外感的病人來求診。他昨天是正常上班、上課的人，可是他今天病了，有頭痛、發熱、鼻流清涕等證候出現了。

中醫在面對這樣的病人時，想要判斷他的病機，就需要按照我們前面所講的那樣，首先要知道他的昨天，把握他的今天，並且要預測他未來的明天。而這位外感的患者昨天是健康的人，今天他才是一個病人，就是說，他是在健康人的基礎上患外感的。這時候，我們就應該大體認為他的內在藏府基本上沒有什麼大毛病，主要是因為外來邪氣影響而為病的。在這一前提下，就應當從患者氣血陰陽的消長變化的狀況來切入，來辨別他的病機之變。

外感病患者發病之後的病機變化，也必然先以氣血陰陽偏離正常狀態為主而產生一定的病機改變。聯繫到中醫的藏象理論，出現外感病的突出標誌，就是氣血陰陽的藏象模型發生了明顯的病理改變。這就是從氣血陰陽切入的病機之辨的理論和臨床意義。

由此我們可以進一步聯繫到《傷寒論》與溫病學。《傷寒論》與溫病學裏所講的外感病中正邪相爭的表現，也正是氣血陰陽的消長變化發生病理性改變的疾病過程。故《黃帝內經》氣血陰陽相互消長的藏象模型，無疑是《傷寒論》與溫病學辨證論治的基本理論依據。

換一個角度說，《傷寒論》與溫病學在討論外感病的病機時，其重點在於氣血陰陽的消長變化。因此完全有理由說，專論外感病的《傷寒論》、溫病學這兩部臨床經典醫著，與《黃帝內經》在理論上是一脈相承的。

對於從五藏與五藏相互關係來切入病機之辨，顯而易見是《金匱要略》討論的內容和重點。

《金匱要略》開首的第一篇的第一條，就講五藏和五藏的關係。文中說：「上工治未病，何也？師曰：夫治未病者，見肝之病，知肝傳脾，當先實脾。」「見肝之病，知肝傳脾，當先實脾」這三句話，是強調在內傷雜病診治過程中，要首先關注五藏與五藏的相互關係。這既是出於病情的需要，也是客觀的病人的要求。如果病人來求診，並非外感病，這時他訴說自己的病情時，自然不會提到與外感病相關的證候。

作為接診的中醫，自然不會直接從外因或者外感的角度去考慮問題，他首先會把關注的焦點集中在五藏與五藏的相

互聯繫上，集中在藏府虛實的變化上來考慮問題。因此，在治療雜病的時候，是客觀上的病情特點要求我們應當按照五藏與五藏相互關係的病機模式來切入病機之辨的。這也是《金匱要略》在討論內傷雜病的時候所強調的觀點。

在討論《傷寒論》與《金匱要略》的辨證切入點的時候，一些與辨證相關的主要名詞術語，這裏有必要做一些深入的說明，或者加以認真的釐正。

其一，「病」與「證」這兩個詞，是「一實二名」的關係。

在《黃帝內經》中，病、證二詞是「一實二名」的。所謂的一實，指的是臨床上的實際病情、病狀、表現，大體是一樣的。所謂的二名，指的是這兩個名詞在中醫學體系裏，常常交互使用。

在理解《黃帝內經》或者理解《傷寒雜病論》的時候，應當把病、證這兩個詞看成同義詞。《內經講義》的六版教材在上篇的概論裏，已經把這一問題講清楚了。文中說：「疾與病無異，候則類似證，後人常以證候合稱；多次出現的病形、病態和病狀等字樣，率皆證候之意。《內經》中病名與證名未嚴格分開，某一名稱常一身二任。」

我們在上一章，講到《黃帝內經》的研究對象的時候，也講過這方面的內容。因為病，就是代表患者生病了，或者身上中了箭而躺在床上動彈不得了。而證與候的含義相似，《素問・五運行大論》裏說：「夫候之所始，道之所生。」指的是病人把他身上異常的證候，告訴給醫生，而他身體上不舒服或者痛苦之所在，實際上就是病。因此病和證的本身含義，都說得是患者身體不舒服，有毛病，需要找醫生來處理。也就是說，病和證的本身含義是一樣的。

為什麼這裏要強調說明這個問題呢？因為現在很流行說一句話，即「辨病和辨證相結合」。這句話後面的背景是，既承認西醫臨床的特長，也認同中醫的臨床特長；既承認西醫的病理診斷，也覺得中醫的臨床診療有其特色。於是出自提高療效的良好願望，社會上就有了把西醫的辨病治療與中醫的辨證治療兩種優勢結合起來的提法。把兩種優勢結合起來的提法，表面上並沒有錯，但是真正要結合起來，首先面臨著對中醫與西醫從理論到臨床的深入比較研究。然而，幾十年來兩種醫學之間深入的比較研究，事實上並沒有做。

在「西醫在朝，中醫在野」的大環境裏，所謂的「辨病和辨證相結合」，其實就是以西醫病理診斷當家的前提下，再把西醫固有的「綜合徵」的臨床模式搬過來套在了中醫頭上，使中醫的辨證論治被扭曲為「證候群」式的診療框架。明眼人一看便會明白，在這一「結合」中，中醫基礎理論與臨床思維的影子，徹底地不見了。所以這種情況下的「辨病和辨證相結合」，其實是西醫病理診斷治療與西醫的「綜合徵」臨床診療模式的結合，最多是西醫病理診斷治療基礎上，「結合」了一些中醫的臨床表現而已。

它最大的危害是，把《黃帝內經》基礎上中醫的辨證論治診斷治療模式丟掉了，使中醫的臨床治療徹底地經驗化了。這是一個嚴肅的理論與臨床研究課題，是中醫科學學、軟科學研究的任務，這裏不便系統展開，詳細論述。

把「辨病和辨證相結合」的提法引入中醫學術領域，進一步給中醫自身造成了許許多多的學術混亂。在《傷寒論》教學與研究上，拘泥於文字表面的臆測，就令人啼笑皆非。比如，說什麼太陽病、陽明病、少陽病的「病」，代表了疾

病的本質，而太陽病裏的中風、傷寒，就是疾病過程中的「現象」了。更糟糕的，還在接下來的辨證上。比如，把中醫所講的辨證，在不知不覺之中扭曲為見證，扭曲為辨別某某幾個證候的有還是無，見還是未見了。這實際上將中醫臨床辨證論治中的辨證求機，變成了臨床上「證候點名」的一種遊戲了。

換言之，把一組「證候群」的有與無，見與不見，作為辨證求病機的臨床理論思維來對待了。所以，當把中醫的「證」誤解為「證候群」的時候，實際上就是否認中醫臨床中的辨證論治思維了。對於從感性認識上升到理性認識的思維過程來講，這其實是徹底地拋開了中醫臨床上的理論思維，以感性認識代替理性認識的愚昧做法。

明白的人會知道，當中醫臨床上的理性認識丟掉之後，中醫的基礎理論由此便失去了存在的意義。這是在中醫體系裏「病」和「證」兩個字沒有弄清楚之前，在中、西醫並存的近代醫學環境之下，一個極其尷尬的問題。

在西醫的學術立場下，病名直接反映著疾病的本質，它是以西醫的病理學解釋來說明疾病特點的。但是，在中醫的學術立場下，病名並不反映疾病的本質。中醫學意義上的病名，其一是以疾病過程中典型的臨床證候表現來命名的，例如，頭痛、咳嗽、發熱等；其二是以疾病過程中某一階段性的臨床病機來命名的，例如，太陽病、陽明病、少陰病、厥陰病等。臨床證候表現，當然不能直接代表病機；外感病全部過程中不同階段上的病機概括，也尚須在此基礎進一步辨證，在把握更具體的病機之後方可討論具體、準確的治療方法。比如，在太陽病階段，有可能是太陽中風，有可能是太

陽傷寒，有可能是太陽溫病。三者都是太陽病，但在診斷上、治療上卻有很大差異。因此還必須進一步辨別更深層的，可以直接確定治療原則與方法的具體病機。

在比較中西醫對於「病」的概念之後，我們就可以清楚地認識到，「辨病和辨證相結合」，絕不能停留在文字表面上，必須老老實實地回到中西醫兩種學術體系之中，必須分清「病」或「證」在中西醫各自醫學理論體系之內所規定的概念內涵。如果尚未對「病」或「證」在兩種不同醫學體系中真正的概念內涵加以區分，就大講什麼「辨病和辨證相結合」，那無疑是愚不可及的魯莽之舉了。

倘若更為草率地拘泥於「西醫辨病、中醫辨證」的文字表面，藉口西醫的辨病就是辨別疾病的本質，中醫的辨證只是辨別疾病的現象，那就更是不可寬恕的嚴重錯誤了。這種錯誤的癥結在於，它完全丟掉了中醫臨床辨證求因、求機，審因、審機論治的理論思維。假如，這種錯誤是可以寬恕的，那麼最能體現中醫辨證論治思維特長的張仲景的《傷寒雜病論》，就需要重寫了，或者完全沒必要存在了。

「辨病和辨證相結合」的提出，是對中醫的辨證論治思維的一個大顛覆，在學術上也是不可原諒的。事實上，正是因為中醫的「病」不是疾病的本質，故中醫才需要去辨證，來審因、求機，然後論治。中醫的辨證，就是為了去找出疾病的本質，也就是病機。所以中醫的病機才是疾病的本質，以「證」命名的病名，或者以階段性的病機命名的病，都不是表徵中醫的疾病本質的概念。因此應當說，「辨病和辨證相結合」，是由於學術界對於中西醫基本理論的誤解而產生或形成的。一場學術浩劫之後，今天這種錯誤不應該再犯

了，無論是中醫的教育或者中醫的臨床，這一錯誤一定要徹底加以澄清，認真糾正過來。

其二，「藏府」優於「臟腑」的問題。

「藏府」與「臟腑」這兩個詞，歷代中醫文獻之中都有，在《黃帝內經》的注家或大學院校的講義中也常常看到。從中醫藏象理論的產生，以及對中醫基本理論整體性的理解來看，應當使用「藏府」這一詞或用「藏」、「府」這兩個字。權衡文字延革和中西醫關係這兩個方面，在西醫學術體系之內使用「臟腑」這一個詞或「臟」、「腑」這兩字，相對而言則更為合理。

「藏」、「府」，都有收藏、貯藏的意思。與「府」這個字相比，「藏」強調收藏、貯藏的含意更突出、更明顯一些。若用《黃帝內經》的說法，「藏」具有「實而不能滿」的特點。「實而不能滿」，正體現了收藏、貯藏的意思。「府」字可以理解為一種空腔，一種通道，或者臨時存放的用器。《黃帝內經》「滿而不能實」的說法，正與空腔、通道的流通出入功能相類似。而有「月」（肉）為偏旁的「臟」和「腑」字，用來表徵西醫是「血肉之五臟」，可謂名實相符，準確貼切。儘管在西醫的基礎理論中極少用到「腑」字，然而「臟」字歷來是西醫生理學、解剖學裏的規範字，這本來就是不爭的事實。因此比較而言，「藏」、「府」這兩個字更有符合中醫形而上的藏象理論的特點。中醫的藏象理論所講的藏府，顯然不同於西醫的形而下的「血肉之五臟」，而是「四時氣血陰陽之五藏」。

面對中西醫並存的兩種醫學理論體系，尤其是中醫基礎理論在當今一直被肢解被誤解的大環境之下，如何能動地防

止兩種醫學理論體系之間業已產生的替換概念的邏輯錯誤，是我們必須認真對待的重大學術問題。為此，在中醫學體系內把「藏」、「府」二字作為表徵中醫藏象學說及其藏、府關係的專用字、規範字，更具有在學術上撥亂反正，杜絕歧義的意義。

其三，莫將「辨證求機」，誤作「以證為機」的問題。

「辨證求機」，是一個從現象到本質的理性思維的過程。理性思維的過程，是以《黃帝內經》奠基的基礎理論為根據，所展開的中醫臨床上的理性思辨。這就是說，中醫臨床的理性思辨必須以中醫基礎理論為根據，才能正確地完成由現象到本質的辨證求因、求機，審因、審機論治的臨床思維全過程。所謂「以證為機」，就是錯誤地把中醫的「病」和「證候」當作疾病的本質。因此，認同「以證為機」，就意味著背離辨證求機，就意味著丟掉中醫理論指導下的臨床辨證思維，這當然是中醫學的大倒退，大災難。

「以證為機」錯誤思想的氾濫，已經發展到了對《傷寒論》、《金匱要略》產生誤解的地步，在講到《傷寒論》、《金匱要略》的辨證論治思維方法的時候，往往把「以證為機」的觀念加在了張仲景的頭上。當今在《傷寒論》、《金匱要略》教學中流行的「抓主證」之說，就是一例。按照上一章關於中醫「證候」的定義，所謂「抓主證」，就是抓主要的臨床證候表現。對於《傷寒論》、《金匱要略》揭示的辨證論治，好像抓住主要的證候表現，就是抓住了疾病的本質，抓住了疾病的病機。這無疑是對張仲景辨證求因、求機的臨床思維方式的極大歪曲。

在《傷寒論》、《金匱要略》教學中流行的「抓主證」

之說，同樣是「以證為機」錯誤思想在中醫學術領域氾濫的結果。表現在經典著作教學上的這些問題，進一步表明了「以證為機」影響的嚴重性、普遍性。「抓主證」的真正意義，是透過臨床表現，抓住主要病機。對於臨床中的證候與病機，一者是感官所見，一者是理性認識；一者是現象，一者是本質。此二者不是同一個認識層次上的內容，不可混淆，不可顛倒。

以上是就《黃帝內經》的病因病機理論所進行的討論，同時也圍繞與辨證相關的一些主要名詞術語，進行了一些有針對性的說明和釐正。這些問題，是當今中醫學術領域存在的影響中醫臨床思維的普遍問題，值得人們加以關注，認真思考。

二、《傷寒論》六經辨證的特徵

首先，《傷寒論》是以藏象學說中氣血陰陽的消長變化，為辨證論治的理論依據的。

外感病的流行，首先責之在天，其次責之在人。所謂責之在天，是因為外感病發病，往往是隨著四時氣候的變化而發生，而形成的。不同時令的發病原因，都有其時令的特點。《金匱要略》說：「有未至而至，有至而不至，有至而不去，有至而太過」，指的是四時氣候變化的反常，所謂反常就是太過與不及。

以《金匱要略》的這句話來解釋六十年不遇的 2010 年的寒冬，應當說，它與這一年太陰濕土司天，太陽寒水在泉的運氣特點，有密切關係。這一年的寒濕偏重，冬季嚴寒，平均氣溫偏低，而且多次出現氣溫突然下降 10 度左右的現

象。寒濕的冬季持續時間相對偏長，春天比以往晚來了 2 週左右。這就是「有未至而至，有至而不至，有至而不去，有至而太過」的四時氣候的反常問題，成為初春外感病發病較多的直接原因，一個責之在天的原因。

所以，在臨床上判斷外感病的流行時，不能不考慮到四時氣候太過與不及的變化。

如何理解責之在人呢？每當四時氣候反常，外感病流行的時候，不是每個人都生病。具體地說，不論哪一種外感病的流行，發病的人總是相對的少數，多數人還是不會生病的。所以，得外感病和沒有得外感病的人相比，各自體內氣血陰陽消長變化的寒、熱、虛、實特點，必然有所不同。從中醫所講的發病學看，外感病的發生首先責之於人體本身的正氣，其次才是外來的邪氣。這就是正為本，邪為標的意思。若其人正氣旺盛，陰平陽秘，邪氣就不可能侵犯，外感病就不可能發生，正如《素問·刺法篇論》所說：「正氣存內，邪不內干。」《素問·評熱病論》又說：「邪之所湊，其氣必虛」，也是這個意思。因此《傷寒論》討論的外感病，必然是內外因相互作用的結果，造成這一結果，總是內因為本，外因為標。

中醫對待外感病，如果把內因為本的思想，改變為「外因決定論」，這就把人從外感病的發病學中，完全剝離出去了。丟掉了內因為本，外因為標的發病學思想而代之以外因決定論，對於每個人體內氣血陰陽的消長變化用不著關注了，中醫就不會有辨證論治了，臨床也不需要辨證思維和辨證論治的思維過程了。

所以我們這裏討論《傷寒論》，人體內氣血陰陽消長變

化的理論不能忘，內因為本、外因為標，內外因相互作用而致病的發病學思想不能丟。

其次，《傷寒論》六經的含義與六經辨證的核心問題。

為什麼張仲景要提出六經辨證呢？六經辨證是根據三陰三陽的六個概念，來說明外感病不同階段不同情況的病理特點的。不同階段，代表轉變過程中的先後；不同情況，代表病人在發病上的不同具體表現。前者是時間概念，後者是空間概念。病是一個特殊的運動變化的過程，《傷寒論》的六經辨證，就是以三陰三陽的六個概念，從時間與空間兩方面，來描述外感病中氣血陰陽消長的變化過程的。

在討論六經辨證的核心時，首先要走出「以經解經」的誤區。

講到《傷寒論》的六經辨證的含義時，常常會遇到一個提法，叫作「以經解經」。有觀點認為，成無己是主張以經解經的，他是以《素問‧熱論》來解釋《傷寒論》六經含義的代表。這個觀點是正確的，但不夠全面。

「以經解經」這個提法無疑是正確的，它的含義應該是，以《黃帝內經》的基礎理論，來解釋《傷寒論》的六經和六經辨證的臨床運用。

據北京中醫學院（北京中醫藥大學的前身）原副院長王玉川教授的研究考證，《黃帝內經》關於三陰三陽這一範疇，大體有四種不同的內涵，涉及二十多個方面。他在1984 年《北京中醫學院學報》上發表過一組文章，詳細說明了《黃帝內經》不同篇章裏三陰三陽的不同內涵，在學術界影響很大。因此我們說，以《黃帝內經》經解釋《傷寒論》的「以經解經」，不是簡單的口號或者良好的願望，更不是

按圖索驥、斷章取義地套用《黃帝內經》的隻言片語，對號入座地解讀《傷寒論》的具體問題。真正要做到「以經解經」，首先應當仔細研讀《黃帝內經》，完整準確地消化理解《黃帝內經》的原意和思想實質，才能夠在學習、研究《傷寒論》時，談得上以經解經。

下面結合本人多年來在《傷寒論》教學中的實踐與體會，就《傷寒論》三陰三陽的含義，談一些認識。

《傷寒論》裏的三陰三陽，既是對外感病中六個不同病程階段的區分，也是對外感病中六種不同病情類型的區分。不論從病程上看，還是從病情上看，外感病首先可以分為虛和實兩大類。感受外邪而正氣相對旺盛，病程在前，病情輕淺，其病多為三陽；感受外邪而正氣相對偏虛，病程在後，病情深重，其病多為三陰。

太陽與太陰中的「太」，所指的應該是「初」，而不是「太」。「太」是疾病發展的初始階段，因此太陽病就是三陽病的初始階段，是正氣仍然旺盛的外感病初始階段。而太陰病就是三陰病的初始階段，是外感病過程中正氣已虛的初始階段。陽明是正氣旺盛而邪氣盛實，是邪正交爭有力，正盛邪實的盛極階段，所以稱之為「二陽合明」。正氣盛邪氣也盛，就好比強盾對上了強矛，必然交爭激烈。病至少陽，從病機特點來看，是樞機不利，邪熱內鬱。與太陽相比，少陽在太陽之後；與陽明相比，少陽有自身氣機不通利的特點在先；太陽病之後假如患者氣機通利，他有可能就是陽明病了。另外，假如一個人有濕鬱、痰鬱、食積、肝鬱等情況在先，感受外邪之後往往也可能轉化為少陽病。《金匱要略》裏說：「若五藏元真通暢，人即安和」，就是這個道理。

這裏談到人的正氣旺，在外感病中可以表現在兩個方面：第一是正氣不虛，陰陽都很旺盛，比如，男子「四八」、女子「四七」的時候，正氣旺盛，陰陽平和，是生命力最旺盛的階段，外感病時易見陽明病；第二是年尚盛壯，五藏元真之氣也不一定虛，但其人氣血陰陽多有鬱閉，外感病時易見少陽病。

基於上述，在三陽階段，太陽是初始階段，陽明是正盛邪實、邪正交爭的甚極階段，少陽是氣機不通的階段。

同樣的道理，病至太陰，正氣已見正足，雖虛不甚，是三陰病的初始階段。病至少陰，有兩個方面的表現：一是陽虛比較突出，表現為陽虛寒盛病機特點；二是陰虛比較突出，表現為陰虛熱盛的病機特點。病至厥陰，其病機特點包括三個方面：一是正氣已虛；二是邪氣不去；三是樞機不利。正氣已虛是相對三陽病正氣不虛而言的；邪氣不去是指邪正交爭的狀況依然存在；樞機不利是指與少陽病有相似之處，但是厥陰病的正氣不足與少陽病大相逕庭。正由於厥陰病正氣已虛、邪氣不去、樞機不利的病機之特點，所以這一階段最突出的病情表現是四肢厥逆。

關於厥陰病的病機解釋，這裏想多說幾句。以往在按圖索驥、斷章取義的「以經解經」中，對厥陰病的病機解釋曾出現過種種愈加註解，愈使人晦澀難明的現象，20 世紀早年上海的陸淵雷曾將《傷寒論》的厥陰篇，稱為「千古之疑案」。例如，有的用《素問‧六節藏象論》關於四時氣候寒熱更復的六氣變化之說來解釋，把厥陰病的病機特點解釋為「陰盡而陽生」。然而，二十四節氣裏冬至節的「陰盡而陽生」，指的是自然界陰寒盛極向陽氣復甦的轉折。但是人的

生命到了盡頭的厥陰病階段時，怎麼能不加救治，坐待自然復甦呢？

其實，《傷寒論》對於厥陰病的病機特點，本身已經解釋得非常清楚了。論中說：「凡厥者，陰陽氣不相順接，便為厥。厥者，手足逆冷者是也。」這裏講的「陰陽氣不相順接」，就是氣機鬱阻，氣血陰陽不通。因寒凝而不通，急當回陽祛寒，寒凝自散；因熱鬱而不通，急當瀉熱救陰，熱鬱即消如此。於是厥回而陰陽氣機通暢，手足逆冷自除。

所以說，《傷寒論》的六經概念，是分類概括外感病過程中氣血陰陽消長變化特點的。六經辨證，就是在邪正交爭的過程中，辨別邪正盛衰、氣機逆從的病情進退的。這是《傷寒論》的臨床宗旨，也是《黃帝內經》的理論原則。

再次，六經辨證以寒熱為重心，進而辨其虛實。

外感病的切入點是先辨寒熱，但並不是忽視虛實，寒、熱是外感病證候演變的軸心。三陽病從太陽病一開始就有惡寒、發熱的表現；到陽明病是不惡寒、但惡熱的蒸蒸潮熱；少陽病階段是典型的往來寒熱。三明病太陰病時尚有相類似於太陽表虛的表現，惡風微熱；少陰的寒病則是但寒無熱或真寒假熱，少陰的熱病則是陰虛內熱；厥陰病時，突出的是厥熱勝復、四肢厥冷。因此，在全面把握四診之下，觀其脈證，以寒熱之變作為外感病過程中病機演變的軸心，這是中醫外感病臨床中自然而然的選擇。

從證候的演變，聯繫到病機的演變，寒與熱是外感病病機演變的軸心。人們常講：「有一分惡寒，就有一分表證」。三陽階段若不是惡寒與發熱同時並見，那不是少陽，就是陽明。《傷寒論》說：「陽明病外證云何？答曰：身熱，汗自

出，不惡寒，反惡熱也」，可見陽明更是如此。少陽是往來寒熱，感覺熱的時候不寒，感覺寒的時候不熱。因此，臨床證候出現寒熱演變時，即預示著外感病內在的病機之變。

前面說到寒和熱是外感病證候演變的軸心時，是在講外感病的臨床表現講的。從病因上講，既然寒和熱是外感病發病的外因或外來邪氣，那麼寒和熱就是病機的組成部分。尤其從寒、熱屬性代表的疾病屬性上講，寒主收引，屬陰；火熱炎上，屬陽。所以病性、病勢的寒、熱，更是辨別外感病病機的重要方面。

《傷寒論》說：「病有發熱、惡寒者，發於陽也，無熱、惡寒者，發於陰也。」突出地說明發熱、惡寒，或者無熱、惡寒，都在明確地預示著病機的演變。

前面提到寒主收引，這裏順便聯繫到麻黃湯證的病機特點作以說明。衛氣鬱閉，營陰鬱滯是麻黃湯證的典型病機，鬱閉即不通，鬱閉不通因於外傷寒邪，這就是寒主收引在太陽病傷寒的病機特點。

由此可知，對於寒、熱，除了要從臨床表現的角度上看，還要從其病機特點的角度去看。

寒、熱的演變是外感病病機演變的軸心，《傷寒論》是在描述氣血陰陽消長的變化過程中，寒熱之變始終伴隨著氣血陰陽的虛實之變。太陽病階段因誤治而出現不同的壞證，就是由於導致氣血陰陽的虛實之變而造成的。

比如，太陽病時，發汗或吐下不當而致無形邪熱留擾胸膈，所致熱鬱胸膈的梔子豉湯證；太陽病誤下而致水熱互結，熱實結胸的大陷胸湯證。

再如，誤用「燒針」而導致的心陰虛衰、氣上衝胸的桂

枝加桂湯證，因為發汗太多而令心陽暴虛所導致的桂枝甘草湯證等。這是外感病治療寒熱之變的過程中，因誤治而出現實證或虛證。

其實，寒、熱、虛、實在人身氣血陰陽消長變化中，是互為因果，經常出現的。因此在外感病過程中，寒熱辨證之深入，必然涉及虛實。再從內因為本、外因為標的角度上看，藏府本身的虛實情況，決定了氣血陰陽的變化趨勢。比如，「血弱氣盡，腠理開，邪氣因入，與正氣相搏，結於脅下，正邪分爭，往來寒熱，休作有時」，就表述了本身有「血弱氣盡」的內因，導致外感病發展為少陽病的情況。

基於上述，六經辨證雖然以寒熱為重心，但是也不可忽視虛實之變。外感與內傷，是人身疾病的兩個方面，標與本，緩與急，先與後，新病與痼疾，在千變萬化的生命與疾病過程中，是不可分割的整體。從這一境界看六經辨證以寒熱為重心，自然不會有膠柱鼓瑟、按圖索驥之弊了。

三、《金匱要略》藏府辨證的特徵

首先，我們談一談內傷雜病以藏府為重心，以邪正關係為依據的問題。

以藏府為重心，是指內傷雜病的發病，首先責之在人，但也離不開天。責之在人，是因為不是外感病，不是因為外因引發人體氣血陰陽一類的病，所以就應當先從自身的五藏與五藏之間的功能失調上來思考，從自身氣血陰陽消長變化的太過與不及上來思考。離不開天，是因為內傷雜病必然與外界的環境、氣候的變化有關係。這一說法體現了中醫的發病觀，是內外因相互作用下致病的。

比如，《金匱要略》裏講的「痙」、「濕」、「暍」三病，雖然與《傷寒論》的太陽病或陽明病有相似的地方，但是從「責之在人」的角度上，仍然把它們放在《金匱要略》裏。原因是這些病是在藏府功能失調的前提之下，再遇寒、濕、熱之邪而致病的。我們也可以稱為雜病之中的外感，或者《金匱要略》之中之《傷寒》。

再如，血痹之病，《金匱要略》說：「夫尊榮人，骨弱肌膚盛，重因疲勞汗出，臥不時動搖，加被微風，遂得之。」這與前面提到的痙、濕、暍，從「責之在人」上看，也是相似的。也是在人體氣血陰陽不足的前提之下，加被微風而致病的。

因此，無論是內傷雜病，還是外感病，其發病的機理都是一樣的，都是內外因相互作用下而致的，這一點，與《傷寒論》討論的外感病相同。不同的，只是發病上主次、先後的角度不同而已。總體上看，內傷雜病以藏府功能失常在先、為主，外感疾病以外邪襲擾在先、為主。

在前一章討論藏象時我們知道，藏象中包括兩個方面：一是五藏與五藏的相互聯繫；一是氣血陰陽的消長變化，兩者合起來，才是完整的藏象概念。完整、健康的藏象，代表了人身正氣的健旺。而內傷雜病的「傷」，就傷在一個人藏象功能不健旺上。

在不健旺這三個字裏，包括了太過與不及兩層意思。所以對於內傷雜病的辨證與治療，應當把重心放人身藏象功能的不健旺上。然後在此原則之下來關照藏象功能的太過與不及，來調整邪正關係的勝與衰，消與長，使之達到「以平為期」的治療目的。

其次，《金匱要略》藏府辨證以虛實為重心，進而辨其寒熱的問題。

關於《金匱要略》藏府辨證以虛實為重心的問題，與前面討論的《傷寒論》六經辨證以寒熱為重心的問題，有相互映襯之功，對照參考，其理自明，此不贅述。這裏僅就虛實與寒熱的關係，作一點說明。

比如，常說「氣虛是陽虛之微，陽虛是氣虛之甚」，故氣虛之人不耐風寒，陽虛之人病多虛寒；「血虛是陰虛之微，陰虛是血虛之甚」，故血虛之人易感溫熱，陰傷之人病多內熱。

又如，「氣有餘便是火」，氣有餘者陽氣亢旺，陽亢旺者必多生熱、化火；「血有餘便是寒」，血有餘者陰氣偏盛，陰偏盛者必多留濕、生寒。

再如《金匱要略》所言：「熱在上焦者，因咳為肺痿。熱在中焦者則為堅。熱在下焦者則尿血，亦令淋秘不通。大腸有寒者多鶩溏，有熱者便腸垢。小腸有寒者，其人下重，便血，有熱者必痔。」可見，藏府虛實之變，常常引發人身內生風、火、燥、濕、寒。

究其根源，《金匱要略》藏府辨證雖以虛實為重心，是因為內傷雜病直接發於藏府，而非始於外邪；《傷寒論》六經辨證以寒熱為重心，是因為外感之病直接發於外邪，而非始於藏府。

而從整體上看，《傷寒雜病論》六經辨證與藏府辨證合起來，構成了中醫辨證體系的全部。因為六經辨證與藏府辨證，都根源於藏象理論的兩個方面——氣血陰陽的消長變化，五藏與五藏的相互聯繫這兩種藏象理論模型。

四、傷寒與溫病，理同而名異

當今中醫界有一種怪現象，把中醫意義上的傷寒病與溫病人為地對立了起來。眾所周知，《素問·熱論》說：「今天熱病者，皆傷寒之類也。」《難經》亦說：「傷寒有五，有中風，有傷寒，有濕溫，有熱病，有溫病。」故歷代醫家多認為《傷寒雜病論》所指的傷寒是廣義的傷寒，溫病是包括在其中的。

但是，在全國統一編寫的《傷寒論講義》第五版教材的「概論」裏寫道：「以《傷寒論》的篇幅來看，似以討論風寒之邪所引起的病變和證治比較多。但《傷寒》主要是討論廣義傷寒的。」到底《傷寒論》講的是廣義的傷寒，還是風寒之邪的狹義傷寒呢？第五版《傷寒論講義》一開始，就在《傷寒論》定位的原則問題上，顯露出自相矛盾來。

近代講到溫病學時，幾乎眾口一詞的說法是，《傷寒論》討論風寒邪氣引起的外感病，溫病學才是專門講溫熱邪氣引起的外感病的。把六淫邪氣引發的外感病，分割為兩種相互對立的辨證治療體系，這讓中醫藥大學的學生該怎麼學習，怎麼理解呢？

20世紀80年代，國內有幾位中醫老前輩提出「寒溫統一」的觀點，包括萬友生、裘沛然等。但是制約「寒溫統一」深入研究的真正原因，還是在《傷寒論》的認識上，即《傷寒論》究竟討論了廣義的傷寒，還是狹義的傷寒這一問題上。若是廣義的傷寒，溫病應在廣義的傷寒之內；若是狹義的傷寒，溫病學與《傷寒論》則應是並列關係。這是當年擺在力倡「寒溫統一」者面前的首要問題，也是至今仍然擺在

溫病學與《傷寒論》面前，未能透過深入的討論與爭鳴形成共識，徹底解決的問題。

本人 1978 年在北京中醫學院讀研究生其間，深感疑惑並與年輕的同道交流討論的，也是這方面的問題。當時我們一夥年輕人，是從另一個角度提出這一問題的。

中醫各種教材裏提到的辨證論治體系或者臨床辨證方法，大概有七種之多：八綱辨證、藏府辨證、經絡辨證、衛氣營血辨證、六經辨證、三焦辨證、氣血辨證。而在講《傷寒論》的時候，老師強調治療傷寒要用六經辨證，而不是衛氣營血辨證或三焦辨證；在講溫病的時候，老師強調治療溫病要用衛氣營血辨證或三焦辨證，而不是六經辨證。

可是臨床上來了一位外感病人，按照老師的說法，醫生是否先要問一下病人，你是來看傷寒病，還是來看溫病？相信臨床上最沒有水準的醫生，也不會向病人提出這樣的問題來。而且當醫生把一個外感病治癒之後，也沒有人回過頭來問自己用的是六經辨證的方法，還是衛氣營血辨證或三焦辨證的方法。

這種情況似乎向人們表明，寒溫之爭在醫生的頭腦裏，豈不是已經合一了嗎？但是直到今天，不論在教學之中，還是在學術論著之中，寒溫之爭依然如同水火冰炭。這種狀況，正是需要深入思考之處。

2000 年初，本人在香港執教中醫。習慣稱之為「四大經典」的《黃帝內經》、《傷寒論》、《金匱要略》、《溫病學》，本人先後主講了多遍。在長期教學相長的學術氛圍之中，經過反覆的研究、思考，逐步茅塞漸開。部分研究、思考，已經收錄在《中醫復興論》、《醫理求真》等專著裏。

這裏僅就上述問題，簡要地講三點認識。

第一點認識是，《傷寒論》與《溫病學》在理論原則上並無二致。

首先談一個觀點，人們常說的廣義傷寒，就是《黃帝內經》所說的熱病，亦即後世中醫所講的外感病。

《素問‧熱論》曰：「今夫熱病者，皆傷寒之類也。」後世有人解釋，當時的文人雅士把外感病稱為「傷寒」，鄉下人把外感叫作「熱病」。《黃帝內經》把雅、俗兩種不同的說法加以統一，直接說明熱病就是傷寒，傷寒就是熱病。《素問‧舉痛論》裏討論了 14 種疼痛的發病原因（病機），其中有 11 種疼痛皆用「寒氣」所戕來說明。倘若揣摸論中所述病情，其中所說的「寒氣」，指的皆是廣義的「寒」。也就是說，文中用一個「寒」字，泛指六淫外邪。

《素問‧熱論》所指的「寒」，其實也是「邪」的意思。可以說，「傷寒」也就是「傷邪」。進一步解釋，《傷寒論》也可以稱之為「傷邪論」。這裏講的「傷寒」，都是由於受到外邪侵襲而致的病。

可能有人會問，若說傷寒就是傷邪，那麼感受外來六淫而為病的，到底是風、是寒、是濕、是火呢？這是臨床辨證時回答的問題，不是討論廣義傷寒時回答的問題。《金匱要略》裏說：「夫人尊五常，因風氣而生長，風氣雖能生萬物，亦能害萬物，如水能浮舟，亦能覆舟。」這裏講到「風」，也用來代表六淫。風、寒、暑、濕、燥、火六者究竟應稱為六氣，還是應稱為六淫，只有臨床上遇到外感病人求診時，才能給風、寒、暑、濕、燥、火定性為六淫。當我們面對病人，根據病情的特點對病人進行全面的辨證之後，

認清了疾病的病機，才能說明病人究竟感受了哪一種邪氣。面對一場外感病的流行，倘若有人要問某一個人身上有沒有風、寒、暑、濕、燥、火六淫外邪時，我們只好說：無所謂有，無所謂無。無所謂有，是由於眼前的確有不少人因六淫而為病；無所謂無，是因為所向的這一個人現在並沒有病。這個六淫是用手拿不出來的，肉眼也看不著的，只有在辨證之後，在掌握病機後的理性分析之中，才能夠講清楚。

這裏在講「傷寒」就是「傷邪」，就是廣義傷寒的同時，順便還就六淫與六氣以及中醫對六淫與六氣的認識進行了一些說明。

其次，在講《傷寒論》與《溫病學》理論原則時，我們就熱病與溫病，再進行一些分析。

《難經》裏說：「傷寒有五，有中風，有傷寒，有濕溫，有熱病，有溫病。」文中第一個「傷寒」，也是「傷邪」的意思。其後的五者，指出了五種外感病的稱謂，其中這個「傷寒」，應是狹義的傷寒。

而在《傷寒論》中，並沒有直接指出所討論的外感病有哪些種類，也沒有直接指出是哪些外邪引發了外感病。在其原序中說「余宗族素多，向余二百。建安紀年以來，猶未十稔，其死亡者三分有二，傷寒十居其七」。按原序所說，全宗族二百多的人口，在十年之內死了三分之二，即大約一百二三十人。其中 70% 死於傷寒，也就是八九十人。從廣義的傷寒觀點來看，不可能這八九十多個人都是死於狹義的傷寒。試想一想，一個人不避風寒，打開房門受了點涼氣，打兩個噴嚏，流一點清涕，這樣就會死人嗎？當然，其中病情深重者肯定會有，若說八九十多人全部死於狹義的傷寒，與

理不通。

後世有人在講《傷寒論》時說，張仲景那時候遇到的傷寒，一定是感受寒邪的。持這種觀點的人振振有詞的理由是「寒邪可以化熱」。但是按照《黃帝內經》「邪之所湊，其氣必虛」、「正氣存內，邪不可干」的精神，外感病的發生，總是內因為主導，內外因相互作用而為病的，促使化熱的內在原因，醫者能不考慮嗎？

再說，熱的屬性為陽，倘若風寒外感要化熱，病人本身陽氣應該比較旺盛。但是，如果病人陽氣旺，感受一點小小風寒，流一點清涕，多數人可以不治自癒的，為什麼一定會化熱入裏，甚至轉危而亡呢？

後世多數溫病家也講，《傷寒論》就是講風寒外感的，只有溫病學才是講溫熱外感的。理由是溫病學裏講，溫病發病的病因有風熱邪氣、溫熱邪氣、濕熱邪氣、暑熱邪氣、燥熱邪氣等，所以就有風溫、溫熱、濕熱、暑溫、秋燥等多種溫病。這與傷寒是感受風寒邪氣的觀點相同，也是外因決定論在作怪。

前面曾經講過，中醫對於病邪的認識在於臨床，在於活生生的病人，是在臨床辨證求因、求機的過程中，對於發病原因進行理性分析的結果。

中醫講的病因原本是一種理論模型，而非物質實體，它不像西醫所講的細菌、病毒，誰也拿不出一杯溫熱邪氣，拿不出一斤溫熱邪氣放在桌面給人看。用這種莫須有「似中非中」、「似西非西」的觀點，把傷寒與溫病對立起來的做法，一直在影響著我們對傷寒和溫病的正確理解。

講到這裏，倒需要提倡真正的「以經解經」。按照《黃

帝內經》的理論原則，上述關於《傷寒論》、溫病學，以及兩者之間的種種紛爭，都可得到化解。《傷寒論》、溫病學所討論的，都屬於外來邪氣誘發的外感病。從中醫發病學的意義上講，外感病是內外因相互作用的結果，外因決定論不是中醫的觀點。所以，《傷寒論》與溫病學裏所討論的外感病，都屬於《素問・熱論》裏所講的「熱病」。

第二點認識是，《傷寒論》與溫病學辨證論治的依據，皆本於氣血陰陽消長變化這一藏象模式。

這裏先就《傷寒論》與溫病學的關係，講一個基本觀點。《傷寒論》討論的是廣義的傷寒，包括所有的外感病，而溫病學是對熱病在治療方法方面的發揮和補充。

葉天士的《溫熱論》開篇第一句便說：「溫邪上受，首先犯肺，逆傳心包。肺主氣屬衛；心主血屬營。辨營衛氣血雖與傷寒同；若論治法，則與傷寒大異。」葉天士這裏講的「辨營衛氣血雖與傷寒同」，說明了葉天士自己也認為他講的「營衛氣血」與張仲景的《傷寒論》是一樣的。那麼葉天士所說的「營衛氣血」與《傷寒論》的六經是什麼關係呢？彼此應該如何聯繫起來看待呢？其實，六經辨證體系與衛氣營血辨證體系，名異實同。

《傷寒論》的六經辨證與溫病學的衛氣營血辨證，實際上都是關注氣血陰陽消長變化的，都是從這個方面去思考、去判斷的。站在溫病學衛氣營血辨證的角度，病在衛、在氣為實，在營、在血為虛；氣分是衛分之深，血分是營分之深。故溫病衛、氣、營、血的消長變化，相當於六經辨證裏氣血陰陽的消長變化。在這一大前提之下再與六經辨證聯繫起來看，衛分與氣分相當於六經辨證裏的三陽病範疇，而營

分和血分則相當於六經辨證裏的三陰病範疇。

舉例來說，衛分是外感病的初期階段，相當於太陽病的階段；氣分是邪正交爭的有力階段，相當於陽明病的階段。這也是葉天士所講的「辨營衛氣血雖與傷寒同」的相同之處了。只是六經辨證既包羅了氣血陰陽的熱與傷陰，也包羅了氣血陰陽的寒與傷陽，而衛氣營血辨證是著重討論氣血陰陽的熱與傷陰的一面而已。

《傷寒論》的六經辨證與溫病學的三焦辨證相比，也有一定的相似性。六經辨證的太陽病，相當於溫病學的上焦病。六經辨證的陽明與少陽病，相當於溫病學的中焦病。六經辨證的三陰病，大體與溫病學的下焦病相當。從六經辨證與溫病學的三焦辨證的相異看，溫病學在濕熱病方面討論的內容多一些，系統一些，《傷寒論》在濕熱病方面討論的內容少一些，而且不夠系統。

但是，就氣血陰陽或者衛氣營血的辨證體系而言，兩者的同是本質，兩者的異是枝節。把溫病學在濕熱病方面討論的內容，視為《傷寒論》在外感濕熱病治療上的補充與發揮，更為準確，更為合理。

基於上述，《傷寒論》六經辨證，與溫病學衛氣營血、三焦辨證之間長期以來存在的「寒溫對立」爭論，顯然是忽視《黃帝內經》理論原則的一種偏見。今天我們所講的，應是未來在六經辨證的基礎上，實現「寒溫統一」，編寫出《中醫外感病學》的理論認識基礎。

第三點認識是，《傷寒論》奠定了外感病辨證論治的診療體系，溫病在具體治療上多有進展。

我們在這裏先就《傷寒論》的太陽病與溫病學的衛分

病，做一些簡單的比較說明。

《傷寒論》對太陽病階段所做的分類，包括太陽中風、太陽傷寒、太陽溫病。太陽中風為表虛寒證，太陽傷寒為表實寒證，太陽溫病為表實熱證。

從六淫邪氣分類的角度看，風、溫、熱同類，屬陽；寒、燥、濕同類，屬陰。所以習慣上說，「風統溫熱，寒統燥濕」，也是陰陽兩大類。所以溫病學的衛分病，也常稱風溫、風熱、風濕等。

從病情角度看，「風者善行而數變」，外感病驟然降臨，昨天還是一個健康的人，今天忽然變成了病人，所以常把營衛失調的表證，在前面貫以「風」字。而到陽明或氣分、中焦病之後，除了熱動內風之外，很少再用「風」字。

從病機與治則上看，《傷寒論》的太陽病與溫病學的衛分病的療法頗有相似之處。

比如，《傷寒論》太陽病使用桂枝湯，是針對衛氣亢奮於外，營陰失守於內的病機，所採取的治療方法。也可以理解為針對衛氣相對偏虛的病機，用桂枝湯振奮衛氣、保護營陰，達到營衛調和的治療目的。太陽傷寒的病機是衛氣鬱閉，營陰鬱滯，用麻黃湯治療。太陽溫病的病機是衛氣鬱閉於外，邪熱壅阻於內，原文未明確列出治方藥，在這一點上歷來多有質疑。

本人認為這裏應當用越婢湯，因為麻黃與石膏相配，可以發越鬱熱。鬱，指的是衛氣鬱閉而不宣。用越婢湯治療發汗、宣肺、散熱，衛氣得開，在表之鬱熱自解。從藥性與配伍來看，越婢湯是《傷寒論》辛涼解表方劑的代表。這裏提到辛涼，自然就會聯想到《溫病條辨》裏的辛涼解表三劑，

即辛涼解表輕劑的桑菊飲，辛涼解表平劑的銀翹散，辛涼解表重劑的白虎湯。

儘管張仲景越婢湯與吳鞠通的桑菊飲、銀翹散在藥物組成上相差甚大，但從針對的病機和治則上看，卻同出一轍。

其中最耐人尋味的，是白虎湯。白虎湯在《傷寒論》中，是清解陽明熱證的代表方劑，為什麼吳鞠通將其列為辛涼解表重劑呢？一者因為石膏的性味辛寒，常用於清解肺胃大熱。肺主表，故用其辛，肺有大熱，故用其寒，辛寒相兼，故吳鞠通針對肺有大熱將其作為辛涼解表的重劑。在熱病中，或「衛之後方言氣」，或太陽之後即是陽明，或肺之後即是胃，講的都是相鄰的兩個階段，相近的一種病情。而白虎湯正好是相鄰的兩個階段，相近的一種病情時，常用的代表方劑。既可以說它是辛涼重劑，也可以說它是清解氣分或陽明熱證的代表方劑。

張仲景在《傷寒論》中有麻黃配石膏的方劑，還有麻黃杏仁石膏甘草湯、大青龍湯等，在《金匱要略》裏則有越婢加朮湯、越婢加半夏湯等，也是用這一配伍發越鬱熱或溫熱的。另外，《傷寒論》治療「表鬱輕證」時，有三個合用的小方，即桂枝麻黃各半湯、桂枝二麻黃一湯、桂枝二越婢一湯。前面講到，《傷寒論》太陽病的分類有三，治療的代表方劑也必須有三，太陽中風用桂枝湯，太陽傷寒用麻黃湯，太陽溫病自然就是越婢湯無疑。否則，張仲景也不會在「表鬱輕證」裏，貿然推出一個桂枝二越婢一湯來。

由此可知，溫病學衛分病與《傷寒論》太陽病，在病機與治則上有頗多相似之處。同時應當肯定，溫病在具體的治療方法上有其特長與發揮。同是本質，異是枝節，理歸於

一，用各有長。

又如，《傷寒論》與溫病學在治療陽明病或氣分病方面，相同與相近之處也很多。《傷寒論》治療陽明病，若熱在上焦，熱鬱胸膈時，用梔子豉湯。若沒有熱鬱，只是熱盛，就用白虎湯。若熱盛傷津或者正氣不足的，用白虎加人參湯。進一步講，如果把《傷寒論》陽明熱證的治療分為三個方面，則正陽陽明用白虎湯，太陽陽明用白虎加人參湯，少陽陽明用梔子豉湯，必要時小柴胡湯加減也可以考慮。

如果把《傷寒論》陽明府實證的治療也分為三個方面，正陽陽明用大承氣湯，太陽陽明用調胃承氣湯，輕的可用麻子仁丸，或者用蜜導煎等外治法。少陽陽明用小承氣湯或者大柴胡湯。

如此看來，《傷寒論》陽明病的治療，與溫病學氣分證的用方基本相同。氣分證的常用劑，也不外乎是承氣湯、白虎湯、梔子豉之類，只是葉天士、吳鞠通等醫家在方藥運用上有所發揮。例如，吳鞠通的宣白承氣湯、導赤承氣湯、牛黃承氣湯、增液承氣湯、黃龍湯等，顯然拓寬了張仲景「三承氣湯」的靈活使用的範圍。

再如，《傷寒論》與溫病學在治療陽明病與氣分病、血分病的比較，更有發人深省之處。《傷寒論》第 212 條討論陽明府實重證時說：「傷寒若吐若下後不解，不大便五六日，上至十餘日，日晡所發潮熱，不惡寒，獨語如見鬼狀。若劇者，發則不識人，循衣摸床，惕而不安，微喘直視，脈弦者生，濇者死。微者，但發熱譫語者，大承氣湯主之。若一服利，則止後服。」這裏講到府實重證十多天不大便，出現神昏譫語的時候，張仲景用大承氣湯，意在洩熱救陰。

所謂洩熱救陰，說明病情與一般陽明府實不同，熱盛至極與熱傷真陰，如此兩者相兼的病機並見，這正是溫病學邪熱逼迫營血津液，出現神昏譫語時營分病的病機特點。

葉天士對於營分病的治療原則是，「入營猶可透熱轉氣」。其意思是，熱病深入營分的原因，主要是熱邪逼迫津液、逼迫營血而導致了邪熱內陷，故令神昏譫語。在營分病的治療上，代表方劑是清營湯，方藥組成的原理是氣營同治。尤其具有積極意義的是，在清營涼血的同時，繼續大量使用治療氣分的藥物清解氣分邪熱，這就有效地緩解了熱邪逼迫津液、逼迫營血的危象，更好地體現出清營涼血的效果。這就是葉天士「透熱轉氣」的真正用意，與《傷寒論》212 條用大承氣湯瀉熱保陰的治療原則，完全相同。

還有，《傷寒論》「陽明三急下」、「少陰三急下」，與溫病血分病的治療，最值得人們研究、思考。張仲景為什麼要強調「急下」？因為真陰大傷，邪熱不盡，邪正兩急，病在危旦，真陰得以保護，病人方有生機。所以三急下之時的病機既可以說是病入血分，也可以說是心、肝、腎精血為熱所迫，令精竭而神潰。

這種危急關頭，張仲景緊握在手的就是大承氣湯一方。溫病進入血分病階段，葉天士對其病機特點與治療原則是這樣表述的：「入血最恐耗血動血，直須涼血散血。」

然而《傷寒論》裏，涼血的方藥的確太少，散血的方藥倒有幾條，例如，桃核承氣湯、抵當湯等。《傷寒論》第124 條說：「其人發狂者，以熱在下焦」；第 125 條說：「其人如狂者，血證諦也」，都用的是「抵當湯主之」。這種熱病狂躁與少陰病的熱證、厥陰病的熱厥中出現的神昏、譫

語、四肢厥逆，都可以說是病入營分、血分了。

另外在《金匱要略》痙病出現角弓反張、口噤、拘急時也應是病入營分、血分了。但是張仲景統統抬出大承氣湯一方，儘管從「急下存陰」的治療原上並無大錯，但從方藥運用上不免孤注一擲之嫌。

《傷寒論》涼血散血的方藥，與葉天士「直須涼血散血」的治療原則完全一致。而以葉天士和吳鞠通為代表的溫病學家在方劑與用藥上，有突出的進步和巨大的發展。

溫病學家在張仲景「陽明三急下」、「少陰三急下」範圍，也就是病入血分，精血大傷範圍，依據病情具體使用的方劑和藥物很多。諸如，清營湯、犀角地黃湯、安宮牛黃丸、紫雪丹、至寶丹、加減復脈湯、小定風珠、大定風珠等。因此可以說，溫病學的治療方藥，大大地豐富了《傷寒論》的治療方法。特別是從陽明病階段出現神昏譫語，到少陰病熱證、厥陰病熱厥以及痙厥等方面，溫病學中使用的治療方藥針對性強，靈活多變，療效卓越。

治療外感濕熱方面，《傷寒論》與溫病學在病機認識與治療原則上，也有許多相似之處。

後世常說的溫病是溫熱和濕熱兩個方面。《傷寒論》裏的半夏瀉心湯、生薑瀉心湯、甘草瀉心湯都是治療濕熱病的。還有陽明篇裏的豬苓湯、梔子豉湯、茵陳蒿湯、梔子柏皮湯、麻黃連翹赤小豆湯等也都是治療濕熱病的。

按劉渡舟老師的說法，小柴胡湯是一張辛開、苦降、甘調的代表方。為什麼要用辛開苦降法？因為少陽病氣機不利，邪熱內鬱。辛開，是以辛宣散氣機於上；苦降，是以苦通洩氣機於下；甘調，在於調和中焦氣機。如此則氣機通

暢，鬱熱得消，其病自癒。

溫病學裏治濕熱的方法很多，薛生白的《濕熱病篇》是其代表。僅在《溫病條辨》裏對《傷寒論》的半夏瀉心湯就多有發揮，例如，半夏瀉心湯去人參乾薑大棗甘草加枳實杏仁、半夏瀉心湯去乾薑甘草加枳實杏仁、人參瀉心湯加白芍、加減人參瀉心湯、加減瀉心湯等，都是在《傷寒論》、《金匱要略》基礎上發揮的一些例子。暑溫、濕溫的治療，是溫病學的一大特長；辛開苦降法的靈活運用，溫病學可謂達到了極致。

然而從病機認識的治療原則上看，《傷寒論》與溫病學之間，依然是理同而名異的關係。

長期以來，學術界人為地把《傷寒》與溫病學辨證論治體系相對立、相割裂的事實，值得人們深入研究，認真反思。在《黃帝內經》奠定的中醫基礎科學體系的大平台上，儘快把二者統為一體，這是當代中醫學者面臨的一項重大的學術任務，不可坐視，不可徬徨。倘若我們不能突破這種對立與割裂，任其像滾雪球一樣不斷延續，就會形成中醫辨證論治體系自我衝突的不斷擴大，最終導致在自我對立、割裂中的自我解體。我們不要將這一人為的大難題，留給年輕的中醫學子，留給未來。

五、結語及說明

中醫辨證論治的臨床思維體系，從前到後依次包括了八個環節：證候、四診、病機、治則、方劑、藥物、用法用量、療效分析（複診）。在這八個環節中，病機診斷是核心。而全部的八個環節裏，貫穿著一條主線，這就是以《黃

帝內經》為代表所建構的中醫基礎科學體系。

我們在第一章裏講了《黃帝內經》與《傷寒雜病論》藏象理論的同一性之後，本章接著講了《黃帝內經》與《傷寒雜病論》病機理論的同一性，就是希望把辨證論治的臨床思維體系的八個環節，尤其是病機診斷這一核心與藏象理論緊密地聯繫在一起。

中醫的藏象理論，是天地人合一的藏象理論，是把天地人與人體健康相關的諸多因素綜合在一起的藏象理論。準確地說，是建立在天人合一基礎上的多因素相關性的藏象理論模型。有了《黃帝內經》與《傷寒雜病論》藏象理論的同一性，才會有《黃帝內經》與《傷寒雜病論》病機理論的同一性，才會有以病機診斷為核心的中醫辨證論治臨床思維體系的形成與正確運用。

我們千萬不要人為地把中醫理論肢解了，這樣就會人為地捆綁並削弱了中醫的臨床治療。在當今的醫學大環境裏，西醫在等待著中醫拿出真優勢、真特長，社會上在等待著中醫拿出真本領、好效果。

中醫只有拿出卓越的臨床療效，才能在這個競爭與期待並存的時代裏獲得生存與發展的空間。以上探討的問題，不是在標新立異，而是為了提出問題，與同仁共同思考，同心合力地為中醫的未來努力。青年中醫更需要在這些問題上認真思考，要夯實中醫理論基礎，要體現出中醫臨床思維的特色與優勢，只有這樣，才能用卓越的臨床療效回報我們所在的這一時代，回報期待我們的這一職業。

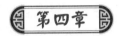

提高中醫臨床療效的若干要素

提高中醫臨床療效，首先是適應社會對中醫的要求和需求。如果中醫藥沒有臨床療效，社會就不會承認中醫存在的合理與合法性。

中醫的臨床療效是怎麼來的？首先中醫是在基礎理論前提下重複出來的。換句話說，基礎理論是臨床上中醫辨證論治的依據與源頭。如果沒有基礎理論作為指導，作為思考醫學問題的源頭和依據，中醫就拿不出高水準的臨床療效。

決定中醫臨床療效相關的因素很多，有學術方面的，有中醫人員方面的，有藥物方面的，還有資源、環境、管理等方面的。我們今天所討論提高中醫臨床療效這個話題，著重是從中醫發展的科學學、軟科學的角度來講的。

所謂科學學，就是說一個學科要發展，首先要瞭解這一學科內在的特點和規律。按照學科自身的特點和規律，研究自身發展的科學就是科學學。中醫的軟科學，是按照中醫學自身的特點和規律，研究中醫如何管理以及如何管理好中醫的問題，這樣的內容、這樣的研究，就是中醫軟科學。

基於上述說明，今天我們討論提高中醫臨床療效著重於學術、人員、藥物三個方面。有關資源分配、中醫發展的人文環境以及管理方面的問題，不在這裏討論。

一、中醫臨床療效下降側面觀

要提高中醫的臨床療效，首先要瞭解目前中醫臨床療效

的現實狀況。中醫臨床療效下降這個問題，已經到了非重視不可的時候了，我們必須靜下心來，認真地面對中醫臨床療效下降這個話題。也許有些人不愛聽，尤其是管理中醫學術發展的人不愛聽，但是老百姓關心，所以這裏要講。

內地管理中醫學術發展的人，往往希望在自己任職期間做一些政績工程，擺給大家看。香港的中醫學術管理者或許要好一些，但有的也不一定願意面對這個問題。臨床療效的問題，對於行政管理而言是軟指標。而對中醫臨床工作者而言，卻是絕對的硬指標。因此我們首先要以科學的態度，對這一問題進行認真的科學研究。科學研究的基本原則是實事求是，在研究此問題之前，我們必須以實事求是的態度，承認中醫臨床療效下降的客觀存在。這裏先舉一些中醫臨床療效下降的例子，供大家參考，看有沒有道理。

（一）中藥飲片臨床使用率下降

為什麼要講中藥飲片臨床使用率下降呢？大家知道，中醫講「湯者蕩也」。意思是用飲片直接煎煮的湯劑，藥力集中，用量較大，服用之後有浩浩蕩蕩地去病之勢，故療效明顯。所以中藥飲片，是配製湯劑的基本劑型。20 世紀 50 年代有關資料顯示：從中藥的總銷售量上看，70%以上是飲片，30%左右是中成藥，那時候，中醫治病主要用的就是這兩種劑型。在中成藥裏，滋補藥占的比例並不大。

現在的人動輒用補，人人用補，醫院多賣補藥多賺錢，病人也喜歡以補藥當飯吃，不進補，好像就不懂養生似的。20 世紀 50 年代，那時候不是這樣的，有資料顯示，從滋補藥銷售量來看，僅占中成藥的 1/3 左右。

到 20 世紀 80 年代初期，中藥飲片的使用量有所下降，但下降幅度不大。中藥飲片和中成藥使用的比例，大體上還保持在 0.63：0.37 的水準上。但是到後來情況就不一樣了。

1995 年國家中醫藥管理局發現，中醫的臨床療效開始下降，中醫臨床治療疾病的種類與範圍在不斷縮小。因此，國家中醫藥管理局醫政司組織了一次大面積的調查，那次調查研究的結果，後來沒有公佈。

1996 年崔月犁老部長主持的一次討論會上，國家中醫藥管理局有關負責人講，全國的中醫院使用中藥與西藥的比例，基本上是一比一。就是說，在全國的中醫院裏，用藥量的一半是西藥，一半是中藥。而且在這一半的中藥裏，中成藥占的比例比較大，飲片占的比例比較小。飲片在 50% 的中藥裏，大概占 20%，80% 是中成藥。在中成藥的使用量裏，沒有統計滋補藥的比例。但與 20 世紀 50 年代的 1/3 左右相比，滋補藥的比例估計不會低於 60%。據此，從現在中醫院使用藥的總量上看，飲片只占中醫院全部用藥量的 10% 左右，這與 20 世紀 50 年代的 70% 相比，相去甚遠。

在被調查的中醫院裏，有些醫院中成藥加上飲片，使用量還不到 50%。北京一所知名的中醫院中藥加上飲片，使用量僅是 20%。湯劑治病有「浩浩蕩蕩去病之勢」，而全國中醫院使用湯劑僅占 10% 的比例，說明中醫治療急性病、常見病、多發病的領域在縮小。中醫院姓「中」還是姓「西」，值得全社會關注，中醫界更應主動質疑。

（二）中藥材品質下降、失控

20 世紀 80 年代以後，中藥材品質在混亂無序的情況下

急遽下降，甚至到了嚴重失控的地步。

20世紀50年代，絕大多數中藥，基本上還保持著直接採集和收購野生、天然資源，以保證中醫的臨床用藥。當時中藥材生產的地道化很高，只有少數是在地道產區人工種植。

1958年，為瞭解決中藥材使用資源數量不足的問題，有關部門提出要大量地人工栽培、人工繁殖、異地引種。把栽培、繁殖、引種的任務，以行政手段佈置到各地人民公社，並嚴格要求各地一定要達到規定的種植面積。到1984年，各地人工栽培、養殖、引種的中藥材，已經達到總產量的50%。據四年後的1998年的資料統計，人工栽培、養殖、種植的中藥材，已經超過了總產量的70%，有史以來中藥材生產（來源）的地道化原則，基本不存在了。

如此不顧地道生產的原則，在全國上下推行人工栽培、養殖、種植的做法，不僅形成了中藥材品種的混亂，而且隨之帶來中藥飲片、中成藥品質逐年下降——尤其在品種混亂前提下的無序性的品質下降。

國人皆知的神農嚐百草的傳說不可忘記，「神農嚐百草之滋味，水泉之甘苦，令民知所避就，此之時一日遇七十毒」。神農嚐百草的百草，嚐的是在自然環境裏的天然藥材、地道藥材，經過發現、挖掘、整理，逐步進入中醫臨床。神農嚐百草之後，在孫思邈的時期，就已經明確提出了「地道藥材」的概念。當人工栽培，特別是異地栽培的藥材超過了70%之後，「地道藥材」的概念就基本解體了。這是歷史的「倒車」，絕不是醫學科學上的進步，絕不是對民眾疾病痛苦應有的完全徹底負責任的態度！這個「倒車」使中

藥材的品種混亂、品質下降，向後倒退了三千年。「地道藥材」的生產標準和應用標準在我們親眼所見的當代，基本上被我們這一代人毀掉了。

地道藥材不僅僅是中醫藥界普遍認同的品質標準，而且是中國長期以來普遍信守的行業經營的道德標準。然而在1958年以解決中藥材數量為目的的相關文件、指示、號召裏，明確地提出要破除「非地道藥材不處方、非地道藥材不經營」的「封建迷信」思想。中藥材品質管理的規範和標準，與「封建迷信」何干！真不知道什麼樣的糊塗人，說出如此不負責任的糊塗話，讓中醫學術和中醫事業遭受了如此嚴重的滅頂之災。

解鈴還須繫鈴人，藥材生產、經營上的問題，必須由國家行政出面，作為獨立、特殊的產業，統籌進行規劃、管理、實施。因此正確的文件、指示、號召，果斷的行政措施，一定是重要的，必須的。

（三）未能發揚中醫的臨床特色以及優勢

上一代的一些老中醫專家常常講這麼一句話，「不是中醫藥本身的學術不行了，而是今天掛著中醫藥牌照的人不行了」。這句話的意思是，現在的中醫工作者沒有把中醫真正的優勢和臨床療效，充分運用和發揮出來。這不是責怪當今的中醫工作者，而是針對當今中醫人才自身的知識結構講的。

前面提到的中醫院裏中藥與西藥的使用比例問題，顯示出背後三個本質性的問題：一是中醫院的西醫化趨勢越來越突出；二是中醫院的中醫療效下降，中醫的臨床特色與優勢

不顯著；三是中醫臨床人才不足，臨床水準下降。

從 20 世紀 60 年代到現在，國家不斷呼籲並採取措施，搶救、繼承老中醫專家的臨床「學術經驗」。近幾年又提倡中醫專家帶碩、博研究生，挖掘基層、民間中醫的學術專長與特色，其目的都在於發揮中醫優勢，提高中醫臨床療效。對於這些情況，常使人感到一種莫可名狀的尷尬。

從 20 世紀 50 年代開辦中醫大學教育，到現在近六十年了，按理說，中醫不應存在後繼乏人、乏術的問題。然而在我們的經歷中，幾乎每一任的領導都在講「成績是主要的」，都在講「處理好繼承與發揚的辯證關係」，但是「搶救」老中醫藥專家經驗的事情，幾乎六十年一貫制地重複不斷。20 世紀 50 年代、60 年代講搶救，號召以師帶徒培養中醫。70 年代、80 年代講中醫後繼乏人、後繼乏術。到了 90 年代，21 世紀，又大講搶救經驗。

本人是五十多年前全國號召名老中醫帶徒而走向從業中醫之路的，而今，本人又成為「被搶救」被繼承的中醫。難道這輪番不斷地「搶救」，注定要沒完沒了地不斷持續下去嗎？其實用「搶救」這個詞，就足以說明有關部門對中醫現狀的惶恐和不安。

這種惶恐和不安，也使我們看到了問題的嚴重性。全國三十多所中醫院校五十多年來的教育結果，還是不斷地搶救老中醫藥專家的經驗。為什麼不能從改革中醫教育入手，以中醫人才的知識結構與中醫教育的課程設置為重點，從根本上徹底解決中醫人才素質下降、中醫後繼乏人的問題呢？

2008 年，國家衛生部、中醫藥管理局、教育部、科技部聯合發文，允許被認可的老中醫藥專家帶碩士、博士研究

生，這是一件好事，反映出當局對中醫療效現狀的不安以及所採取的措施。這一措施與各大學院校所培養的研究生相比，差別在於一者是傳統型的突出中醫特色的研究生，一者是中醫西化的研究生。為什麼不能直接面對大學院校研究生培養的中醫西化問題，繞開主要矛盾走，「理失而求諸野」呢？加大改革力度，改進中醫教育，改革大學院校培養研究生的教育方向，這才是解決中醫後繼乏人，發揚中醫臨床特色與優勢的治本之計。

（四）對當代中醫面臨形勢的誤判

對於中醫教育上知識結構上的「不中不西」問題，對於中醫院臨床療效不突出、特色萎縮的問題，社會上有人認為這是「現代醫療市場的需要」。這是對當代中醫臨床形式的誤判，在對當代中醫臨床日趨西醫化的姑息遷就。中國老百姓的防病治病，既要中藥，也要西藥，既需要中醫的臨床優勢，也需要西醫的臨床優勢。西醫西藥優勢的發揮，在於西醫西藥工作者的責任；中醫中藥的特色能不能發揮出來，同樣在於中醫界，在於中醫隊伍的自身。

中醫隊伍裏如果有人認為中醫醫院的西醫化是「現代醫療市場的需要」，豈不意味著現代醫療市場不需要中醫中藥了嗎？倘若這是事實，國家辦中醫院做什麼？

1987 年，國家中醫管理局在長春市召開會議，專題討論如何發揮中醫的特色和優勢，如何促進中醫急證治療的問題。本人是那次會議專家組成員之一，總結會議討論時充分綜合了與會者的意見，普遍認為應當把「先中後西、能中不西、中西配合」作為中醫院辦院的指導思想。

所謂「先中後西」，就是說，在中醫院工作，就必須知道中醫姓「中」。患者來到你們中醫院，是衝著中醫診療方法來的，你必須用中醫手段解決臨床問題。

所謂「能中不西」，就是說在診療上遇到有一定難度的疾病時，應當透過會診或者相互交流討論，集中大家智慧，努一把力，爭取用更恰當的中醫臨床診療方法解決面對的臨床難題，儘可能堅持「能中不西」。

所謂「中西配合」，是指中醫與西醫臨床優勢互補，攜手處理臨床難題。真正意義上的中西醫配合，是高水準的西醫和高水準的中醫的配合，而不是由一個人來包辦，既掌握西醫，也掌握中醫，既開西藥，也開中藥。

中醫和西醫理論體系的架構裏，都包含著科學、技術、經驗三個部分。

對於一般的普通人來說，要把兩種學科的科學理論與臨床技術的特色與優勢都能學得很好，並不是一件容易的事。這樣的神童才子不是不可能，而是極少極少，在我們有限的半個多世紀的經歷中，幾乎還沒有見到過。

中西醫臨床優勢的配合，是中國獨具的優勢。如何做好真正意義上的高水準的中西醫配合，是具有創新意義的臨床工作。中西醫配合的科學管理，更具有創新的意義。在這裏，任何形式的重西輕中，肯定都是不可取的。

在中西醫配合的臨床實踐中，不論中醫還是西醫，都應該站在自己的學術立場上，把自己的學術經營好，並且要有尊重對方科學體系的雅量與智慧。充分發揮中西醫各自不同的優勢，這才是患者的需要、社會的需要，才是真正的「醫療市場的需要」。

二、洞悉中醫文化基因，明確中醫科學定位

我們要認真面對至今並未解決的一個嚴肅的學術問題。20 世紀 50 年代以來，從建立北京中醫研究院，到創建全國的五所中醫藥大學，再到各省、市、自治區普遍辦起高等中醫院校，至今五十多年過去了。雖然探討中醫科學原理的人不少，但是真正約定俗成形成的中醫學科學定位，這個問題到今天還沒有解決。

所謂的中醫學科學定位問題，重點有兩個，第一個是，中醫學我是誰？科學定位，也可以理解為中醫學定義。邏輯上要求用一個判斷句，一句話把它的科學原理講清楚。這個判斷句包括三個方面，中醫的研究對象、研究方法，以及用特定的研究方法，研究特定的對象所形成的概念範疇體系。這才是中西醫各自的醫學科學術體系。

這三個方面裏，中醫研究對象、研究方法究竟是什麼，學術界至今並沒有搞明白。如果連自己的科學定位問題都沒搞清楚，往下的中醫教學、科研、臨床、管理，都將沒有可靠的科學根據可循。

科學定位的第二個重點是，中醫我是從哪裏來的？這是中醫學的方法論、認識論的問題。籠統地講，是中醫學形成的中國傳統文化科學的背景問題，具體地講，是作為中國傳統文化科學核心的中國哲學體系。

長期以來，正是因為沒有洞悉中醫的文化基因，沒有明確中醫的科學定位，因此在很大程度上嚴重制約了中醫臨床優勢的發揮。

以下我們從四個方面進行一些討論。

（一）中醫教育的缺失

中醫教育的缺失，主要是沒有遵照中醫知識結構的特點設置課程，實施教育。人常說：求木之長者必固其根本。中醫紮根於中國傳統文化，中國傳統文化的核心是文、史、哲，而哲學更是核心的核心。中醫院校招收學生應當按照大學文科的標準，招收那些在文、史、哲方面有興趣、基礎好的學生，作為中醫學的培養對象。

中醫院校在新生入學之初，應當進一步強化文、史、哲的基礎，尤其應當加強學生中國哲學的教育。然而相反，五十多年來的中醫教育按照大學理科的標準，招收數、理、化方面有興趣與特長的學生來學中醫，這個錯誤的關鍵在於不懂得中醫的科學原理到底是什麼。

中醫院校在基礎科學教育上，中西醫課程設置的比例與先後安排嚴重顛倒，這是課程設置上的第二個大問題。半個多世紀以來，中醫本科教育的第一學年開始，即陸續開設了大量西醫基礎醫學方面的課程。如生理學、解剖學、組織學、胚胎學、微生物、生物化學、病理學、藥理學等。與此同時，開設了學時與中醫學科要求及不相當的中醫基礎理論、中醫診斷、中藥、方劑等課程。

尤其糊塗的是，教育管理者將西醫的基礎課程視之為「醫學基礎課」，或「科學基礎課」、「醫學公共基礎」，頭腦裏完全不懂中西醫在基礎科學上的本質區別。這對於學生在早期專業學習過程中，需要逐步建立起中醫理論的思維習慣，是極其不相應的。

中醫院校臨床課的內容與安排，存在著嚴重的「臨床教

學西帶中」的問題。中醫醫院辦院方向，人才結構的重西輕中，以及中醫臨床人才的知識、思維的西化，對於學生臨床教學與臨床實習，極不相應。尤其中醫大學附屬教學醫院裏，西醫大夫、西醫設備、西醫臨床檢驗、西醫診斷治療、西醫病歷書寫常規、西醫醫院管理模式、西醫臨床事故認定的標準等，使熱愛中醫的學生很難紮下中醫臨床思維的根基。所以中醫院校畢業的學生，自然大多數人是以西醫的頭腦，開中醫的處方和藥物。辨證論治的思維方式建立不起來，處方和藥物就難以在中醫理論思維上做到絲絲入扣，臨床上就很難見到卓越的治療效果。

（二）中醫科研的缺失

中醫科研方向西化的問題，是當代一個普遍的問題。醫療界總是拿西醫的標準去研究中醫，拿西醫的話去說中醫的理。這些年來社會上說得比較多的是：「中醫和西醫是兩個完全不同的醫學科學體系。」既然是兩個完全不同的醫學科學體系，能夠用 A 者的研究方法，去解決 B 者的學術問題嗎？兩個完全不同的醫學科學體系，為什麼到科研的時候，就只有一種方法？

20 世紀 50 年代開辦北京中醫研究院的時候，從全國各地選拔了近 60 位名老中醫，同時又調來了 160 多位西醫專家和青年西醫，目的與思路顯而易見。原來是以西醫的觀念與方法，來驗證、解釋，或整理、提高中醫的臨床經驗。既然是兩個不同的醫學科學體系，既然各自有不同的研究方法，為什麼要用一者的觀念與方法來驗證、解釋，整理、提高另一者的學術問題呢？這其實是不同學科之間研究方法的

錯用，但是數十年來，只見錯用而不見改正。

在中醫臨床科研中也是這樣。下面舉一些中醫臨床科研的課題，以供參考：

關於發病情況、原因與機理的研究；

關於診斷方法與辨證規範的研究；

關於療效機理的研究；

關於常見病、多發病、疑難病防治規律的研究；

關於以動物實驗為基礎的中藥臨床藥理、藥效的研究；

關於中藥與方劑的藥效、藥理、製劑、毒理的研究等；

……

這樣的研究，都是用西醫的觀念與方法，解釋、說明中醫的所謂研究。對於中醫來說，這樣的研究沒有任何意義。為什麼不能用中醫的觀念與方法，整理、提高、發展中醫自身的學術呢？隨著時間的持久，中醫基礎科學體系和辨證論治的臨床技術體系的固有理論，反被人為地衝散了，淡化了。

（三）關於柏拉圖的兩個論斷及其聯想

我們在研究哲學的時候，常常講到《柏拉圖對話》裏的兩個故事。為了說明中醫教育、科研、臨床的問題，這裏有必要提到這兩個故事。

一個是關於解剖青蛙的故事：

有一天，柏拉圖在研究室裏解剖青蛙，同一天他請了一位木工為他修理一張舊桌子。到了下午，木工把他的一張舊桌子重新組裝成一張嶄新的桌子。可是柏拉圖面對著自己解剖台上血肉模糊的青蛙，他卻不能像木工一樣，把青蛙重新

組裝起來，復原成一隻活蹦亂跳的青蛙。

於是他明白了一個道理：人類不要製造生命，也不要隨便挑戰生命。意思是說生命是上帝造的，人只能認識生命、瞭解生命，人類沒有製造、組合生命的能力。這個故事與現代醫學的發展並不衝突、也不矛盾。人類至今沒有製造、組合生命的能力，人類甚至用幾個基因片段組合一個病毒的能力都沒有。那麼，人類有什麼狂妄的理由呢？你是西醫專家，在自己研究的學科裏你是內行，出了自己所熟悉的領域，你就應當尊重別人的研究和成果。

我們在認識世界的過程中，需要這種謙虛，也需要這方面的思維和智慧。當初設計中醫教育和科研方法的人，如果懂得柏拉圖這個故事的寓意，中醫教育和科研將會避免許許多多的錯誤。

還有一個關於洞穴的故事：

說是古時候有一群人，長年累月地在洞穴裏面住著。他們所認識的自己，就是從洞穴縫隙的那一束光裏，把自己的身體投射在洞壁上的那個影子。有一天有一個人下決心爬出洞穴後，他先看到了陽光，接著看到了整個世界。

他初到陽光下時覺得刺眼，而且感到十分惶恐，接著一遍又一遍地反覆地看著世界的時候，漸漸感覺到世界的無限美妙。於是他回到洞穴裏，動員自己的同伴們一塊兒走出洞穴，到世界中去。他的同伴不僅感到不可思議，而且對他的說法非常反感。

第一個故事，用《易經》上的一句話去概括很恰當，這就是「形而上者謂之道，形而下者謂之器」。世界上有好多事物，我們不能解剖它，拆開它。宇宙不是我們造的，我們

只能面對它反映在我們感官裏的現象，透過認識現象，去捉摸它的發生、發展、運動、變化的規律。但是有一部分事物，我們是可以解剖它，拆開它，可以看它的內部及其內部的各個組成細節。非生命的東西，人們大體是可以順著這個思路走下去的。如果我們把柏拉圖講的那個洞穴外面的世界，理解為形而上的世界，那麼我們用洞穴內的形而下的境界與思維，是無法理解形而上世界的美妙的。

如果要問，中醫和西醫到底有什麼差異？應該說，中醫之魂，繫於形上。面對今天中醫臨床療效的衰落，原因就是中醫之魂，毀於形下了。如果我們今天還不能理解形上和形下的哲學道理，一定要在西醫的身上找中醫自己，就只能把中醫解釋偏、解釋錯了。到了那一步，中醫臨床療效的優勢就徹底地發揮不出來了。這一教訓，今天應該看明白了吧！

前不久，與香港一位初讀哲學的學生一起談到柏拉圖這兩個故事時，他忽然站起來問：「當代中西醫關係問題上的誤判，柏拉圖那時為什麼看得那麼清楚呢？」我說：「中國《周易》的作者不也一樣清楚嗎？」他說：「我們馬上把這些故事告訴那些不明此理的人，不就好了嗎？」我說：「他們如果是那些不願意從洞穴裏走出來的人，我們還需要把這些常識講給他們嗎？人不是心智不開，而是別有所繫，也只好耐心等待！」他笑著連聲說：「是！是！」

三、練就辨證論治的基本功，警惕中醫臨床的經驗化

討論中醫學的文化基因與中醫的科學定位之後，練就臨床辨證論治的基本功，防止陷入經驗化的臨床泥淖，是我們討論提高中醫臨床療效的第三個重要問題了。

辨證論治是以中醫理論為基礎的臨床技術準則。所謂「辨證」，就是按照中醫的基礎理論，面對四診所掌握的臨床上告訴我們的感性認識，進一步認識四診背後的生命變化與形成疾病的決定性的本質因素。而抓住本質，就是抓住了「病機」。掌握了「病機」，就有了治療的原則與方法。有了治療原則與方法的時候，就到了選方的時候了。選好了基礎方劑之後，再根據病人的具體病情，具體藥物進一步加減選擇，也就有把握了。

這就是辨證論治的一條主線，從臨床表現，到病機，到立法，到選方，到用藥，這五個環節環環相扣，緊密地聯繫在一起。我們常常講理、法、方、藥，絲絲入扣，就是這個意思。如果中醫基礎理論消亡，或者中醫基礎理論被曲解，在中醫基礎理論指導下的「辨證論治」的「辨證」，也就是對於臨床病機的認識就不會準確。在病機認識不清楚的情況下，治病時就進退無據，失去原則與標準了，就容易陷入了經驗療法的窠臼。

經驗，是知識初起的早期階段的認識；理論的東西，是對事物的本質觀察、把握、定位階段的認識。中醫臨床如果離開中醫理論的指導，自然就會陷入經驗醫學的老路上去。這個問題，下一章再具體深入地討論。

面對中醫「經驗化」的問題，這裏講四種最典型的表現，這是當今中醫臨床上帶有普遍性的問題。

（一）關於「方證相對論」的問題

「方證相對論」，即「一個方劑對應一個證候群」。就是面對臨床上所知道的一組表現，以此確定對應治療原則和方

劑與藥物的做法。

在中醫發展的長河中，由經驗醫學逐步地上升到理論思維階段，這是中醫學趨於成熟的過程，也是檢驗中醫學成熟的標準。春秋秦漢時期，中醫學就已經在天人相應、動態平衡、整體系統這些觀念的基礎上，形成了一整套概念範疇體系，達到了成熟科學的水準。以《黃帝內經》為代表，中醫學理論體系包括六大範疇：藏象、病機、診法、治則、方劑、中藥。這些表述理論認識的概念範疇，就是完整的中醫理論體系。如果再回到方證相對，回到一個方劑對應一組證候群的治療上去，這就是大倒退，是朝著《黃帝內經》形成之前的三千年前的大倒退。

這種倒退現象，首先出現在國外，具體而言，出現在中醫傳到日本以後。14 世紀的日本漢方界，有個帶頭人物，名叫吉益東洞。他否認《傷寒論》所揭示的辨證論治的思維過程，他認為一部《傷寒論》，「唯方與證耳」。說白了，就是方和證的關係。

他認為只要抓住主要證候，就可以立方用藥。他的「抓主證」絕不是抓主要病機，是抓主要的臨床表現。所以我們說，他把《傷寒論》裏的六經辨證丟了，把形成六經辨證的理論也丟了。今天，中國的中醫也走上了這一歧途。

（二）關於「方病相對論」的問題

「方病相對論」，就是用中醫臨床上的某一個方劑，對應中醫或西醫的某一種疾病進行治療的做法。用中醫的一個方劑對應一種「病」，在這裏，首先要釐清楚，中醫的「病」是什麼含義？西醫的「病」是什麼含義？這些理論性的基本

問題不澄清、不清楚，就會對「方病相對論」的理解上產生歧義，或理解偏了。

中醫病名的確立，基本上是兩種情況。其一，是**以典型的臨床表現命名的**。打開現在中醫教材，以內科學為例，整個書目表述的 49 個病名，比如咳嗽、頭痛、胃脘痛、腹瀉、癃閉等，都是以典型的臨床表現或者「證候」來命名的。這個「證候」名稱，多數情況下是病人首先告訴醫生的。病人來到診室，坐下來之後第一句話就向醫生說：「大夫，我胃痛。」病人把胃痛用這個最典型的感到最痛苦的臨床表現，首先講給醫生，接下來醫生圍繞著胃痛做診斷，做治療。所以胃痛就是病人前來求治，醫生進行治療的病名。

按照方證相對論的說法，是否病人自己就可以給自己治病呢？當然不行。如果可以這樣做，那就把出於病人之口的某某病，後面寫上一個一個方名，列出一張表，統一打印出來，發給天下所有人，大家都可以對號入座地用藥，那還要我們中醫幹什麼？

事情當然不是那麼簡單。因為醫生必須做診斷，追究這位胃痛病人內在病機的寒、熱、虛、實，做到真實無誤，才可以確定治療原則，決定選什麼方，用什麼藥。

中醫病名確立的另一種情況，是**以階段性的病機命名**的。最有代表性的是外感病的病名。就外感病的辨證講，《傷寒論》有六經辨證，溫病學有衛氣營血辨證，吳鞠通有三焦辨證。《傷寒論》裏至少有太陽病、陽明病、少陽病、太陰病、少陰病、厥陰病，溫病學裏至少有衛分病、氣分病、營分病、血分病以及上焦病、中焦病、下焦病。其實這些不同的病名，都是對外感病的過程中處於不同病程階段的

病機特點的概括。

比如《傷寒論》的太陽病，它的總的病機特點是病在肺、在表、在衛。但是在太陽病之中，還包括太陽中風、太陽傷寒、太陽溫病。需要進一步進行仔細的辨證，察明是太陽中風、太陽傷寒、太陽溫病各自具體的病機特點之後，方能著手治療。這些對各自具體的病機特點的辨證，需要醫生來完成，當然不是病人能夠做到的。

由此可以理解，表現在中醫領域的「方病相對」，其實與「方證相對」是一回事，都是對病機診斷這一核心環節的忽視或誤解。

20 世紀 50 年代以來，在中醫界普遍流行的一種特殊的提法，主張「西醫辨病與中醫辨證相結合」。就是西醫的辨病確定之後，再結合中醫的辨證，為西醫確診的病名開出一張使用中藥治療的「協定處方」來。協定處方，就是中西醫共同參與制定下來的一張固定不變的中藥處方。這種治療思路，來自西醫的思維。就像西醫治療病毒性疾病，多種病毒一種藥，不是特敏福，就是利巴韋林。既使西醫劃分的不同階段，如初起、中期、極期、恢復期，但是一直到死亡階段，還是一個藥從頭用到尾，不會有變更的。

現在西醫「辨病」與中醫「辨證」相結合了，變成一個階段，一張固定不變的「協定處方」，並把這種做法稱之為中西醫結合的「辨證分型治療」。這種「辨證分型治療」對於西醫來說是進了一步，但對於中醫來說，卻是退了一步。因為按照中醫辨證論治的精神，外感病在不同的病程階段還可能分辨為許許多多不同的病機，需要按病機採取靈活多變的更有效的治療方法，這是辨病分型治療所不可能達到的。

況且，「型」和「協定」這兩個提法，明顯強調了空間概念，丟掉了時間概念。它把疾病變化和靈活治療的中醫優勢閹割了，固定死了，不會變了。這在中醫看來，當然是退步。

比如，《傷寒論》裏只有 113 個方。對我們來說最重要的，是張仲景教給我們的 113 方之變。113 個方是固定的，113 方之變的原則是靈活的，隨著病情、病機之變而變的，所以 113 方之變就可以適應病情、病機萬變之變。在西醫辨證分型的前提下，用一張或者幾張「協定處方」的做法，在中醫看來，分三型不為少，分十型八型不為多，因為沒有「變」，沒有靈活應用，因此這種所謂進步仍是十分侷限的，對於活生生的辨證論治來說，那當然是抓住了小魚而丟掉了漁網，從此丟掉了中醫辨證論治的原則與方法，那才是最大的損失。

當然，對於這種狀況，我們既要看到它的可取性，又要從中醫角度出發，從本質上看到不足與問題所在。如果充分發揮中醫的臨床優勢，也充分發揮西醫的臨床優勢，使兩者的優勢相配合，比起辨證分型的所謂「辨病與辨證相結合」來，那就是天地之差了。因為西醫辨病與中醫辨證結合的診療模式，是以西醫為中心的模式。它丟掉了中醫辨證論治的基本優勢，補充了西醫臨床的部分不足。當然不如中西醫臨床兩者相互配合，優勢互補了。

（三）關於「無證可辨」的質疑

「無證可辨」，是在西醫辨病與中醫辨證相結合的模式中，以西醫為中心的思維方式下的一種誤解。在「方證相對論」和「方病相對論」的長期影響下，中醫辨證論治的理論

思維遭受重創，醫者對於中醫四診運用和證候觀察的粗疏，對於西醫實驗室檢驗指標的依賴，越來越嚴重。在這種情況下，「無證可辨」便應運而生。

從中醫理論與臨床上看，「無證可辨」，其實是「視而不見」，它在西醫實驗檢查指標面前，完全忘記了中醫的四診，丟掉了中醫的證候。

「無證可辨」產生的另一個原因，是把中醫的證候，完全等同於西醫的症狀。為瞭解開認識障礙，在這裏我們姑且放下西醫《症狀鑑別診斷學》的思路，從哲學的角度來理解中醫的臨床證候。在第二章「由以象識物到以象識人」裏，我們曾提到近代西方赫赫有名的哲學家胡塞爾的《現象學》裏的兩個概念，「環節」和「片段」。我們曾經指出，中醫的證候是「環節」而不是「片段」。「環節」是事物運動變化過程中首尾有差異的一個階段；「片段」是離開了事物運動、變化的過程，是不存在首尾差別的，是一個純粹的空間維度的形狀或者表現。西醫症狀鑑別診斷裏的症狀就是這樣，是片段而不是環節，是只講空間維度而沒有時間維度的臨床表現。

這就像看電影，我們看到的是動態的畫面，是一個活生生的過程。如果把中間的一個畫面定格不動，我們看到是停頓下來的鏡頭，把這個鏡頭洗印在紙上，就是一張照片。西醫臨床上所講的症狀，就是這種性質的東西。當我們把中醫的證候等同於西醫的症狀時，中醫透過望、聞、問、切四診看到的臨床證候，全都變成了照片。這時候，中醫辨證論治的理性思維，便徹底地枯竭了。

所以我們還要再一次強調，證候是生命中動態連續的

中醫
臨床辨惑

「環節」，而不是僵死的「片斷」。從哲學上講，中醫的臨床證候既是時間維度的，也是空間維度的。而西醫著重研究的是空間，症狀所關注的只是空間。對於證候與症狀這兩個概念，我們必須有如此準確的認識。

（四）中醫病證診斷標準化、規範化導致了中醫臨床療效的歷史性倒退

中醫病證診斷標準化、規範化的出發點可能是好的，但是在思考與討論標準化、規範化之初，對中醫學的理論認識是淺薄的，不成熟的。實事求是地說，20 世紀 80 年代以來，中醫病證診斷標準化、規範化，把中醫引向了倒退。

其實，以《黃帝內經》為代表，表明中醫已經達到了成熟的理論科學的水準。它在臨床上已經建立起辨證論治的臨床技術體系，可以成功地、理性地進行治療了。而病證診斷標準化、規範化完全忽略了中醫學在科學與技術方面的成功。這種情況下的中醫病證診斷標準化、規範化，不可避免地帶有從西醫觀念出發的去中醫化傾向，以至用粗淺的簡單思維與不負責任的態度，來對待這一標準化、規範化。

按理說，如果不使用標準化、規範化這一些新詞，所謂的證候診斷標準、規範，就是以辨證論治的理性思維程式來提高中醫臨床診療水準的問題。而實現辨證論治的規範，首先是中醫臨床工作者知識結構的規範，即哲學知識的普及與中醫基礎科學體系的確立問題。

辨證論治的核心是抓病機，抓病機的理論依據是《黃帝內經》的藏象理論，而《傷寒雜病論》是運用辨證論治技術、方法的典範。所以提高辨證論治水平的前提條件是，讀

好《黃帝內經》與《傷寒雜病論》。

提高辨證論治水準的另一個重點，是從業醫生辨證論治基本功的培養與訓練問題。培養與訓練是在臨床實踐中進行的，而不是用文字來規範的。

還有，病證診斷標準化、規範化，是「證候群」為基礎的標準化、規範化。關於「證候群」的問題，前面在「方證相對論」、「方病相對論」裏已經討論過了。它的核心問題是立足於對證候的感官所見，作為標準化、規範化的依據，而不是從證候的感性認識出發，進一步在理性認識的高度明察病機。當感性認識充當了標準化、規範化的依據時，中醫固有的辨證的理論思維便失去了展現的機會，由此中醫的理論原則與理論思維，便無可挽回地丟失了。這時候的中醫診斷，完全是感官水準的診斷，經驗意義上的診斷。看似簡單明了，實是原始的倒退。

這個道理是顯而易見的，但是對於年輕的中醫從業人員來說，卻不是那麼容易理解和辨別的。內在的原因不是別的，而是年輕的中醫從業人員從大學教育階段開始，一直缺乏中醫理性思維能力的訓練和培養。

四、中醫中藥一理貫之，藥為醫用不二法門

中醫和中藥的關係，表面上看，一是講醫理，一是講應用，但本質上，兩者都是統一於中醫學之理的。常說：醫具藥之理，藥為醫之用。藥是醫生使用的武器，貫穿中醫和中藥的始終是一個理論，一個法則。

1999 年 10 月，本人供職的中華中醫藥學會組織了一次建會 20 週年學術研討會。研討會有六七百人參加，邀請了

十位國內一流的老中醫藥專家，進行大會專題演講。他們是：鄧鐵濤、王綿之、干祖望、任繼學、焦樹德、路志正、李今庸、張燦玾、周仲瑛、史常永。我作為學術部主任，全面管理和組織會議學術交流，有機會在先後近十天的時間裏，與十位老專家朝夕相處，共同討論、交流中醫理論、臨床、學術發展的問題。由於本人將要離職於內地前往香港執教，所以格外珍惜這次與老專家的交流。

下面關於中藥現狀的「五用」，就那次研討會上與老專家共同討論、交流基礎上的總結與概括。

（一）本草飲片藥，無可奈何用

中醫臨床上的用藥，首先是關於飲片的問題。對於飲片的使用，老專家概括的一句話是「本草飲片藥，無可奈何用」。飲片藥是直接從中藥材加工炮製而成的，它是配製湯劑和中成藥的材料，是中醫臨床使用的最重要的中間劑型，一刻也離不得。為什麼「無可奈何用」呢？關鍵是飲片的質量問題。臨床上必須使用，但是用起來又不放心，不放心還得用，所以就只好無可奈何地用。

首先是**中藥材地道化的崩潰**。

中藥材的地道化生產，在中國已經基本上解體了。20世紀 50 年代以前，地道不僅是中藥材的生產標準與品質管理標準，也是行業經營、管理的金標準。神農嚐百草的百草，指的是來源於天然、地道前提下，中醫長期臨床用的藥材。宋代以來，地道藥材的標準就已經形成，並作為國家藥局的管理規範，為歷代所遵循，所堅持。清代乾隆年間雖然取消了國家藥局，但作為行業約定俗成的標準，藥材生產、

經營、流通各個環節，地道化的規範，沒有受到影響。20世紀 50 年代以後，中藥材生產、經營、流通中的地道化的規範，逐漸走向崩潰。

無序化的種植、栽培和人工養殖，徹底顛覆了地道化的標準，加劇了藥材品種混亂現象的。據 1882 年的統計，地道產區黃耆的產量，占全國總收購量（總產量）的 1/15。黃耆還有一個名稱叫原耆，原，指的是山西省的太原市一帶。太原市以南有一座山，叫作綿山，就是當年介子推抱著柳樹被火燒死的那座山。黃耆是綿山生產的地道藥材，因此習慣上也將原耆稱之為綿黃耆。而當今的太原周圍，已經不是黃耆的主產地，連山西省也不是了。

黨參，也是山西省出產的地道藥材。主產地在當年的上黨一帶，即山西東南部太行山區，群山包圍起來的一塊高山地帶。因為地勢高，與天為黨，故叫上黨，黨參是以地區命名的。黨參另一個藥名叫潞參，因為上黨一帶歷史上曾稱之為潞安府而得名。

現在黨參的主要產地在甘肅，是近幾十年號召異地引種以來逐步擴大形成的。現在甘肅黨參的產量，接近全國的一半，而山西的產量，僅占 1/9 左右。真正以地名而命名的黨參，今天應該姓「甘」，最好叫「甘參」才是。

白芍，人們常稱之為杭白芍，以產於浙江杭州一帶者最佳。現在用不上，因為地道杭白芍的產量還不到 1/7。

黃連，最好的黃連產在四川雅安，雅安的黃連產量占總產量的 2/5。

山藥，是四大懷藥之一，盛產地在河南焦作一帶，現在河南的山藥產量，是全國的 1/20。

枸杞子，習慣用甘肅、寧夏一帶生產的枸杞子，甘肅、寧夏的枸杞子占總產量的 1/6。

值得注意的是，1984 年廣東省的黨參、山藥、枸杞子的收購量，分別超過了地道產地的山西、河南和甘肅、寧夏。廣東盛產一種黨參，市場上名為防黨，也叫潞黨。論大小，比地道的黨參大兩倍。論氣味和口感，兩者差別甚大。防、潞、黨三字，皆為地名之代稱，藥名中的防黨或潞黨，連核心的「參」字也不要了，真有點太離奇了。

防黨或潞黨的功效，完全不可與地道的黨參相比。因為我知道一點鑑別的常識，所以在香港工作的近十年裏，廣東的防黨，臨床中一錢都沒有給病人開過，我真不敢用。

飲片中有效成分的含量，也是個非常突出的問題。銀柴胡是寧夏產的地道藥材，1978 年，全國銷售的 35 萬公斤銀柴胡中，正品不到 10%；1986 年國家中醫管理局的一項研究顯示，來自各產地數十份常山飲片的生物鹼含量，最高含量與最低含量之間，相差 4 倍左右。各地川烏飲片中的烏頭鹼含量，相差達 17 倍。

烏頭鹼毒性強，用量必須準確，中醫處方中的用量是以藥材來計算的，同一種藥材的烏頭鹼懸殊 17 倍，用少了無療效，用多了會出現中毒現象，誰來負責任，誰敢用烏頭？這種既害中醫，更害病人的問題，究竟是誰之過呢？

影響地道藥材品質的因素還有許多，比如，無序化種植過程中的重金屬殘留問題，農藥過度使用造成的毒性殘留、超標問題，化肥過度使用造成的藥物品種變異問題，在根系藥材生長中濫用催肥、壯根等激素類化學物質的問題等。在中藥飲片的品質問題中，最可怕的是藥物品種混亂、品種變

異的問題。

　　古往今來，中醫的處方配伍和藥物用量是相對統一的，是有嚴格要求與標準可循的。藥物品種的混亂與無序的變異，在徹底顛覆了中藥臨床配伍與藥物用量標準的同時，使醫生在茫茫然不知如何用藥的無限困惑之中，喪失了臨床上的主動，動搖了對中醫的自信，失去了醫生的自尊，延誤了患者的治療。因為對於臨床醫生來說，藥物品種的混亂與無序的變異，是這一行業無法預防、無法調控的問題。

　　在當代的中醫臨床上，「六個越」是中醫藥界乃至社會各界不得不認真對待的：處方上的藥味越來越多，用量越來越大，配伍越來越亂，療效越來越差，社會上的名醫高手越來越少，消耗的醫藥費用越來越高。究其原因，中藥材品質下降，品種混亂與無序的變異，是不容忽視的主要原因。藥材品質無法保證，如何能把中醫的臨床工做作好呢？

　　其次是**中藥飲片炮製不規範**。

　　很多情況下，應該進行炮製的不炮製，使用生飲片。而對藥性峻猛的中藥材，卻往往出現過度炮製的問題。為了避免藥性峻猛的藥材在使用不當時產生的過量反應，香港的飲片過度炮製的問題尤其嚴重，而使療效大受影響。另外，出於商業行為的需要，香港對不少飲片進行了人為的，而不是立足於療效的「化妝」。為了讓商品變得好看，用硫黃燻的現象比較普遍，這當然影響藥物療效，也是我們必須面對的一些問題。

　　飲片炮製的不規範，問題在於炮製標準不統一。早年學習中醫時，讀的都是同一本《黃帝內經》，同一本《傷寒雜病論》，大學裏的教科書，基本上是統一的。但是從中藥的

炮製來說，有國家的炮製標準，也有各省市的地方炮製標準，再加上炮製標準不執行，不按炮製標準進行炮製的問題等，造成了實際上的飲片炮製沒有統一標準的混亂局面。

這種教學與臨床相脫離，國家與地方標準不統一的狀況，既影響了中醫的臨床療效，也影響了中醫臨床的學術交流與國際合作。

其實，不論中藥材的生產，還是中藥飲片的加工炮製，都應當執行全國統一的標準與規範。現在國內通行的，有國家的規範，也有地方的規範，兩套規範並行，這是不可取的。至少應該有主有次，以全國統一的標準與規範為主，在個別的少數地區可以再做必要的考慮，但那也不應該是兩套規範並行。過去的地方規範如果是訊息閉塞時代的產物，那麼現在更應當強調全國統一的標準與規範。

（二）傳統中成藥，看準劑型用

傳統中成藥，指的是大面積推行劑型改革之前，中醫臨床上常用的丸、散、膏、丹之類的中藥成品藥。與近代流行的中成藥比較而言，傳統中成藥最大的特點是針對臨床病機的，而不是針對臨床病情或證候表現的。也就是說，在使用說明書上，傳統中成藥的病機針對性突出，而不是以證候為其說明重點的。老專家之所以說「看準劑型用」，主要是指中成藥的病機針對性講的。

近代流行的中成藥有兩個問題值得人們注意：

一是針對臨床病情或證候表現的中成藥不少，忽視了病機診斷才是中醫臨床的真正診斷。

二是把劑型改革作為出新中成藥的先決條件。這其中片

面強調了外觀形象，強調了技術領先，卻忽視了中醫臨床辨證論治的這一基本原則。

比如，片面強調的「三效」，即高效、速效、長效，使劑型改革走向物理學、化學萃取、提取之路，萃取、提取有效成分的結果，不自覺地走向中藥西藥化的歧途。從其產品使用說明，到臨床適應證，越來越像西藥。片面強調的「三小」，即劑量小、毒性小、副作用小。由於這種中成藥的臨床病機針對性沒有了，結果是劑型劑量的確變小了，但是臨床療效卻降低了。

這在一定程度上產生了一系列為人忽視的新問題：以藥效的降低，掩蓋了其毒、副作用，增強了所謂的安全性；因療效的不佳，使新劑型的中成藥淪為「安慰劑」，當今為一些人推崇的中藥顆粒劑，其實就是如此。片面強調的「三便」，即便於儲存、攜帶、服用，這倒是必要的。但是中成藥變異為西藥，蛻變為安慰劑，蛻變到與中醫臨床病機相脫節的地步時，片面追求的「三便」，對臨床治療有何意義？

（三）現代中成藥，基本不使用

專家們提出的第三個問題是，「現代中成藥，基本不使用」。之所以這樣說，當時舉了一個中成藥產品為例，就是某製藥廠的中成藥產品「三九胃泰」。

我們可以回顧一下 20 世紀 80 年代以後，這類中成藥起起落落的情景。那個年代曾經推出過多少這樣的新產品？現在留下的，在臨床上繼續使用的還有幾個產品？該廠家是部隊企業，按當年的規定，部隊企業交納的產品營銷稅率很低。該企業的操盤人頭腦十分靈活，將大量的盈利用在廣告

宣傳上。這一中成藥原本是在地方性經驗用方的基礎上做出來的，中醫藥理論上的依據並不充分，而且以後的實踐表明，該藥沒有明顯的副作用，臨床療效也不明顯。但是由於充分利用了全國大大小小的電視台、電台、報刊，用巨資大搞地毯式的廣告宣傳，一時之間，幾乎達到全國老幼無人不曉的程度，產品銷售額一路直線飆升。

僅 1995 年全年銷售量就超過了 9 億元人民幣，連續幾年創下了全國中成藥產品銷售之冠。這類例子還很多，生產神功元氣袋的企業也是這樣，當年的廠長花贊助費買了一個全國性中醫學術團體的副會長，也曾經營利無數，紅極一時。但是醫療實踐的檢驗證明了一切，以這樣的方式推出來的中成藥現在還在臨床上使用的有多少呢？

另外，有些是在「方病相對論」、或者「方證相對論」的前提下做的「新中成藥」。前面講過，「方病相對論」、「方證相對論」的基礎是經驗，而不是辨證論治；是感性認識，而不是理性認識；是明顯的對證用藥，而不是針對病機的有效治療。所以，它的臨床療效必然有很大的隨機性、侷限性，在醫療實踐中的壽命長不了。這類新中成藥的興衰軌跡或生意經大體是：廣告開路，撈回成本，再賺一筆，有錢就好，牌子砸了，翻牌再搞。

還有，中西藥合用的所謂中成藥，非西非中、裝潢上乘、利益驅使的「中藥」，也多是如此。

如今，走進任何一家中藥店，充斥藥店商品櫃檯的中成藥，大多數仍然是以上三種情況，只好留待歷史與實踐，慢慢地進行檢驗了。但是富有中醫理論與臨床實踐的老專家，他們心裏最清楚。難怪他們說現代中成藥，基本不使用。

（四）生藥提取藥，中醫不會用

生藥提取藥，中醫不會用的意思是，生藥提取（或物理方法萃取，或化學方法提取）有效成分的做法，是西藥生產一直以來的老路。由提取而來的藥物，本來就是供西醫理論指導下的西醫臨床醫師使用的，那當然是西藥，而不能混同於中藥。令人啼笑皆非的是，把這一類生藥提取藥列為中藥新藥的做法，至今仍以「中藥現代化」的名義在我國不斷地持續著。作為中藥現代化的新路，人們竟然忘記了什麼叫西藥，什麼叫中藥這兩個最基本的概念及其他的理論內涵。

為此，我們這裏不得不再進行一次科普式的說明。按照西藥的生物物理、生物化學的方法，從天然的藥材裏提取西醫認為的有效成分，並按照西醫藥理的原則運用於西醫臨床上的藥物，叫作西藥。就是說，它是化學有效成分，化學結構明確的地地道道的西藥。

有人也許要指責我們過於固執，太小家子氣，甚至有人強詞奪理地說：「從中藥裏提取的藥，為什麼不能算作中藥？」國外的西藥專家從植物麻黃裏提取麻黃鹼，從金雞納樹葉裏提取金雞納霜，那是中藥，還是西藥呢？

其實，把從中藥材裏提取有效化學成分的藥物列入中藥，那是對中藥與西藥定義不清的表現，是一種出自醫藥科學盲人的歪理邪說。中國中醫研究院有一種新研製的藥，叫青蒿素，治療瘧疾的效果很好，在國內外影響很大。我國把它載入國家《藥典》的西藥之內，相信這不是藥理學專家的錯誤。同樣，黃連素、麻黃素、東莨菪鹼等，包括西方從金雞納霜裏提取的抗瘧疾病的藥物，都屬於西藥。

所以，從藥材裏、從天然資源裏，用提取的方法和合成的方法所生產出來的、供西醫臨床使用的藥物，都屬於西藥。提取，是西藥生產的一種傳統方法，絕對不能把它看成是「中藥現代化」新方法。

　　什麼叫中藥呢？就是從中藥材裏生產出來的，供中醫臨床辨證論治所使用的飲片或者中成藥，這是中藥。它的前提與界定的核心，是「供中醫臨床辨證論治所使用的」。黃連素、青蒿素一類的藥，不需要中醫去辨證論治就可以直接用於瘧疾病的治療，因為它已經脫離了中醫的理論體系。

　　中醫與西醫都應該要把中藥和西藥的界限釐清楚。因此老專家提出「生藥提取藥，中醫不會用」，這是符合實事求是的科學態度的，是對中醫中藥負責任的做法。

　　還有一點需要說明，近年來爭論不休的關於中藥類靜脈注射液的問題，需要我們認真地面對、冷靜地討論。從給藥途徑來講，口服藥是最安全的。中藥以往的使用途徑大多數是口服，其次是外用。

　　中醫從來沒有靜脈注射給藥的途徑，是因為中醫是整體的醫學，研究視野從來沒有進入人的組織、細胞、分子化學領域。在西醫看來，任何放進靜脈血管裏的藥物，首先要把相關的西藥原理和功能解釋清楚。同時必須通過《藥品非臨床安全性研究品質管理規定》（GLP）、《藥學臨床品質管制規定》（GCP）、《藥品生產品質管制規定》（GMP）的嚴格審查，才可以使用於臨床。國內用得最多的「清開靈注射液」，只是用簡單物理方法處理之後，在沒有通過（GLP）、（GCP）、（GMP）實驗檢查的前提下，這種「新中藥」便直接從靜脈貿然地送入人體血液循環系統。

這在中藥來講，進入了一個前所未有的盲區，既有的中醫中藥知識無法解釋這一問題。這在西藥來講，則完全是一種違反新藥開發相關規定的嚴重違法行為。

我們暫且不要從人權的角度來看待這一問題，但是我們對人類的生命必須有起碼的科學態度和負責精神。現在國內仍然有人說，這是中醫現代化發展的重要途徑，本人堅決反對這種說法。如果有人把「清開靈」作為一種口服藥劑，本人沒有異議，但是要把「清開靈」這一類注射用藥直接送入人體靜脈血管，那就必須透過西藥同類藥的研製，進行規範生產。

今天我把這個問題提出來交給大家，也順便提交給中醫藥學術界。讓我們共同討論這些化學成分結構不明確的非西非中的藥，今天在中醫臨床上到底應該如何使用。

（五）各種保健藥，勸君莫濫用

服用保健藥是香港一種離奇的景觀，拿藥當飯吃，人人都在亂吃藥。從中醫角度看，藥品就是藥品，食品就是食品，不可濫用。中藥是以四氣五味、升降浮沉而定性的，食品是以營養、口感來定性的。那些界於藥、食之間，可藥可食的一部分藥物，在作為食品使用之前，首先應明確它的藥物定性。這就叫作「食品藥性化」。

「食品藥性化」這一觀念，其實中國人都明白。比如，臨床看完病之後，醫生需要給病人一些提示的，這就是飲食宜忌方面的內容。多數老百姓拿著方子之後，也會回過頭來問：「你還沒告訴我要忌什麼口呢？」

忌口，主要是指食品的特異性而言的。比如，從食品藥

性化的角度來說，狗肉是入心經的，性最熱；牛肉是入脾經的，比較平和；豬肉是入腎經的，比較寒涼；羊肉是入肝經的，性也是熱。在家禽裏，雞是入肝經的，雞肉比較熱。

香港人喜歡吃的白切雞，性熱者制之以清淡，吃法就比較好。鴨是水禽，比較寒，鴨蛋把它醃製後做成鹹鴨蛋，既合理，也好吃。鴨和鵝，習慣做成烤鵝、烤鴨，這種製作方法吃起來口感好，其中也蘊含了中醫對鴨肉和鵝肉在食品藥性化認識上的智慧。

現在，中國是一個國富民富的好時代，人們養生防病的意識很強，容易理解，也是好事。但是現在有的宣傳，不需問出自什麼目的，誘導那些不懂藥理醫理的老百姓拿藥當飯吃，無論如何不是好事。當今的中國，在不少人的心目中，拿藥當飯來吃，已經被視為一種時尚，甚至到了瘋狂、愚昧而不可理喻的程度。

1962 年，本人進入中醫殿堂那個時期，冬蟲夏草 9 元人民幣一斤，臨床上醫生覺得很貴，怕增加病人的負擔，使用量不大。現在是全民趕時尚，人人都想吃，價格已經狂漲到五六十萬了。冬蟲夏草原本是調補肺、腎之氣的一味好藥，臨床上合理配伍，用於腎虛喘息的病人，療效甚佳。現在是該用的人用不上，不該用的人把它當作家常便飯吃。還有人參、鹿茸、藏紅花等，價格越高，吃的人就越多。

這方面的問題，以往在不同場合我講得很多了，這裏不再展開。在這個問題上，人們應當向孔子學習。有人送給孔子一些補養藥，孔子笑臉接下之後說：「丘未達，不敢服。」孔子那麼有學識的人卻十分謙虛地說，自己不懂醫理，所以不敢亂吃藥。

我想那些有錢而不懂醫理的人，在向孔子學習的同時，還應該虛心向中醫學習。因此，在這裏再一次奉勸人們：各種保健藥，勸君莫亂用。

（六）聖潔性、嚴肅性的商品特點不容忽視

我們必須充分認識中藥作為商品的聖潔性與嚴肅性，它與一般商品不一樣，它是醫生用來做防病治病的武器，是扶危濟困、治病救人、保護生命的特殊商品。我們講市場規律，又不尊重市場規律，只有牢記藥品的聖潔性與嚴肅性，才能夠懂得這種特殊商品市場內在的特殊規律。

僅從藥品流通機制上看，藥品這一市場裏有一個消費仲介，這在一般商品市場是不存在的。這個消費仲介就是醫生，應該說醫生其實是藥品的真正消費者，而不是病人。因為病人來到醫院請醫生看病，就意味著病人把藥物選擇的責任交給了醫生，由醫生以其醫學知識與醫學道德為病人選好藥，用好藥，治好病。

這一聖潔的、嚴肅的，以生命相托的特殊市場關係，我們必須清楚。忽視了這一特殊的市場關係，把藥品直接與病人對接，這就大錯特錯了。

前面在討論臨床藥物「五用」時，多次提到中藥材、中成藥品質不統一的問題。藥材、藥品品質統一的問題，同樣是醫藥市場上不容忽視的聖潔性、嚴肅性的大問題。本人在一篇文章中曾經就中藥材、中成藥品質標準的統一，提出「兩個至」：「至聖」與「至一」。因為中藥材、中成藥是用於救死扶傷的醫療衛生事業的，必須維護其聖潔性和嚴肅性，這叫作至聖。

因為中藥材、中成藥是用於救死扶傷的醫療衛生事業的，必須以優質作為質量統一管理的唯一國家標準，除此不得再有其他等級標準，這叫作至一。

西藥原料與品質統一管理的標準，國際上基本做到了。中醫藥是中國獨有的並將逐步走向世界的傳統醫藥，品質統一管理的標準，必須由中國主持制定，由中華民族來完成。這方面的內容，本人在《中醫復興論》第三章討論比較多，這裏不再贅述。

面對社會上流行的拿藥當飯吃的習俗，我們應當把養生防病的常識交給老百姓，希望老百姓多知道一些天人相應、動態平衡、整體系統的道理，增加一些自我調理保護的觀念、意識。但是在藥物調理預防的方法及其使用上，一定要謹慎，不要簡單盲目地敷衍民眾防病心切的願望，不要不負責任地遷就民眾樂於進補的從眾心理，尤其不要助長社會上流行的拿藥當飯吃的習俗，以藥為食，吃出病來再求醫，那何苦呢？這樣做，浪費資源、浪費錢財事小，敗壞中醫藥形象，延誤民眾健康事大。

藥品的聖潔性、嚴肅性，源於醫學的聖潔性、嚴肅性。在樂於進補、花錢買健康的社會習俗面前，本人一直以來的老觀點是，「還藥於醫」。在這一點上，從事中醫臨床工作的同道應當堅守行業道德，堅守救死扶傷、敬畏生命的人道主義原則。

五、人乃生靈醫因貴，術出岐黃德為基

前幾年離開香港浸會大學的時候，學生們要我在《杏林新綠》寫幾個字，我寫了這麼一句話：人乃生靈醫因貴，術

出岐黃德為基。

醫學服務的對象，是天地萬物之中有生命之靈的人，以解決人的防病治病的問題。人是世界上最可寶貴的，我們作醫生，自然受到人們由衷的尊重。中醫的理論奠基於《黃帝內經》，「術出岐黃」，這是我們必須打好的基本功，同時還必須培養良好的醫德。

醫德，直接關係到臨床療效。要在病人身上賺錢的人，要在流血的人身上再扎一刀去吸病人血的人，會成為一個好醫生嘛！對於中醫來說，醫德比醫術更為重要。老百姓常說：找西醫看病要認門，找中醫看病要認人。一家好的西醫醫院，醫療設備一定好。當經過西醫有關的儀器檢查、生化檢查之後，結果出來，誰也騙不了，但中醫不行。病人來到中醫面前，從接診到開出處方，一般需要一二十分鐘。這一二十分鐘，是醫生頭腦裏翻江倒海、思緒不斷的過程，中間一旦思緒打斷，或者思想不集中，就可能在一定程度上影響對病機的準確判斷，影響給病人處方的嚴謹與有效。

中醫臨床上沒有，一般也不需要儀器檢查與化驗檢查，保證醫生臨床理論思維的完整與有效，是至關重要的。這種理論思維的過程不容任何外來干擾，也不容醫生自己的精神散亂。從這個意義上講，中醫更加需要強調良好的醫德。

作為一個中醫，首先需要有對生命的敬畏。敬畏生命是醫學工作者熱愛生命、守護生命的宗教情懷，一種超越醫療道德的精神力量，這也是世界上所有從事醫療工作的人都應當具有的基本品格。中醫與西醫不同，它是在哲學基礎上建築起來的醫學科學。哲學不同於近代還原性分析科學，它是綜合性的思辨科學，是靠人們大腦長期訓練出來的綜合、抽

象的思辨能力所創造的智慧。

綜合性思辨科學的每一個細節，都是用人們自己的心來創造，來完成的。學習和從事中醫臨床的人，一方面要用敬畏生命的宗教情懷來淨化自己的心靈，使自己成為一個具有高尚醫德的人。另一方面要學好哲學，注意提高和訓練自己綜合性思辨能力，這樣才可以學習好中醫的基礎理論，熟練掌握中醫辨證論治的臨床思維技能。

《傷寒雜病論》前面的原序，就是從上述兩個方面對古往今來中醫工作者提出的嚴厲批評與高度警示。本人在執教期間，先後講授過十多遍《傷寒雜病論》，每一次授課之前，都會與學生一起學習一遍「傷寒論原序」，並要求學生們把它作為一生的醫訓，就像校訓、家訓一樣時刻牢記在心。

孫思邈「大醫精誠」的一段，主要講的是醫德與醫態問題，大家一定印象很深，或者早已熟爛於胸中。歷代醫家關於醫德方面的名言很多，比如王燾在他的《外台秘要》序文中說：「庸臣誤國與庸醫誤人，其情同，其罪均，而其源，皆本於不學。」意思是說，庸醫所誤的是人命，庸臣所誤的是國家，兩者的性質相同，兩者的罪行一樣。產生這種問題的根源也相同，都是沒有學會做事的本領。

李時珍在他的《本草綱目》序文中說：「醫之為道，君子用之以衛生，而推之以濟世，故稱仁術。」這裏的君子，指的是有道德的醫生；這裏的仁，指的就是愛，是徹底的大愛。護衛生命的醫道是大道，濟世活人的醫術是仁術。

柯琴在他的《傷寒來蘇集》序文中講：「胸中有萬卷書，筆下無半點塵者，始可著書。」就是說，學問研究有成的

人，要著書立說，必須以「胸中有萬卷書」作為基礎。「筆下無半點塵」，自然沒有任何功利之心的干擾，這時候，一個人才可以談得上著書。同樣，作為臨床醫生，也應該做到「胸中有萬卷書，手下無半點塵」。

清代名醫喻嘉言曾經講過：「不學無術，急於求售，醫之過也。」說的是自己沒有把醫理學好，急於自我包裝，向老百姓兜售自己，那不是我們應該做的。

本人早年學醫之初，老師柴浩然先生寫了一幅捲軸給我，上面是孫思邈的一段話：「為醫者，無一病不窮究其因，無一方不洞悉其理，無一藥不精通其性，庶幾可以自信，而不枉殺人矣。」老師藉這一段話，深寓著他對我的殷切希望和要求，令我終身銘記，使我終身受益。

這些年在與年輕人交流時，常常談到「用心」二字，習慣上所講的用心看病，中醫另有解釋。這裏的「用心」二字不要作為形容詞去理解，應當作為動詞來看待。是用自己的心，用自己的真誠，用自己掌握的全部知識，用自己訓練有素的理性思維能力，來為面前的每一個病人診病治療。

僅僅把「用心」理解為一心一意，對於中醫臨床工作而言是不夠的。中醫是思辨性的科學，所有的辨證論治，都是在我們的頭腦裏完成的。因此中醫的頭腦必須無雜無染，全神貫注，冷靜理智。用心，是對病人的態度，也是中醫學要求必須這樣做的。

中醫的臨床診治，既是聖潔的、嚴謹的腦力勞動，也是純粹的、無可取代的思辨過程。尤其在四診過程之中，更需要用我們的心，用我們的理性思辨去對待病人。在臨床中，大人小孩，貧窮富貴都是同樣的生命，對任何人都不得草

率，這是理性思辨對待病人的前提。

這些年談到醫患關係時，我常常想：醫生與患者之間的關係，是以生命相托的世界上最崇高、最可貴的關係。我們做醫生的，面對的每一個病人，都是兩隻手托著一條命而來的。這輩子總有一天，我們自己或者自己的親人也是兩隻手托著一條命的病人，到那個時候，你希望對面的醫生如何對待你呢？作為一個中醫，我們每天都需要反省自己在臨床中有沒有做到用我的心，誠心誠意地維護生命的尊嚴，幫助病人解決身體的痛苦，這是每一個合格的中醫都必須做到的本分。

「求仁先需求智，成智當輔以勇」，就是說，幫助百姓解決疾病痛苦，要有智慧，有醫術，還要有勇氣。我的老師柴浩然先生在我學醫業滿出師，行將獨立從事臨床工作的時候，又送給我三個字：「智、仁、勇」。《孫子兵法》裏說：「將者，智、信、仁、勇、嚴也。」一個領軍之將，需要有這五個標準。作為醫生，「智」是我們的醫術學問，「仁」是我們的良心道德，「勇」是面對危重病人時候不怕風險、不怕責任的擔當。有擔當，才會像孫思邈講的那樣，在危急關頭全心、全意、全力、全能地一心赴救。

其實，一個醫生有勇氣的時候，也同樣是增長智慧的時候，每經歷一次危重疾病的搶救治療，醫生的智慧和醫術就會提升一步，這不僅是個人的實踐體會，而且是自古以來每一位醫生成長的必然過程。

✚ 六、結尾的話

本章著重從中醫學自身的科學角度，討論了提高中醫臨

床療效一些相關問題。確保中醫臨床療效，還涉及外在的諸多因素。文化環境、醫療體制、資源分配與合理利用，還有相應的符合中醫發展的政策法規等，這些問題都會影響到中醫的臨床療效，我們在這裏沒有涉及。

作為一個中醫，需要從更高層次上去要求自己。要成為社會上有用的中醫人才，成為一個忠於職守，一心扶危救困、救死扶傷的中醫工作者，除了需要有宗教情懷，需要有良好的醫德外，還應當經常心存感激，心存感恩。這種感激與感恩，是發自於內心，自然而然的一種精神涵養。

天地萬物中，人是第一可寶貴的，中醫工作者首先應當感激的是自己，感激自己這一輩子選擇了人世間這一最好的職業。中醫工作者同時應感恩病人，他們將最可寶貴的生命交付給我們，讓我們在病人痊癒之後享受到了人世間無與倫比的快樂和欣慰。

其實，天下所有的醫生都應該，也都會有這種感激與感恩之心。有這種感激與感恩，就會有勇氣，就會有自覺的社會責任。有宗教常識的人都知道，上帝創造天地萬物之後，第六天造了人，並把萬物都交給人來管理。這與中國人常說的人是天地萬物之靈，人和天地並列為三才是同一個道理。

作為醫生，我們不是修理機器的工匠，我們面對的是天地萬物之靈的人，這是社會上最高尚的職業，而且是自己選擇的職業。

在西方人的觀念裏，世界上有三個最好的職業，醫生、教工和律師，這些都是直接為人服務，直接保護人的職業。為此，我們應該常常感到滿足、充實、欣慰，常常滿懷感恩之情。

提高中醫臨床療效，我們還面臨著許許多多的困惑與困難，往後還有許許多多的困難和問題需要我們克服與解決。為了肩負的重任，我們也應該心存感恩。天下有多少人，過去有多少中醫工作者能夠像今天的我們一樣，享受克服困難之後心內的快樂呢！

　　其實，我們應該懷著感恩之心對待今天，對待未來。在肩負重任的情況下，愉快地把中醫的事做好。《聖經》裏，聖保錄宗徒在《格林多人後書》的最後有一句話：「我一無所有，卻無所不有。」今天這個時代，已經讓我們在物質生活上得到了前所未有的滿足，我們為什麼不能理直氣壯地說一句：「我什麼都不缺」呢！為什麼不能無有所愁、無有所憾的滿懷著感恩之心，對待今天，對待未來呢！

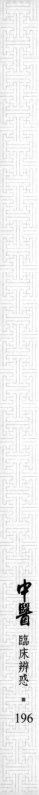

第五章

辨證論治的思維程式及臨床舉隅

人們常說，找西醫看病講究認門，找中醫看病講究認人。講到認人，就會想到醫分三等之說。人們常把中醫分為哪三等呢？有陰陽會通之醫，有辨證論治之醫，有經驗之醫。陰陽會通之醫，是對於哲學領域的相關學問功底很深的醫生。他們上通天文，下知地理，中曉人事，因而能夠全面把握中醫學自身的理論科學和臨床技術。這類中醫，古往今來為數不多。

大多數中醫，是辨證論治之醫。這一類醫生能夠心領神會地理解中醫學的基本科學原理，並能用這些科學原理指導自己的臨床思維，取得比較好的臨床療效。

經驗之醫，指的是對中醫理論知之不多，也不能用中醫的理論去指導自己的臨床辨證論治全過程。有的人手裏掌握若干條方劑，病人來了，他就在自己所瞭解的範圍裏尋找對號入座的方劑或藥物，往往也會有一定的療效。

歷史上中醫學術的傳承，臨床人才的培養，多以師承式教育為主。因此老師的水準高低不一，學生的能力自然懸殊。加之過去學術交流氛圍與方式的侷限，臨床中經驗之醫所占的比例比較大。半個多世紀以來的中醫西化，導致了中醫基礎科學體系與中醫臨床技術體系的嚴重扭曲與解體，臨床中熟練掌握辨證論治思維方式的醫生，隨之越來越少，由此造成了當代中醫臨床水準朝著經驗化方向不斷倒退的嚴重後果。

從中醫教育和社會對中醫的需求來說，我們必須如實地承認這一現實，認真地改變這一現狀，在弘揚中醫學術的前提下，培養出大量的熟練掌握辨證論治思維方式的臨床中醫，以適應社會民眾對中醫藥防病治病的迫切需要。

1998 年在廣東省中醫院的一次學術講座之後，當時的院長呂玉波先生問我：「要辦好一所中醫院，最為需要的是什麼？」我說：「你現在最需要的，也是社會上最需要的，就是有一大批能夠熟練掌握辨證論治思維方式的臨床熟練工。」

他問：「為什麼說臨床熟練工？」我說：「辦醫院就好像開工廠一樣，由大門進來時是病人，從大門出去的是健康人。在這個為創造健康服務的工廠裏，主體是熟練掌握辨證論治思維方式的醫生，主人也是熟練掌握辨證論治思維方式的醫生。」

醫院裏不能搞西化中醫人才的教育，也不用搞西化中醫理論的「科研」。醫院裏的教育是醫生臨床思維能力的再培訓，醫院裏的科研是臨床醫生之間的學術討論與交流。如果要把臨床中醫作為一種職業、一種工作來看，那麼從事這種工作的人就相當於工廠裏熟練的技術工。他們不一定是哲學、人文領域的大學問家，但他們應該通曉中醫基礎科學知識，必須熟練掌握辨證論治的思維原則與技能，能夠把辨證論治的思維方式成功地應用於臨床防病治病的實踐之中。所以我才說，辨證論治之醫，應該是中醫院人才結構的主體隊伍，也是中醫教育的基本目標。

今天我們在這裏討論辨證論治的思維程序，也是針對中醫院這一環境裏的人才主體而進行討論的。

✢ 一、辨證論治的提出及含義

提高辨證論治的臨床素質，是 20 世紀後半葉中醫界喊得最響亮、最緊迫的基調。中共中央下達的 1978 年 56 號文件的主旨，是因為中醫臨床上辨證論治的主體隊伍既乏人，又乏術，所以要求狠抓中醫後繼乏人問題的解決與落實。但是直到今天，令人倍感焦慮和不安的是，中醫界真正洞悉辨證論治含義，真正擅長辨證論治臨床思維技能的人，其實並不多。這是本人在中華中醫學會工作的十餘年裏，在與全國老一輩中醫藥專家朝夕相處的日子裏，瞭解最多、感觸最深、朝時暮想的問題之一。

20 世紀 80 年代，在國內曾經以行政號召的形式，做過一段中醫臨床病證診斷標準化、規範化研究，將所謂的成果迅速在中醫臨床中大加推廣。

實踐證明，這種貼著辨證論治標籤的中醫臨床病證診斷標準化、規範化，所奉行的正是第四章裏所討論的「方證相對論」、「方病相對論」和「證候群」的模式。

從理論上講，中醫臨床病證診斷標準化、規範化所遵循的，是以感性認識水準為根據的標準化、規範化。因為將中醫臨床辨證論治的理論思維丟掉了，所以便無可挽回地將中醫大踏步的、理直氣壯的經驗化了。

這種以感性認識為根據的規範化、標準化，曾一度被奉為全國評定「三甲」中醫院的硬性指標。後來在實踐中儘管逐步淡化而流於形式，但是這些規範化、標準化在學術上造成的影響，至今未能徹底澄清，仍不時地流露在口頭上。針對這種現實狀況，我們更需要將辨證論治的具體含義，在理

論認識上真正釐清楚。

（一）關於辨證論治的提出及其沿革問題

比較接近辨證論治這一詞彙的，出現在明清之際周子干先生的《慎齋遺書》裏。該書的卷二中有一篇，篇名稱為「辨證施治」。「施」和「論」的含義是相近的，或者是一致的。在《慎齋遺書》以後的中醫著作裏，有的稱為辨證施治，有的稱為辨證論治。

清代程國彭先生在他的《醫學心悟》一書裏，曾經提到「施治」，也提到「辨證」，但他沒把這四個字連在一起。清代章虛谷先生在他的《醫門棒喝》裏，有一篇叫作「論景岳書」，其中直接出現了「辨證論治」的字樣。這一提法在當代，受到中醫界的廣泛認同，逐成為代表中醫臨床過程與特點的普遍提法。

20 世紀 60 年代以來，辨證論治幾乎上升為規範中醫臨床過程和中醫臨床特點的最高標準，被中醫界普遍認同。在這一時期比較早地提出辨證論治的權威人士，是任應秋先生。他是北京中醫學院（即現在的北京中醫藥大學）建院時的著名教授。1955 年他曾經在《中醫雜誌》上發表過一篇文章《中醫的辨證論治體系》。在那篇文章裏，明確地提出了對辨證論治這個詞的看法。所以任應秋教授，當屬完整地使用辨證論治的第一人。

1957 年，當代名中醫秦伯未先生在他的《中醫的辨證論治概說》（《江蘇中醫》）一文裏，也進一步重複和明確了辨證論治這一提法的含義與運用。20 世紀 60 年代全國在盧山召開了中醫專家會議，專題討論重新修訂第二版中醫院校

教材，在那次會議上全國中醫專家進一步統一了對「辨證論治」的認識。從此，辨證論治正式出現在第二版中醫大專院校的教材裏，成為中醫學術上一個規範提法。

其實，「辨證論治」最早的提法，應該是來自於《黃帝內經》與《傷寒雜病論》。這是怎麼理解的呢？在現存的中醫典籍裏，「證」與「候」字最早出現在《黃帝內經》裏。而《黃帝內經》關於討論病機診斷的篇章最多。病機診斷的過程，是基於對證候的辨識，進一步上升為對疾病本質認識的過程。所以病機診斷，就是由辨證而來的關於疾病理性思維的結果。比如，《素問·熱論》、《痺論》、《痿論》、《評熱論》等，都應該是《黃帝內經》專門討論辨證的具體篇章，也都是辨證的臨床範例。

《黃帝內經》關於「論治」的內容也很多，主要體現在關於治則的討論上。治則是《黃帝內經》討論的重要範疇之一，治則即專門討論疾病治療的原則的，也就是論治的。比如，《素問·至真要大論》中說：「風淫於內，治以辛涼，佐以苦，以甘緩之，以辛散之。熱淫於內，治以鹹寒，佐以甘苦，以酸收之，以苦發之。濕淫於內，治以苦熱，佐以酸淡，以苦燥之，以淡洩之。火淫於內，治以鹹冷，佐以苦辛，以酸收之，以苦發之。燥淫於內，治以苦溫，佐以甘辛，以苦下之。寒淫於內，治以甘熱，佐以苦辛，以鹹瀉之，以辛潤之，以苦堅之。」這些，都為論治的內容。

從上述討論與舉例上看，《黃帝內經》通篇都在廣泛、深入地討論著辨證論治的內容，都在全面、具體地運用著辨證論治的原則。

張仲景的《傷寒雜病論》裏，各篇的篇名都叫「辨××

病脈證並治」。辨證，就是「辨××病脈證」的縮寫。現在我們講的論治，就是張仲景的「並治」的意思。把整個篇名聯繫起來，其中都包含著「辨證論治」的原型。聯繫到張仲景在《傷寒論》和《金匱要略》裏所討論的具體內容，都是辨證論治思想在中醫的外感病和雜病過程中的應用。所以說，《傷寒雜病論》全書是實施「辨證論治」思想與原則最早、最成功的典範。

事實證明，「辨證論治」貫穿在整個中醫的經典理論之中，中醫學從一開始，就是在辨證論治這個基礎上逐步發展成熟起來的。因此，20 世紀 60 年代以「全國統編」教材的形式，把辨證論治這一提法加以規範，自然是順理成章的事情。

（二）關於辨證論治的具體含義的理解

今天，面對非常響亮的「辨證論治」這個提法，我們仍然需要對它的含意加以討論、說明。20 世紀 80 年代，以國家科研項目的形式，研究中醫的臨床診斷規範化、標準化。當時所提的辨證論治，已經被人們虛化為徒有其名的口號了。正是那徒有其名的臨床診斷規範化、標準化，實實在在地使中醫臨床經驗化了，直到今天，許多人仍然停留在迷茫裏。所以針對規範化、標準化的沉痛教訓，我們更有必要把「辨證論治」的真正含義，講清楚，鬯明白。

《辭海》裏關於「辨」的解釋，是「考問得其定也」。這裏的「考」是辨的過程，這裏的「定」是辨的結果。只有在這樣的過程裏，才能夠逐步地對事物的本質有所認識，有所瞭解。

在「考問得其定也」的這個「辨」字裏，還包含著三層意思：第一是按照依據，第二是分析評議，第三是做出判定。依據、評議、判定這三層意思，又是上下相互聯繫的。

從依據開始，首先在感官上準確地抓住事物的外在現象，然後把現象放在理性思維中進行分析、比較、評議，對事物的認識逐步逼近理性的本質層面，最後做出的判斷，就是對事物本質認識的結果。

所以在這個「辨」字裏，包含著理論思維的全過程，或者可以說，「辨」是理論思維的系統概括。這裏圍繞「辨」字一再說明的目的，在於強調千萬不能把它理解成眼睛，理解為感性認識，理解為「看見」或者「聽見」。

我們前面提到的 20 世紀 80 年代中醫臨床診斷的標準化、規範化，就是把「辨」感官化、感性化的代表。因為「方證相對論」基礎上的標準化、規範化，就是感官化、感性化的「見證就治」、「對證治療」。而我們這裏圍繞「辨」一再強調的，正是哲學產生和發展的過程。哲學的思維總是順著由感性認識到理性認識方向，一步一步昇華的過程。

接著我們談一談「證」。當代中醫教育，從學生入學開始學習《中醫基礎理論》那一本教材時，擺在學生面前的「證」就很不規範。

「證」的含義，在中醫學的發展過程中本來是非常清晰的。「證」，是四診所獲取的，人的生命過程中表現在整體層次上的，不斷運動、變化著的狀態。與「證」含義相同的完整詞彙，即「證候」。「證」在中醫學裏的含意，本來是很清楚的，亂就亂在內地 20 世紀 60 年代初開始的漢字簡化上。

漢字簡化之前，中醫學的文獻裏古往今來就只有一個

字，就是繁體字的「證」。可是打開現在的教材，我們看到的是三個字。一個是病字旁的「症狀」的「症」，一個是簡化字裏言字旁的「証」，還有在繁體字系統裏的「證」。

在漢字簡化之前的中醫學裏，「證」是作為中醫研究對象的含義出現的。內地簡化字之後的文獻裏，「証」和「症」，是並存的兩個不同的字。實際上，這兩個字代表了兩種不同的含義。「症」越來越屈從於西醫文獻裏「症狀」的「症」，即「臨床表現」之意。而「証」逐步轉意為與中醫文獻裏故有的「病機」一詞相同的意思。但是，這「症」與「証」這兩個字，究竟哪一個應該代表臨床表現？哪一個應該代表臨床病機？到現在沒有約定俗成的公開的規範，這兩個字一直在來回混用。

中醫院校第五版教材《中醫基礎理論》的緒論一節，在講到關於「證」的含意時，大體給了兩個含意：「證」是疾病過程中間的臨床表現，也是階段性的病理概括。這一解釋表明，編寫教材的老師不懂中醫理論常識。

臨床表現是透過四診，是人的感官所把握的。階段性的病理概括所講的「病理」二字，是從西醫的病理學借用的。保持中醫文獻固有的「病機」二字，稱為「階段性的病機」比較合理。顯然，《中醫基礎理論》裏關於「證」既是臨床表現，也是病機的說法，就沒有道理了。如果真是這樣，不僅《中醫基礎理論》需要重編，而且《黃帝內經》需要重寫，整個中醫的理論就要推翻重來，重新建構了。

再深一層考慮，按照這種說法恐怕中醫基礎理論就沒有存在的價值與必要了。中國近代是信奉馬克斯主義哲學的。馬克斯在其《資本論》裏說過這麼一句話：「如果現象和本

質認識可以合而為一的話，那麼一切科學都是多餘的了。」這就是說，如果「證」和「病機」是可以「合二為一」的話，那麼中醫就是多餘的了。

因為「證」是感性認識，是人的感官直面的東西；「病機」是理性思維對本質的揭示。所以，當表象認識和本質認識都是同一個層面上的認識，都用一個「證」字來表達的時候，那中醫學理論就只能自我解體了。

這個問題，是當代中醫學發展過程中，自身存在的最大的理論問題。直到今天，這一問題不僅沒有得到認真的澄清，而且沒有引起中醫學術界的高度關注，這實在是中醫生存與發展上一件危險至極的大事。「證」的概念不清，「辨證」自然成為空話，「病機」自然成為擺設，接下來「論治」裏所包括的立法、選方、用藥，完全失去了理論依據。人們口頭上炫耀的「辨證論治」，還有什麼意義呢？從這個意義上講，討論「辨證論治」的時候，首先必須給「證」（即證候）一個準確的定義。

本人在《中醫復興論》裏討論到，證候是望聞問切四診所獲知的，生命過程之中表現在整體層次上的機體反應狀態，簡稱證。中醫看到的臨床表現，就是看到了這些狀態。

臨床表現是望聞問切四診的感官所見，是感性層次上的認識，病機是臨床理論思維的結果，是對疾病本質的理性認識。所以，證候與病機原本不是同一個層次上的概念，不可混淆。

漢字簡化以後，在沒有深入研究、思考的情況下，使中醫文獻中出現了「症」與「証」兩個字。有時用「症」表徵臨床表現，用「証」表徵病機；有時用「証」既表徵臨床表

現，也表徵病機。因而在中醫的核心理論上，造成了近六十年大困惑，大混亂。所以，我們還應該保留「證」原來的含義，同時也恢復「病機」本來的價值。

討論了「證」之後，接下來我們再講一些關於「辨證論治」的認識和理解。

「辨證論治」這四個字，應該說它是一個短語，而不是一個詞，也不是一個詞組。把「辨證論治」這四個字拉長了、解開了看，它的真實內容是「辨機求機，審機論治」。這顯然是一句話，或者一個短語。為了更有利於理解，有時候索性表達為「辨機求因、求機，審因、審機論治」。相比之下，如果「辨證論治」視為一個詞或詞組，顯然把其中的「求機，審機」或者「求因、求機，審因、審機」丟掉了，這對「辨證論治」來說，是把其中的核心挖掉了。「求機」和「審機」的核心挖掉了，就好像把一個人的心去掉了一樣。中醫學裏理論思維的核心被挖掉之後，整個中醫學就變得「無心」了。這是中醫學非常危險非常悲哀的大事，一定要還本清源，千萬不可等閒視之。

在中醫學基礎裏，常常講「病因」和「病機」，其實「病因」和「病機」在中醫學理論上是一回事，可以直接說，「因附於機」。「因附於機」是什麼含義呢？意思是病因是病機的組成部分，也可以說病因是病機的要素之一。講病機的時候，病因已經包含在其中了。

當代中醫把病因與病機分而稱之，一方面是陳無擇「三因」之說影響，一方面是從西醫那裏學來的。陳無擇提出「三因」之說，是出於初學者對中醫病因概念便於接受的原因。西醫把病因與病機分而稱之，因為西醫裏的病因與病理

原本不在一個層面上。

　　中西兩者在病因上的關鍵區別是，中醫在疾病發生的原因上強調「多因素的相關性」，西醫在疾病發生的原因上強調「單因素的決定性」。比如中醫認為外感病發生是「內外因相互作用而為病」，強調「內因為主導」的思想，西醫則傾向於「外因決定論」以及細菌、病毒為主導的思想。所以在中醫的「病機」裏，包含著三個方面的要素：第一包含著發病的原因，第二包含著疾病的性質，第三包含著疾病發展的未來趨勢。

　　一提到病機，醫生的頭腦裏就必須同時想到病因、病性、病勢這三個方面，才能全面準確地理解疾病發生、發展、變化的樞要。如果把病因和病機分開，無視發生、發展、變化的來龍去脈，就很難做到胸有定見，主動在先。

✛ 二、辨證論治的思維程式

　　前面詳細討論辨證論治的含義之後，接下來將討論辨證論治的思維程式。程是過程，突出了辨證論治的時間特性；式是方式，突出了辨證論治的空間特點。

　　為了便於理解，便於頭腦裏形成一個先後聯繫的整體框架，這裏為大家總結了一個圖表，試圖說明中醫辨證論治的思維特點及其過程。之所以用「程式」這個詞，就是試圖在說明辨證論治思維的時間與空間特性、特點的同時，從其先後聯繫上形成一個整體過程，並相對地固定下來。這對於臨床上辨證論治思維的規範，相信有其積極的意義。

　　在這一圖裏，包括了十個環節，三個重點，一個核心，從前到後貫穿著中醫基礎科學體系一條主線。

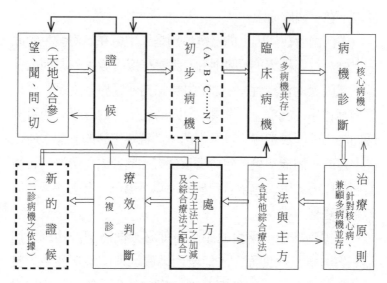

辨證論治的思維程式示意圖
——證、機、方、效因果鏈

辨證論治的思維程式示意圖，全圖包含十個環節，三個重點，一個核心，貫穿著一條主線。這一條主線，就是建立在哲學基礎上的中醫基礎理論。具體而言，就是作為中醫基礎理論核心的藏象學說。在這裏，我們圍繞這一條主線，對辨證論治的思維程式示意圖做一些簡要的說明。

十個步驟，指的是示意圖中的十個方框。

第一步是望聞問切

在這一步裏，要考慮「天地人合參」和四診的關係。我們在第二章裏講過，中醫的藏象理論是以「天地人合參」為基本觀念而建構起來的，離開了「天地人合參」，就是離開了完整的藏象理論；離開了藏象理論，就打不開辨證論治理論思維之網，就不可能完整地抓住臨床望、聞、問、切四診

應該抓到的臨床表現。

第二步是透過望、聞、問、切，認識病的「證候」

「證候」是透過望聞問切四診所獲知的，生命過程中表現在整體層次上的機體反應狀態。這是在天地人合參的情況下，中醫眼中的「人」的全部表現，也是人體藏象運動的全部外在表現。換句話說，中醫的人是天地人合參的人，是藏象運動表現在整體層次上的機體反應狀態的人，而不僅是肉體的人。故透過四診所見到的證候之人，機體反應狀態之人，就是天地人合參之人的全部表現。

第三步是認識初步病機

這是在四診的基礎上，經過中醫基礎理論指導下的理論思維，對病機的初步概括。初步病機，即臨床上對疾病本質的初步認識。這當然是不一定可靠的，多數情況下必須進行檢驗。這種檢驗的方法是重新回到證候之中去，用初步病機應該包羅的證候，與初步病機之前所應見到的證候進行比較。在比較中對初步病機之前所應見到的證候，加以必要的充實或調整。

第四步是臨床病機

即在充實或調整後的證候基礎上，再一次概括、演繹出新的病機認識。我們將這一新的病機認識，稱之為臨床病機。這一臨床病機，我們假設它是比較全面、真實的病機概括，那麼這時候的臨床病機，很可能表現為「多病機共存」的形式。也就是說，臨床病機是這一病人身上舊病與新病，輕病與重病，急性病與慢性病等，多種病機共同存在的形式。在這種複雜的多種病機共同存在的情況下，我們不可能眉毛鬍鬚一把抓，把全部臨床病機統統納入當下治療範圍之

內。我們需要對全部疾病透過標本、虛實、輕重、緩急、真假的反覆權衡，來決定疾病治療上的先後、主次。這就需要認真思考，確定當下最需要解決的重點病機。

第五步是病機診斷

確定當下最需要解決的重點病機，就是這一步的病機診斷。病機診斷，也就是在「多病機共存」這個基礎上，抓主要病機。抓主要病機，也是習慣上說的抓主要問題。抓主要病機的最好老師，是張仲景。他不是對著外感病，統統使用某一種抗病毒的藥片；也不是見到太陽病，只知道使用一張處方。同樣是太陽病，他要區分傷寒、中風、溫病；同樣是太陽病傷寒，他還要區分兼證、變證、疑似證等。

這裏所舉的，就是張仲景抓主要病機或病機診斷的常見例子。可見中醫的臨床病機診斷，應該是核心病機的診斷。病機診斷，才是可以針對進行治療的病機。而病機診斷，也不是一次完成的，它同樣需要在辨證的理論思維的多次反覆過程中，才能夠逐步完成。

第六步，根據病機診斷結果，確定治療原則

這個治療原則，主要是針對核心病機的。當然，核心病機不是孤立的、簡單的，所以治療原則也不是單一的。前面講過，病機是藏象異常情況下發生的病理性改變。所以核心病機也必然存在於藏府之間的生剋乘侮之中，存在於氣血陰陽的消長變化之中。

由此可知，「主要是針對核心病機」的正確理解，還需要根據藏象理論，處理治療原則中的主要與次要的關係。進一步講，治療原則的確立，必須放在藏象與病機理論的整體之中，來思考，來權衡。

第七步和第八步，是選方、用藥。有了治療原則，就能夠立法、選方

有了法和方，就可以落實在藥上，開出處方了。這方面的道理，與治療原則裏所講的道理相同。

立法方面的大、小、緩、急、奇、偶、復，方劑組成的君、臣、佐、使，藥物加減的四氣、五味、升降浮沉、歸經等，都需要在治療原則的前提下，仍然放在藏象與病機理論的整體之中，來思考，來權衡。

第九步是療效判斷，第十步新的證候，這兩步皆是複診時的內容

上一次診斷治療、服藥之後的療效判斷，要以複診時的新的證候為根據。複診時所見的新的證候，是接著進行治療時第二輪辨證論治理論思維的第一步。療效判斷的時候，正是反思經驗與教訓的時候，是臨床中醫日常檢驗自己辨證論治理論思維的時候。中醫的臨床辨證論治理論思維能力，能否做到《中庸》裏所講的「苟日新，日日新，又日新」，日常的自我檢驗至關重要。

五十多年的臨床經歷使我懂得，一個不善於在複診中由療效判斷進行自我檢驗的人，是一個不善於運用辨證論治理論思維的人。如此久而久之，就必然會淪落為庸醫。

從整個辨證論治的思維程式示意圖中可以看出，十個環節裏三個重點，這就是證候、病機和處方。

第一個重點的證候，是透過四診所把握的臨床表現。第二個重點，是對病機的診斷。病機的診斷往往會出現很多反覆，我們的思維不可能一下子從證候的認識，上升到理性高度的病機認識。第三個重點，是多病機共存前提下，關於核

心病機的針對性治療。

在證、機、方這三個重點之中，病機診斷，亦即核心病機，是重點中的核心。把握住核心病機，自然就有了治療原則；有了治療原則，才能談到方和藥。記得年輕時讀毛澤東的哲學名著《矛盾論》，讀後上級組織大家聯繫實際談體會。當時我們正學習《傷寒雜病論》，我從《矛盾論》關於「抓主要矛盾」和「矛盾的主要方面」，聯繫中醫的辨證論治，認為中醫面對錯綜複雜的病情，如果用經驗性的對號入座的做法去治療，面對多不勝舉的方劑和藥物，很難做出恰如其分的選擇。

中醫臨床的辨證論治，就是抓住主要病機進行針對性治療，這就像《矛盾論》裏說的那樣，首先「抓主要矛盾」和「矛盾的主要方面」，「主要矛盾解決了，其他的矛盾也就迎刃而解了」。我的體會在同齡人中，一時傳為「活學活用」的佳話。這的確是中醫辨證論治理論思維特色與優勢的通俗易懂的解釋。所以在證、機、方三個重點中，病機診斷更是重點中的重點，核心中的核心。

整個辨證論治的思維程式示意圖，從十個步驟，到三個核心，再到核心中的核心，貫穿著一條主線，這條主線就是中醫基礎理論。如果對中醫基礎理論不熟悉，就談不上辨證論治思維程式的有或無。如果不會運用中醫理論，去思考臨床上的具體疾病的演變，就抓不住病機，甚至忘記了中醫臨床還需要辨證求機，審機論治。這樣的醫生，在臨床之中把中醫理論丟掉了，把貫穿在辨證論治之中的這條主線丟掉了。丟掉了辨證論治的主線，也就是丟掉了中醫理論指導下的臨床思維。這樣的醫生，自然是不懂辨證論治思維程式的

「經驗之醫」，他的診治能力就不可能再有顯著提升。

中醫界常常有一種奇談怪論，說什麼「不用管中醫科學不科學，不要在空頭理論裏爭來爭去，中醫的關鍵在臨床，能看好病才是硬道理」。這話說得太糊塗了。失去理論的指導，就不會有臨床理論思維；沒有臨床理論思維，就不會有準確的病機診斷；不懂抓病機診斷的醫生，所謂的診斷難是捕風捉影；靠捕風捉影治病的醫生，只能是庸醫，最多只配做「經驗之醫」。果真如此，你的臨床療效能保得住不下降嗎？社會上還需要你做什麼呢？

為什麼我們對 20 世紀 80 年代在內地從事的「中醫診斷規範化、標準化」是那樣不能接受呢？就是因為它從整體上，以國家名義和科研的美名，把中醫經驗化了。這個經驗化的痕跡，現在仍然印在大專院校的教材裏，尤其是印在臨床各科的教材裏。沒有哲學思辨，不要中醫基礎理論，那怎麼可以呢！

講到這裏，還需要進行一些說明。這就是，中醫臨床的逆向思維問題。所謂逆向思維，就是按照辨證論治的思維程式一步一步前進的時候，還要再反方向地退回去，做自我檢驗式的思考。在思維程式示意圖的十個步驟裏，前五個步驟應該是整個辨證論治的基礎。前五個環節始於感官認識，從望、聞、問、切入手，然後進入對證候的認識與把握。認識與把握證候之後，開始認識到了初步病機。認識到初步病機，遠不是辨證的終點，還需要從初步病機這一理論認識階段，重新回歸到四診。

由初步病機的認識回歸到四診時，就可能發現前一次四診中還存在著被疏忽、被遺忘的證候。證候在第二次四診中

得到完善、補充之後，醫生的頭腦裏立即產生出第二次初步病機的認識。由第一次四診上升到初步病機，再由第一次初步病機回歸到四診；然後第二次由四診上升到初步病機，再由第二次初步病機回歸到四診。臨床中如此這般的一來一回，可能需要經過多次反覆，也許三次五次，也許十次八次。當醫生本人認為對病機認識的確清楚了的時候，他對疾病的認識才會上升到病機診斷，亦即核心病機的階段。

上升到對疾病本質認識的時候，就是對一個具體的病人在具體的時刻，對其牽一髮而動全身的具體病機的真實把握的時候。到了這一步，往下的立法、遣方、用藥才有可靠的依據。因此思維模式圖裏的前五個環節，是整個辨證論治臨床思維過程的基礎。

在理解辨證論治思維程式示意圖的時候，還需要注意一個問題，這就是病機認識的再求證。前面講到，從治療原則，到選方，到用藥，都必須以病機為依據。當把處方交給病人的時候，醫生對某一具體病人具體治療的第一次辨證論治的思維過程，方告完成。接著還會有複診。

當病人第二次來求診的時候，醫生首先要面對前面的治療做全面的瞭解，有沒有療效，療效是否理想，這其實是對第一次辨證論治的再檢驗、再求證。

這種再檢驗、再求證不僅是對前一次辨證論治的反思，也是對第二次辨證論治的啟示。所以再檢驗、再求證不是在辨證論治思維程式之外，而是在整個思維之內的不可忽視的環節。對於其他醫生經手治療的病人，這一次改診而來的病人，尤其需要認真、仔細查閱病歷，做好再檢驗，以利於把握好今天的新起點。

✚ 三、關於提高辨證論治思維水準的幾個問題

圍繞提高辨證論治理論思維的水準，這裏談四點看法。

（一）關於證候在理論思維中完整、真實呈現的問題

從感性的證候認識到理性本質的病機認識，是中醫辨證論治的一般性過程。這其中，對證候完整、真實的認識，無疑是準確認識病機的重要條件。而能否做到完整、真實的認識臨床證候，除了熟練的望、聞、問、切四診的功夫之外，還有一個證候在理論思維中完整、真實呈現的問題。在理論思維中完整、真實地呈現，既需要理論反思，也需要前面所講的逆向思維。

《黃帝內經》在其《至真要大論》裏有這樣一段話：「謹守病機，各司其屬，有者求之，無者求之，盛者責之，虛者責之，必先五勝，疏其氣血，令其調達，而致平和。」這段話裏的「有者求之，無者求之」是什麼意思呢？就是說，在四診過程中當上升到病機概括的階段時，應當由病機概括再回到四診之中，檢驗一下我們在病機概括這一理性認識上，是否對四診時的證候都能得到真實、可靠的解釋，是否四診所見的證候都包含在病機的理論範圍之內。

如果有些證候並沒有出現，那是為什麼；如果有些證候出現了，那又是為什麼？這種反向思維，在《至真要大論》這段話裏已經講得很清楚了。

這種反向思維，就好像小學數學裏對加、減、乘、除四則運算裏的驗算方法一樣。四則運算的結果是否正確，學生是在驗算中自我鑑別，在驗算中提高智慧的。

證候在理論思維中完整、真實地呈現，貫穿於中醫臨床的全過程。我們前面講到由初步病機到病機診斷時，提到「多次反覆」一說。

由第一次初步病機返回到四診時，是對產生第一次初步病機的證候所做的完整、真實呈現的反向思維。由第二次初步病機返回到四診證候時，則是對第二次證候認識所做的完整與真實的反向思維，如此循環往復，有時需要多次。在由證候到病機、由病機返回證候的循環認識過程中，人們對證候的認識越來越完整、真實，對病機的認識則自然越來越逼真、準確。

這是人類從感性認識到理性認識昇華的普遍規律，也是哲學智慧產生、形成的必然過程。所以，中醫的臨床辨證思維程式，也必須始終遵循這一規律和過程。

（二）中醫在臨床辨證論治中，必須始終不渝地堅持臨床證候的哲學本性

我們曾經講過，世界上有兩大類科學。一類科學，是在哲學基礎上的科學；另一類科學，是在近代的物理學、化學基礎上的科學。哲學基礎上的科學，研究的主要對象是生命，是廣義的生命。不僅指生物學範疇裏的植物、動物的生命，而且社會的演變，歷史的變遷，都是從廣義角度上所講的生命。

物理學、化學基礎上的科學，基本上可以劃歸為「非生命領域」。在現代西方醫學的研究過程之中，就是使用非生命領域裏的物理學、化學，去研究生命領域裏的人的形態、結構與功能。這種研究，就像我們前面提到的柏拉圖解剖青

蛙時所遇到的問題那樣。他在兩千多年前就已經感悟到，人只能拆散生命，人不能組合生命。

到今天，現代醫學仍然是以非生命領域裏的物理、化學方法，去拆散整體的人的生命，以研究人的整體生命層次之下的組織、器官，以及細胞的生命現象。人的整體生命現象與人體內的細胞生命現象，完全不在同一個生命層次上，彼此相差很大，根本沒有類比性可言。現代西醫的這種研究，從非生命領域裏的學術研究自身發展的歷史來看，有其很大的進步，但是我們必須清醒明智地看到，這種研究必然存在著自身內在的自我無法克服的侷限性。

哲學領域下的科學，它的研究對象是「現象」。中醫學認為，現象就是證候。現象就是廣義的生命過程的展現；這種展現於生命過程之中的現象，就是生命過程中一個一個相互連接的環節。因此現象變化的過程，就是一環扣一環的生命演變的過程。

從總體上講，我們說它是「過程」；從局部來說，我們說它是「環節」。「環節」構成了「過程」，「過程」包含著「環節」。所以過程才是生命運動、變化的真實。

哲學研究的是生命，研究的是過程，是環節，這些環節鏈接起來就是動態的生命。所以從哲學研究開始的第一步，首先要澄清哲學研究對象的這一特性。同理，中醫研究的也是生命，也是過程，也是環節，這些環節鏈接起來就是動態的人的整體生命。人與萬事萬物是同一個層次的生命現象，人與萬事萬物並列為哲學的研究對象。所以從中醫研究開始的第一步，也首先必須懂得中醫研究的證候的這些特性。這對於中醫在臨床辨證論治過程中始終不渝地堅持臨床證候的

哲學本性，是至關重要的。

《周易》裏所講的「易」是什麼？為什麼叫「易」？後世常說，「易有三解」。

一解是「變易」，是指《周易》直面的是無休止變動的世界，研究的是不斷變化的萬物。所以《周易》從哲學的意義上講，它就是研究變化的「經」，也有人把它解釋為「變經」。

另一解是「簡易」，是指《周易》所概括出來的理論規律、法則，是對世界萬事萬物本質認識的高層次概括，對於指導人們認識萬事萬物的本質，具有執簡而馭繁的不朽價值。

第三解是「不易」，指《周易》對世界萬物本質認識的高層次概括，是千古不易的。不易就是不變的意思，所以也稱之為《易經》，「經」的價值和作用，是不朽性的、長存的。經典的東西，真理的認識，是超時空的，永遠不會改變。對於我們討論的證候來講，證候的特性首先是「變易」。

中醫面對的證候，與哲學研究的萬事萬物一樣，《周易》是從萬事萬物運動變化的過程著手進行研究的，中醫是從生命過程中整體層次的人的運動變化的證候著手進行研究視察的。這也與現代西方哲學裏最受當代人關注的《現象學》裏的現象，其本質含義是完全一樣的。因此，我們對「證候」是生命過程中整體層次的人的運動變化現象這一定位，必須給予高度肯定。

現象學裏講到「現象學的還原」，即「回到物自身」。所謂「回到物自身」，從中醫角度上來理解，就是回到了生

命運動變化的真實的證候之中。因此千萬不要把運動變化的證候，當成一個「片段」，而必須把運動變化的證候，看成生命過程中不斷變化的「環節」。

為了不至於與西醫的概念之間形成混淆，這裏再舉一些例子，以說明證候的環節特性不同於西醫症狀的片斷特點。西醫面對著疾病的臨床表現，出於西醫的理論，以及由理論而形成的習慣觀念，把臨床表現視為片段。

西醫的《內科學》講到「症狀鑑別診斷」時，所謂的「症狀」，在那裏指的就是片段。

比如發燒這一症狀，拿出體溫表查過之後，表中顯示發燒的刻度是 40℃，這就是高燒，是病情比較重的表現，需要直接採取藥物降溫、物理降溫等方法，先把溫度儘快降下來。在西醫的視野裏，並沒有中醫所關注的與高燒同時出現的惡寒發熱、往來寒熱、蒸蒸而熱、日晡時發潮熱、真熱假寒、厥熱勝復等現象，也沒有太陽病、陽明病、少陽病、少陰病、厥陰病等疾病演變中的不同階段的特殊變化，以及不同階段特殊變化背後所隱藏著的不同病機的本質特點。

西醫只要見到 40℃ 這一空間性指標，就直接進行對症處置。對症處置的原則，是針對症狀這一孤立的片段，而不考慮這一症狀在疾病變化過程中的關係，也不考慮症狀與臨床病理診斷之間的聯繫。

由此可見，環節性的證候，與片段性的症狀，兩者在中醫與西醫兩種醫學體系的意義，是完全不同的。

然而直到現在，從中醫的教材，到中醫的臨床，流行於人的口頭的症狀與證候相互混淆的狀況，依然沒有引起學術界的重視和反思。所以我們只好見縫插針，反覆強調。

（三）把「三人」及其與證候所相關的一切凝聚在當下的問題

我們在第一章討論中醫藏象學說時講到，藏象即「三人」思想在中醫學理論中的創新。「三人」即天道之人、人道之人和個體化之人。這三種人合在一起，就是中醫學所面對的形上性的人。人們所認識的形上性的人，就是證候的人，就是表現在整體層次上的不斷運動變化的機體反應狀態的人。抓住了完整、真實的證候，就完整、真實的認識了中醫臨床時所面對的人。所以凝聚在當下，就是要把完整、真實的三道合一的人與證候的人，統一在今天的臨床之中。

我們這裏如此反覆說明，旨在強調藏象之人與證候之人的同一性。

（四）關於模糊識別方法與中醫四診中的證候定量問題

20 世紀 80 年代，學術界研究討論關於證候定量的問題時，有人認為中醫的四診指標不規範，不客觀，沒有數量化的依據。記得在一次研討會議上，我舉了這樣一個的例子：

我們一年前曾經認識的一個人，一年之後見面能夠認識，三年五年、十年八年之後，他的形態體徵、音容笑貌發生許多變化，但是憑著我們大腦的記憶和對其形態體徵、音容笑貌的模糊追蹤，相互一見面仍然能夠準確地認識他。如果我們換一種方式，按照數量化的理論與方法去認識一個人，就必須把這個人形態體徵、音容笑貌的一切特徵，凡是可以數量化的都把它全部數量化。

例如，頭髮有幾根，每根有多粗，睫毛有多少，眼睛有

多長，睜開後眼縫有多大，鼻子有多長，鼻孔有多粗等都把它完全數量化。假設一個人的形態體徵、音容笑貌的相關變量，從項量上做到了窮盡，每一項從數量上也做到了絕對準確，這時候把所有的數量化指標毫無遺漏地輸入到電腦裏去。當所有的指標輸入完成之後，我們只需從他頭上拔掉一根頭髮，這時你若在電腦上輸入這個人的名字，電腦馬上會給出翻臉不認人的答案來。

如若不信，你不妨嘗試一下。請你把一個病人望、聞、問、切四診所獲取的，你認為是全部、準確無誤的證候訊息，輸送到電腦裏去；你也把辨證論思維時你認為是全部、準確無誤的理論原則與思維方法，輸送到電腦裏去。與此同時，你再請一位你認為在辨證論思維能力上訓練有素的老中醫，作為對照。相信老中醫把病早已治好了，病人甚至也上班工作了，在工作中還做出突出成績年終獲獎了。而你所依賴的電腦對病人發病之初，到底有多少項的數量發生了改變，在輸入過程中還有多少項的數量接著發生了改變，你不僅還未搞明白，而且只怕是越搞越糊塗了！

20 世紀 80 年代有資料顯示：人類的大腦大約有 150 萬億個神經元。如果給每一個神經元儲存一個訊息，那麼一個人大腦裏的訊息儲存量，相當於美國國立圖書館全部圖書資料所含訊息量的 8.5 倍；如果仿照人大腦的訊息儲存量，製造出一台電腦來，那麼這台電腦的用電量，相當於當時南北美洲所有國家用電量的總和。即使人類終於製造出這樣一台電腦了，但是世界上 60 億人口，製造 60 億台這樣的電腦有可能嗎？

我們每個人從生下來便自帶著這樣一台電腦，為什麼人

們不首先充分開發、利用自己這一部與生俱來的價值無比的大腦，而要在一台機器上找出路呢？儘管電腦可以在一定的範圍，幫助人們做很多事情，然而要把中醫辨證論治的理論思維機器化、簡單化，與此同時把自己的大腦閒置不用，甚至扭曲頹廢，這不是創新，不是發展，不是現代化。

20 世紀 90 年代，著名的系統科學創始人錢學森先生曾經著文指出，「人體是一個開放的複雜的巨系統。」這一句中所說的開放、複雜、巨系統三點，就足以使世界上的電腦專家們望之生畏，聞之喪膽。講到開放，「開放」二字如何量化，你要開到哪裏，放在何處？講到複雜，「複雜」二字如何量化，有多少變量才叫作複雜？講到巨系統，「巨」字如何量化，巨系統中包含多少項要素，分做多少層次，相互的關係是什麼，相互的聯繫如何運行？因此錢學森先生明確指出，「人體科學一定要有系統觀，而這就是中醫的觀點。」所以用好具有 150 萬億個神經元的每一個人自有的世界上至今未能製造出來的大腦，在保證人體這一「開放的複雜的巨系統」的健康與長壽上，是最可寶貴的自有資源。

當然，開發和利用好這一台自有電腦的先決條件是，需要給這一台自有的電腦，安裝上足夠的哲學和系統科學的理論與方法這一套軟體。

隨著控制論、訊息論、系統論的發展，當代系統科學領域出現了一個新詞彙，即「模糊識別」。模糊識別既是一種研究思路，也是一種研究方法。大意是，模糊識別是面對多變量複雜系統時，一種最好的研究方法。哲學研究的萬事萬物是多變量複雜系統，社會、政治、經濟、軍事所面對的是多變量複雜系統，中醫所面對的人也是多變量複雜系統。這

一類事物的共同之處，均是變量太多，系統太複雜。對於多變量複雜系統的識別或判斷，精確數學意義上的數量化是沒有太多市場的，它只能依靠模糊識別方法。

模糊識別的目的與效果絕對不是模糊，恰恰相反，而是為求得對多變量複雜事物本質的最精確的識別或判斷。這裏我們不去詳細介紹模糊識別的專業理論與方法問題，只舉一些簡單的例子，以示其大意。

比如，人是一個多變量複雜系統。《黃帝內經》的最大的成功在於，它以「多因素相關性」為基礎，首先為中醫學建構起藏象學說——這一基礎科學體系的核心。多因素相關，是關乎生命與健康的多種因素；多因素之變，產生於生命與健康之變；多因素變化在常態下相對平衡，這是人體健康的常態與標誌。所以藏象學說就是以人體健康為前提的諸多相關因素關係、聯繫、平衡、穩定的理論模型。

再如，判斷藏象之間關係、聯繫的平衡與穩定，也是有數學為標準，來判斷的。不過，多變量複雜系統內所運用的數學標準，不是盡人皆知的習慣上所稱的精確數學，而是模糊數學。模糊數學在國外的發現，是美國理查德教授 1956 年提出的。其實，中國《周易》的陰陽，是模糊數學最早的原型，而且兩千多年來一直成功地運用於《黃帝內經》之中。模糊數學的計量，用的是數學的二進制，即「0」與「1」。判斷一種變量時，只是大體的衡量一下這一變量是接近於 0，還是靠近於 1？用中醫的陰陽來表示，如果將 0 視為陰，將 1 視為陽，那麼接近於 0，則是屬陰，接近於 1，則是屬陽。於是，把多變量複雜系統中的許許多多的陰、陽之變加以綜合，就可以判斷出這一複雜系統整體準確（或精

確）的屬性與特點了。

不言而喻，在中醫的臨床辨證論治的理論思維之中，無時不在地運用著模糊識別的思路與方法，只是我們平時不這樣說，不這樣看而已。只要我們能夠將藏象學說——這一多變量複雜系統裏的「多」及其相互關係、聯繫的規律熟爛於胸中，只要我們能夠將各種相關性的陰陽之變——運用這一模糊認識的原則與方法判斷的自如、得宜，就會覺得中醫臨床辨證論治的理論思維，其實並不難掌握。

如果有人再說中醫的臨床證候診斷不規範、不客觀、不標準，剛才所講的這些內容，或許可以給他一些回答、解釋和說明。相信糊塗人對以往的胡言亂語，一定會由此收斂一些的。

🏵 四、辨證論治的臨床病案舉偶

臨床辨證論治的思維程式圖，停留在文字表面是不行的，需要聯繫臨床，尤其是自己的臨床。從臨床入手，在臨床上複習，在臨床上深化，透過臨床的仔細思考、反覆推敲，把辨證論治的理論思維程式，自然而然地落實在自己每一天的臨床實踐中。在這裏，先講一點個人的想法。

1990 年，國家中醫藥管理局為瞭解決中醫後繼乏人的問題，突出中醫特色，起動了「全國名老中醫藥專家學術經驗繼承工作」。從全國推薦出 500 名專家，每人帶 1～3 名青年中醫作為繼承人，跟隨老專家三年，學習和繼承老師的臨床經驗。老專家的經驗，不僅是選方用藥的經驗，更重要的是辨證論治理論思維方式完整、準確運用的經驗。

那些年，方藥中先生《辨證論治七講》一書在國內頗受

推崇，但是仔細研讀之後仍覺得有許多未盡之隱。好在當時本人主持中華中醫藥學會期刊編輯工作，並主編《中國醫藥學報》，為了配合名老中醫藥專家的繼承工作，決定以《中國醫藥學報》的名義面向全國的繼承人每年舉辦一次有獎徵文活動。徵文內容中專門設了一條徵集典型病案的內容，要以「一題一病」的形式寫出一個完整病例，希望能夠詳細地反映出老專家臨床辨證論治的理論思維過程。

但是，連續三年的有獎徵文活動，這一苦心到頭來見到的是失望。不過透過這一件事，卻強化了本人研究辨證論治理論思維過程的動力。這一章關於辨證論治理論思維程式中「十個環節，三個重點，一個核心，貫穿著一條主線」，就是那一階段的研究概括。

為了有利於大家理解辨證論治的原則，這裏舉兩個病例。一個是運用辨證論治理論思維的，一個是脫離辨證論治原則的。這兩個病例都帶有一定的普遍性，供大家參照和比較。

【案一】下肢靜脈血栓案

患者×××：男，1939 年生，現年 69 歲，北京市人，教授，醫學專業。

1. 發病情況

2008 年 10 月 3 日（寒露節之前 3 日）晨 6 時患者起床欲如廁，左側下肢驟然急痛不支，由然大聲呼叫，當即手扶牆壁，左足不能任地。以患者職業所知，認為屬下肢靜脈血栓所致。家人遂將他扶至臥室，平臥歇息，半小時後疼痛略有緩解，即前往北京某知名醫院（西院）查檢診治。

經超音波檢查，見左側下肢靜脈血管中有 3.5×0.4 的血

栓陰影，醫生要求患者儘量臥床休息，減輕下肢負擔，並要求患者本人注意觀察，如出現因血栓變化而引起的其他意外情況，隨時來院就診檢查。因其家住醫院的隔壁，來去方便，故未收其住院。按照西醫的常規療法，服用阿司匹林腸溶片、洛活喜和銀杏葉提取製劑，在家服藥治療。以後幾天，左下肢沉重疼痛與發病時相比，有所緩和。但每於晚上8點之後，患者疼痛逐漸加重，半夜2時左右最甚。連續3個晚上，每到2時左右即疼痛難忍，不能入睡。應患者相邀，本人遂於10月8日前往其家中診視。

2. 診時脈證

患者體型魁梧，身高184公分，偏胖，體重110公斤。

望其神色，面無紅潤光澤，除了鼻王與兩顴之外，前額、兩頰、下頤皆沉暗晦滯。

患者兩下肢膝關節以下不溫，時畏風寒，皮膚明顯灰黑，往下的足背與足趾，灰黑尤甚。

患者舌體胖，舌色淡而略帶紫黯；舌上白苔滿佈，嫩白中略帶灰色，舌之中心苔灰白而厚膩。

診得患者六部脈具沉而遲，兩側寸脈濡緩，兩手關脈、尺脈沉遲微大，右關與尺，中取時見弦象。

3. 診前追蹤

患者青年時擅長體育，尤喜愛田徑、球類運動。故多年來相對脈緩，白晝每分鐘多60次左右，晚上常不足50次。患者自40歲起，患有慢性前列腺炎，伴前列腺肥大。有時血壓偏高，並有心臟供血不足現象，常於晚間子時左右因胸悶不舒而難以入眠；往往於此時飲用濃咖啡兩杯，方可安然枕臥入眠。患者年輕時因為擅長體育的原因，養成了貪涼飲

冷的習慣，每於盛夏，自覺最難煎熬，室內溫度常常控制在20度左右，並於座椅上墊一塊石板，以圖涼爽。患者臥室內用一台20年前生產的製冷機，溫度的調節只有高、中、低三檔，入夜時取中檔，一夜製冷不止，時在暑期，常不免於深夜時被凍醒。患者此次發病，是「寒露」的前3天；而在半月之前，即「秋分」的前3日，才撤下夏季床鋪上所用的竹製涼蓆。近兩年來，患者因著述所累，全年2／3的時間在北京圖書館查閱資料、抄寫卡片，一坐下來就大半天。多年來堅持的爬山、郊遊、活動鍛鍊，因此基本中斷。

4. 論治之一

綜合以上先後、天人、因果種種，乃高年陽氣不足，並為陰寒久羈，故令寒邪凝聚，阻滯經脈，不通則痛。治療當以溫陽益氣，袪寒通絡為法，宗補陽還五湯合當歸四逆湯之意，組方時酌情加減，處方如下：

生黃耆 15g　當歸尾 15g　桂枝 10g　遼細辛 10g　赤芍 10g　川芎 10g　吳茱萸 10g　炮附子 15g　紅花 10g　桃仁 10g　生薑 15g　炙甘草 5g。上藥 7 劑，水煎空心服用，每日 1 劑。同時叮囑患者遠寒涼，近溫熱；坐、臥姿勢交替，暫時節制伏案之勞。另外，按照「動則生陽，靜則生陰」的原則，建議患者適當散步，或者做一些下肢屈伸的運動，並勸告莫因下肢沉重或疼痛，而忌諱必要的肢體活動。

上藥服完 2 劑之後，患者來電話說，入夜自覺情緒興奮，甚至有欲工作之感，自查血壓，比平時略高，昨夜凌晨 3 時左右，偶然陽物勃起，這是十餘年來不曾有過的現象，頗為詫異。本人以為，乃陽氣復甦，寒凝初通之象，囑其原藥照服，不必驚異。

5. 論治之二

2008 年 10 月 14 日，正值 7 劑中藥服盡之時，也是西醫約其複診之日。當日中午患者來電話說，超音波複查時，技師們幾經翻轉推按，影像之下，血栓全無。遂將結果告知幾位主診醫師，令醫師們不可思議，更生憂心。十日前的診斷，有超音波為據，無可懷疑，溶栓的西藥，不曾見過如此之快的治療效果；尤其憂心的是，不論血栓化小，或者溶為絮狀，如果梗塞於重要器官的血管，其後果不能不令人生畏。面對這種情況，醫、患雙方覺得，患者除了下肢疼痛之外，其餘無任何不適，患者的血壓、心臟經檢查，未曾見到其他異常跡象。鑒於患者本人也是西醫教授級醫師，主動提出，主診醫生表示同意，患者回家靜養，中、西藥繼續使用，如有不適，再隨時來院診治。

當日下午，本人為其複診，患者面色於晦黯中略見紅活。

舌質淡紅，紫黯有減；舌苔白嫩而潤，中心略膩，灰苔全無。

診其脈象，右手關、尺的弦象全無，兩手沉遲之象略有減輕，寸、關、尺三部之浮、中、沉，各在其位。

另外，患者日間脈搏可達 65 次以上，晚上亦在 55 次左右，血壓平穩，未見反覆。

依中醫之見，效不更法，方做微調，於前方基礎上略加溫陽散寒味，處方為：

生黃耆 15g　炮附子 15g　遼細辛 15g　桂枝 10g　當歸尾 15g　川芎 10g　丹參 15g　赤芍 10g　雞血藤 20g　生薑 10g　紅棗 5枚　炙甘草 5g

上藥 7 劑，水煎空心服，日 1 劑。

6. 論治之三

2008 年 10 月 22 日三診時，知患者服上藥期間，除了晚上兩三點時下肢偶爾有輕微不適之外，白天行走活動，生活起居一如常人。面部晦滯漸消，明堂微見紅潤。下肢轉溫，不畏風寒，足趾灰暗之狀明顯見輕。舌體略胖，舌色稍淡，舌苔白潤，中心不厚。脈來和緩，沉之不大，不見弦脈。方宗當歸四逆加附子、雞血藤等。方中減輕溫陽散寒之量，立意平和，兼以扶正，集治療與善後於一方之中。處方為：

當歸尾 15g　赤芍 10g　白芍 10g　川芎 5g　桂枝 10g　遼細辛 5g　炮附子 10g　吳茱萸 5g　通草 5g　雞血藤 15g　生薑 10g　紅棗 5 枚　炙甘草 5g

上方 10 劑，水煎空心服，2 日 1 劑。

三診之後，再未令其服用中藥。除自服阿司匹林腸溶片外，偶爾血壓偏高時，服少量降壓藥。從此，患者對四時調養頗為留意，對春夏養陽的道理，尤其重視。一年半以後回訪，患者生活起居一如常人。

在這裏，我們順便談一些討論與體會。

1. 在與學生談起臨床看病時，常重複一句話：「把過去所發生的一切，都凝聚在當下。」過去，指發病之前。所發生的一切，指與疾病相關的方方面面。該病例的發病情況、診時脈象、診前追蹤三方面，都在其中。凝聚在當下，指綜合、彙集在發病後的今天。就是說，把違逆天道、人道和自身生存之道的各個方面，與今天發生的病情聯繫起來進行綜合考察。這就是天道之人、人道之人、個體之人在中醫臨床

辨證過程中的意義。辨證求機，首先要求對證的把握既全面，又準確。所以，發病情況、診時脈象、診前追蹤，這三方面缺一不可。外感病如此，內傷雜病也如此。

2. 任何事情的發生，總有因果關聯，誠如愛因斯坦所言：「因果律非存在不可。」中醫臨床所求的因，往往在天人相應之中，在生活細節之內，在醫患的交流之間。該病例就是這樣。從發病而言，相信有因才有果；從辨證而言，貴在見果而知因。在中醫看來，因有內因，有外因。知道內因、外因，則知道疾病的屬性；知道內外因和疾病的性質，則知道疾病發展的未來趨勢。而病因、病性、病勢三者，就是完整的病機——疾病發生、發展、變化的樞要。這也是該病例辨證論治的要點所在。

3. 患者素有血壓高之疾，而且時有反覆。該病治療中曾有過血壓反覆，這在西醫內行看來，頗為敏感。從一般常識看，患者平素心動過緩，身高 184 公分，體重 110 公斤，在這種情況下，必以血壓升高，方可維持機體代謝之常。這一點，臨床上應當活看。依平日臨床觀察體驗，在該患者使用溫陽散寒藥物進行治療中，只要舒張壓不高，收縮壓偏高一點，是不足慌張的。血壓一時升高或許是藥力使然，但也是其陽氣漸通、寒邪漸散的一種跡象。所以，本人堅持原法用方繼續使用，不予變更。

患者是西醫，本人是中醫，彼此雖是朋友，但是專業有別，看法有異。在理性地斟酌之後，必要的堅持更有益中西醫彼此的學術體驗與瞭解。因而 7 劑藥後，收效十分滿意。第二方再用，患者血壓未見反覆。用《黃帝內經》「有故無殞」之說作證，亦不無道理。

4. 西醫對該病的發病原因不明，治療尚無特異性的藥物可用，對患者血栓消失的不可思議，從側面證實了中醫藥的明顯效果。從中醫看，溫陽散寒通脈，與「遇寒則凝，得熱則行」的理論原則本無二致，取得滿意的臨床效果，是意想之中的，也是理所當然的。從中西醫配合的角度看，兩種醫學，理論與治療各異，各守其道，發揮優勢，是其關鍵。中醫如何在基礎科學理論的指導下，在辨證論治實踐中堅守理論思維的程式與特色，把中醫的臨床優勢充分發揮出來，才是至關重要的。該病之治，表明了這一點。

【案二】內傷發熱病案

2009 年，本人受聘於香港醫院管理局中醫部，從事青年中醫臨床培訓工作。那是一種形式新穎、方法靈活，青年中醫樂於參與的培訓。每天上午與下午安排各去一家醫院，與本院的青年中醫共同分析、討論他們自己在臨床中經手治療的病案，少則一個，多則兩個。本人與大家先熟悉病案，再共同討論，各自發表看法，本人進行理論與臨床的綜合分析，最後再接受青年中醫的現場提問。期間，每週為全香港的青年中醫舉辦一次臨床專題講座，雖由本人主講，但是照例留足答疑、互動時間，教學相長，氣氛熱烈。

現在提供給大家的這一病案，原為青年中醫臨床病案討論的共享資料。由於該案具有一定的代表性，後來曾在為全香港中醫舉辦的臨床講座中，與眾人共同分享。為了本章主題的需要，這裏照錄如下。

患者××，女，45 歲。2009 年 3 月 12 日初診。

主訴：右上腹反覆不適 2 年，伴低熱反覆近 1 年。

病史：2008 年 4 月起反覆低熱至今，入院檢查各項指

標無異常。曾診多次，亦於外院服了多劑養陰清熱中藥。2年前曾因膽囊息肉，行膽囊切除。

現病史：睡眠差 8 月。每日睡眠 1～2 小時，有時徹夜失眠，多夢（雖睡眠不佳，但不疲倦），頭脹痛，噯氣，情緒緊張，大便可。

體檢：右上腹壓痛，耳探體溫 37.4 度，掌心熱。舌脈：脈滑數，舌淡紅薄白，有齒印。

病名：脅痛病，內傷發熱病。

辨證：脾虛濕困，肝氣鬱結。

治法：疏肝健脾祛濕。

方藥：四逆散合四君子湯合小陷胸湯加減。

柴胡 10g　白芍 15g　枳殼 10g　黨參 15g　白朮 12g　茯苓 15g　川楝子 10g　鬱金 12g　茵陳 30g　黃連 8g　半夏 15g　陳皮 8g　生薑 8g　鱉甲 30g

2009 年 3 月 14 日二診：眠多夢減，頭痛減，噯氣，大便可。

體檢：體溫如前，右上腹壓痛減少，仍掌心熱。

方藥：上方去生薑，加青蒿 12g。

2009 年 3 月 19 日三診：服藥時口探體溫 36 度，停藥後反覆，眠 3～4 小時，多夢減，頭痛止，噯氣，大便可。

體檢：右上腹壓痛續減少。

舌脈：舌淡紅苔薄白齒印，脈滑。

方藥：四逆散合小陷胸湯加減。

柴胡 10g　白芍 15g　枳殼 10g　茯苓 20g　川楝子 12g　鬱金 12g　黃連 8g　半夏 15g　陳皮 8g　厚朴 12g　海螵蛸 20g　生薑 12g　升麻 8g　薏仁 30g

2009 年 3 月 23 日四診：服藥時症改善，停藥後體溫反覆。

方藥如前稍作加減。

2009 年 3 月 26 日五診：服藥時症改善，停藥後體溫反覆。

方藥如前稍作加減。

2009 年 3 月 30 日六診：服藥時體溫 36.9 度，眠 3～4 小時，口乾喜飲，頭痛反覆，噯氣，大便可。

方藥：補中益氣湯加減。

黃耆 15g　黨參 15g　白朮 12g　陳皮 8g　柴胡 10g　當歸 10g　益母草 30g　半夏 15g　大腹皮 12g　玄參 12g　薄荷 8g　石決明 30g　厚朴 12g

2009 年 4 月 6 日七診：服藥時體溫稍降，停藥後反覆。

方藥用小柴胡湯。

2009 年 4 月 8 日八診：病情穩定。

方藥用柴胡桂枝湯。

2009 年 4 月 16 日九診：體溫反覆，舌脈如前。

覆用補中益氣湯加減。

2009 年 4 月 20 日十診：服藥時症改善，停藥後體溫反覆，舌脈如前。

方藥：豬苓湯加桔梗　鬱金　赤芍　合歡皮。

2009 年 4 月 23 日十一診：服上方後發熱加重，口探體溫 37.5 度，掌心熱。

舌脈：脈滑，舌淡紅薄白齒印。現經行第 2 天，鼻塞咽痛，眠 3～4 小時，多夢，噴嚏，口乾喜飲，頭痛減，噯氣，大便可乏力，質溏改善量少。

方藥：丹梔逍遙散加石決明 30g　益母草 15g　熟棗仁 20g　合歡皮 12g　鬱金 12g

2009 年 4 月 27 日十二診：服藥時口探體溫曾見 36 度。鼻塞咽痛 2 天，眠 5～6 小時，多夢，噴嚏，口乾喜飲，頭脹痛，噯氣，大便可、乏力，質溏改善量少。

方藥：上方加減。

2009 年 5 月 6 日十三診：剛完成 1 療程抗生素治療。停中西藥後反覆發熱。現鼻塞咽痛，眠 5～6 小時，多夢，噴嚏，口乾喜飲，頭脹痛，噯氣，大便質溏。耳探體溫 37.1 度，口探體溫 36～6 度。掌心熱。

方藥：普濟消毒飲加減。

薄荷 8g　牛子 15g　桔梗 12g　板藍根 12g　牡丹皮 12g　赤芍 12g　石菖蒲 8g　香附 8g　炙麻黃 6g　銀柴胡 12g　半夏 15g　陳皮 8g　茯苓 15g

以下是當時本人在綜合分析時的發言，稍作文字修改，作為這裏的討論與體會。

1. **此案先後十三個診次，前後變更處方七首之多，而且前後處方的方義差距較大。**這種臨證使用方藥的「急轉彎」現象，在其他醫院的病案討論中也曾有所見。該案來自於門診，用方雖然不是出於一人之手，但是該案所反映的辨證不準，胸無定見的問題，從使用方藥的「急轉彎」上看，的確比較突出。而且病案記錄不詳，很難看出藥物變化的理論根據。在臨床專題講座中，選這一病例與大家討論，我們無意於褒貶，只是就學術現象來磋商學術問題。該案中涉及的，是青年中醫臨床中最容易出現的現象。希望透過分析、討論，能引起青年中醫的重視，以利於臨床工作的進步。

2. 關於中醫的病名診斷的問題。 按照現行的「中醫臨床診斷標準與規範」，要求在病案記錄中，同時寫上「病名診斷」與「證候診斷」。我們前面曾多次提到，「證候診斷」其實是病機診斷之誤。希望大家參照本人《中醫復興論》和本書的相關論述，將這方面的問題再仔細梳理一次，往後我們將不再就這一問題進行更正了。

這裏先就中醫的病名問題，做一些說明。中醫的病名，有以突出的證來命名的，有以階段性的病機來命名的。對於中醫臨床的「辨證求機，審機論治」來講，不論見到兩類病名中的哪一個具體病名，都不能直接進入立法、選方、用藥，必須進一步辨證，抓住具體的可操作的病機之後，才可以開始考慮立法、選方、用藥。所以，對於近代中醫「診斷標準與規範」中這一不盡合理之處，青年中醫應當明白，避免陷入歧途。

本案中涉及的病名有頭痛、低熱、脅痛、不寐等，不論以哪一個作為病名，都必須透過「辨證求機」的功夫，當把握住具體的可操作的病機之後，才可以在病機認識的基礎上，進入治療。為此請大家注意：中醫的「病機診斷」，不是「證候診斷」。證候的本意是現象，而不是本質。中醫的病機診斷，相似於西醫的病理診斷。西醫病名的確立，是以病理診斷為依據的。由此可以肯定，中醫「診斷標準與規範」要求的「病名診斷」是擺樣子的，無意義的，而臨床中的「病機診斷」才是最實際、最本質的。

就本案講，看到頭痛、低熱、脅痛、不寐等這些病名，如果可以視為診斷結果，可以直接進入治療，直接選方用藥的話，社會上還要我們中醫師幹什麼？病名出於病人之口，

把每一個病名之後，加上一個中藥處方，印出來發到社會上，不就萬事大吉了嗎？

3. **關於病機診斷的問題。**前面提到：中醫的「病機診斷」，不是「證候診斷」。證候的本意是現象，而不是本質。「病機診斷」才是最實際、最本質的。而本案提到「病機診斷」的，只有一處，即初診時所記錄的「脾虛濕困，肝氣鬱結」。其餘的十二個診次，幾乎都是在證候表述之後，直接進入遣方、用藥的。由第四診，到第十診，證候的記錄也極簡單，而且前後雷同。固然，門診病例記錄，一般都比較簡略，但是，簡略不等於簡單，一定要突出重點。

本章前面解釋臨床思維程式圖時，提到了十個環節，三個重點，一個核心，貫穿一條主線，還反覆講到了一個核心。三個重點所講的證候、病機診斷、處方，是門診病例記錄不可缺少的內容。尤其是一個核心所指的病機診斷，是更不可遺漏的。遺漏了病機診斷，就是忘記了對疾病最實際、最本質的認識。

本案中所記錄的選方、用藥的治療，給人的第一印象是「對證治療」。因為遺漏了病機，也就談不上「審機論治」了。如果對本案的記錄再進一步追問，這就要追到中醫大專院校臨床教科書和 20 世紀 80 年代的中醫臨床診斷標準與規範來了。滲透在中醫大專院校臨床教科書裏，以及中醫臨床診斷標準與規範裏的「方證相對論」思想，是「對證治療」在當代盛行的直接源頭。「對證治療」，也就是「方證相對論」思潮所導致的中醫經驗化。這是本書討論的主旨之一，本章之後，不再重複。

4. **關於以方試病的問題。**忽視病機診斷，陷於對證治

療之後，青年中醫最容易犯的毛病是，以方試病。當今的門診上，外感病發病率降低了，急性病、外科病、兒科病，大多數找西醫去了。留給中醫門診的，幾乎盡是慢性病、老年病以及中西醫久治不癒的複雜病、疑難病。這一類疾病對於中醫臨床老手來說，並不難處理，但是對於從事臨床不久的青年中醫來講，就十分難堪了，這也是本人早年在臨床上的切身感受。往往三診、五診之後病情不見明顯好轉，便自感不安了起來。覺得無方可用，無計可施，勇氣不足，信心受挫。倘若不能坦然地請人會診，相互切磋，則往往會以方試病，反覆更張。本案從第四診次到第十一診次，在前後八次複診裏，大跨度地換方五次，這就是前面所說的用方「急轉彎」的問題。

比如，第五診用的是四逆湯合小陷胸湯，第六診驟然用上了補中益氣湯。這從病機變化決定治療原則的常理來說，恐怕很難解釋得通。臨床病機辨別不準，用藥起伏變化太大，治病無功，反增其亂，以亂治亂，病必不治。所以以方試病，是青年中醫臨床的大忌，不可不慎審從事。

5. 爭取在中醫的優勢領域，以提高自己臨床技術的機會。與西醫臨床相比，外科是西醫絕對的優勢領域，而在兒科、婦科和外感病的治療上，中醫有明顯的優勢。希望青年中醫多為自己爭取一些治療兒科、婦科和外感病的機會。尤其是兒科與外感病，病情發展迅速，病機相對簡單，辨證準確，用藥得當，療效比日可見。與慢性病、老年病以及複雜病、疑難病的治療相比，兒科、婦科和外感病更容易使青年中醫感受到中醫的價值和優勢。

這對於訓練辨證論治的基本功，對於養成中醫的臨床理

論思維，對於增強專業信念、樹立臨床自信、積累臨證經驗，都是極其必要的。長期以來，在香港、台灣和內地教學與臨床中，常常與青年中醫談到這一建議。

近幾年，香港青年中醫李宇銘、歐卓榮、李凱平、洪俊強、陳楚為等人，曾幾次組織大家到菲律賓缺醫少藥的地區，開展中醫義診服務，治癒了不少在香港不容易遇到的急性病、危重病，也獲得了不少可貴的實踐體驗。在中醫尚處於醫療體制邊緣狀態的香港、台灣，這也是一種被逼出來的中醫獨立自強的好形式，值得支持和提倡。

6. **應當養成臨床難題不過夜的習慣。**中醫人才的成長過程，是一個終生學習的過程。尤其大學畢業之後從事臨床工作的前十年，應當是在臨床中學習、消化中醫的十年。青年中醫千萬不要輕易放縱自己，荒廢了這最可寶貴的前十年。回憶自己 1966 年出師從醫，到 1978 年考入北京中醫學大學碩士研究生的十二年，那是在「文化大革命」中度過的十二年，卻是自己一生中最有意義的十二年。當時中國基層缺醫少藥，老百姓普遍生活艱難，疾病叢生。身為醫生，自覺責任在身，不敢怠慢，於是立下了「臨床難題不過夜」的自律，並成為習慣。每每白天看病，晚上看書。把一天裏看過的病例登記一一過目，抓住其中的疑難疾病或者需要複習的學術難點，帶著臨床問題，堅持讀書思考。一個青年中醫能否成才，前十年非常關鍵，能否練就辨證論治的思維程序，也在這十年。

當著香港青年中醫的面，在討論辨證論治的思維程式時，圍繞一個病例講了以上這許多，我覺得很有意義。在此，願與大家共勉。

第六章

博愛知醫　博涉識病　博診達脈

　　博愛知醫、博涉識病、博診達脈這三個問題，是針對當代普遍存在的「無證可辨」的現象而提出來的。一方面因為擺在中醫面前的慢性病、疑難病越來越多；另一方面因為「辨病與辨證相結合」的長期延續，西醫直觀的診斷方法與臨床指標，對中醫臨床理論思維所形成的誤解與干擾；第三方面是中醫自身辨證論治理論思維能力的普遍下降。因此學術界「無證可辨」的抱怨也越來越多，有的甚至以「西醫診斷，中醫治療」而自居，索性不要辨證論治了。所以今天講博愛知醫、博涉識病、博診達脈，也可以說是形勢所迫吧！

　　「博愛知醫」，就是知人者知博愛，知博愛者深知醫學的嚴肅與聖潔，知博愛者懂得醫者的天職與德行，因此，我們首先要知道中醫學本身的價值以及中醫學者本身應該做什麼，這是第一。

　　第二是「博涉知病」，主要強調的是博涉人文知識。博涉人文者，能夠通曉人情之常；通人情之常者，容易達病情之變；達病情之變者，自可明病變之所由。也就是說，有人文素養的中醫工作者，才能夠通達病情之所變，明白病變之所由。這裏的「變」是證候演變，這裏的「由」是病機之理。

　　第三是「博診達脈」，指的是全面、準確、真實地把握好四診的問題，也泛指辨證論治理論思維的全過程。知人知文之人，心智開、學理明。不知人不知文之人，則心智不開，學理不明，這樣的人從事中醫，不會成就為良醫。因此

智開、理明之醫，臨床辨證論治必然會不斷精進；智開、明理之醫，在病機的判斷上必然會減少失誤。

　　近代有一位中醫，叫黎伯，他是 20 世紀早期的人。余云岫的奇談怪論拋出來的時候，他正在新加坡行醫。他為此寫了不少論文，收錄在他的《醫海文瀾》一書裏。他的見解與當年上海的惲鐵樵先生相比，還要更深刻一些。因為他生活在國外，國內知道他的人不多。黎伯先生在他的《醫海文瀾》裏有這樣一句話：「考其歷史，亦數千年，實效所在，絕不可誣。」可以看得出他對中醫不僅感情深，更重要的是他對中醫的理解很深，而且是充分肯定的。先生在談到近代中醫自身的問題時，入木三分地批評說：「實後學之不良，非學術之不美。」這句話的意思顯而易見，是我們這些後來人沒把中醫學好，不是中醫學術本身的問題。

　　本人以為，先生的這一批評仍然適用於當代中醫的現狀，可謂一針見血，既準確，又深刻。今天我們討論博愛知醫、博涉知病、博診達脈這三個問題，希望大家牢記先生「實後學之不良，非學術之不美」這句話，並把這句話作為今天討論的起點與基礎，作為大家今後的座右銘。

✚ 一、博愛知醫

　　關於博愛知醫，我們在這裏著重講四點。

（一）人是天地萬物之靈

　　「博愛」這個詞，在基督宗教信仰裏，指的是徹底的、無悔的、普遍的愛，沒有任何功利之心的愛。為什麼要講博愛呢？首先，按照中國的傳統講法，人是天地萬物之靈。按

照基督宗教的說法，人是上帝造的，上帝前五天造了萬物，第六天造了人，上帝認為人最完美，於是把他所造的萬物交給人來管理。《聖經》的這個說法，與「人是天地萬物之靈」的含義是相通的。中醫認為，「人以天地之氣生，人以四時之法成」「人與萬物沉浮於生長之門」。這一說法與「人是天地萬物之靈」，上帝認為人最完美，都是一致的。

其次，人是心身合一的理性動物。心，指的是心靈；身，指的是肉身。人與動物都有肉身，但是動物沒有靈性，這是人與動物的本質區別。「理性動物」這四個字，是古希臘時期的亞里斯多德給人所做的定義。「理性動物」這四個字裏包含著四層意思：人是客觀存在的物，人是物裏的生物，人是生物裏的動物，人是動物裏有理性的動物。所以心身合一的理性動物，也是「人是天地萬物之靈」這句中國話的西方解釋。

再次，人具有不可侵犯的天賦人權。天賦人權，出自西方的宗教觀念。人生存的權利，人的思想自由，這些是天賦的，是每個人都擁有的平等權利，這與中國儒、釋、道的理念也是相通的。人是天地萬物之靈——我們應該永遠在這種境界的基礎上，討論醫學的服務對象，討論醫學產生、發展的價值和意義。

（二）醫學因博愛而產生

醫學，尤其是人類的醫學，是保護「天地萬物之靈」身心健康的學問或科學。間接地說，醫學是保護天賦於人的生存權利的學問或科學。所以完全可以說，醫學是因博愛而產生的學問或科學。博愛是普遍的、徹底的、無悔的愛。愛什

麼呢？愛的是人，是人的生命。因此為了保護人，為了保護人的生存權利，於是世界上才有了醫學。所以說醫學是聖潔的、嚴肅的學問，這個學問在它發展的長河之中，經歷了由初級到高級的過程。無論這一學科發展到什麼階段，無論這一科學成熟的程度如何，它的聖潔性與嚴肅性，將永遠是無可非議的。

到了今天，儘管醫學已經發展到相當高的水準，但是人類的許許多多疾病，醫學仍然沒有解決好。對發展之中的醫學來說，無論今後的發展速度多快，發展到何處，它的聖潔性、嚴肅性始終是不容忽視的。這裏所講的醫學包括中醫、西醫和所有的傳統醫學在內。

人們談到當代醫學的發展時，都覺得醫學既受益於經濟，又受制了經濟。肯定地說，從醫學的聖潔性與嚴肅性而言，受益於經濟是正常的，受制於經濟是不正常的。

經濟固然是為人所用的，但是經濟再怎麼重要，永遠不會比人的生命與防病治病更重要。相信在人們冷靜下來之後，會把醫學與經濟的不正常的關係，處理或調整到聖潔性與嚴肅性基礎上來的。

（三）中醫是思辨（思維）性科學

關於中醫學思辨性的特點問題，這裏想從以下幾點加以說明。

首先，如何理解中醫是思辨性的科學，這裏我們先要解釋思辨的含義。思辨，是用人類獨有的理性思維能力，對事物本質的認識、概括、判斷。人類是世界上唯一的理性動物，因此思辨是人類的本能。思辨也稱理性思維，它與「唯

心」與「唯心主義」毫不相干。哲學是運用人的理性思維的能力，對世界萬事萬物發生、發展、運動、變化的規律做出解釋的科學。而中醫是典型的哲學基礎上的醫學科學，因此中醫必定是思辨的科學。思辨的科學，也就是思維性的科學，或者理性（理論）思維的科學。哲學與近代物理學、化學不同，哲學本身是研究事物形上性本質的，所以中醫則具有典型的哲學性或者形上性的特點。

其次，中醫是融人的自然、社會、精神情志屬性為一體的醫學。這層意思說明了中醫與西醫的明顯區別。現代西醫大體可以分為三個不同的、相互不可通約的分支，這就是生物醫學、社會醫學和心理醫學。社會醫學發展的時間不算太長，它和心理醫學一樣，皆屬於形上性的。西醫的生物醫學，運用的是還原性的、形下性的研究方法。所以，西醫的生物醫學、社會醫學和心理醫學之間，是三個相互並列的不可通約的分支。而中醫則完全不同，中醫在一開始構建起來的藏象理論中，就已經把人的自然屬性、社會屬性以及精神情志屬性融為一體了。所以中醫是整體性地融入哲學體系之下的醫學科學。這是無可置疑的。

再次，中醫學融天道、人道和個體之道於一爐。所謂天道，是站在天人相關的角度上講的，是從天地自然與人的生存相關性，或者與疾病的相關性上講的。所謂人道，是從人類學的角度上講的，是從整個人類有哪些共同的特點和規律這一方面講的。所謂個體化之道，說的是中醫的醫事活動面對著個體的人，而不是群體的；是針對個體之人的心身疾病，進行防病治病的醫學。所以說，中醫基於天道和人道的普遍認識，是把天道、人道和個體化之道熔於一爐的醫學。

正是因為中醫是思辨性的醫學，研究的是整體意義上的人，所以中醫更需要從博愛的角度上去思維和認識。

（四）大醫成就於博愛

博愛是醫者的天職，天職是以宗教情懷為基礎的。要成就一個好的大夫，一個良醫，一個大醫，就必須具有博愛的基本素質。所以應該首先肯定，博愛是醫者的天職。醫學本身要求我們應該這樣做，宗教意識要求我們應該這樣做，這就叫作天職。因此，天職與醫德，是有區別的。醫德是個人的行為、個人的品德所決定的；天職是職業的行為準則，從事這一職業就必須遵守，這是無須商量，不可更改的律條。因此顯而易見，醫德從屬於天職，天職與醫德這種主從關係，不容顛倒。

從這個意義上講，無論西醫還是中醫，只講醫德不論天職，這個高度遠遠不夠。只有站在整體的醫學的角度上，才能夠真正感悟到醫者的天職究竟是什麼。

在現實中，即使那些自稱有高尚醫德的人，也未必能夠很好地履行醫者的天職。比如說，當管理制度有某種不足時，當你的上司傳達出有悖於天職的指導時，你能否站在天職的高度，去維護一個醫者的道德良心呢？

當一個病人坐在中醫面前的時候，中醫面對的是天地萬物之靈的人。同一個病人坐在西醫面前的時候，西醫關注是病人的器官、組織、細胞的結構與變化，這時候醫生的眼睛離整體的人遠了，離人體結構之外的精神、情志、心情更遠了。從這個意義上講，在中醫行業內強調天職與醫德，更具有特殊的重要性。

天職之下才有健全的天職性思維。博愛是徹底的、無悔的、普遍的愛，在這個前提下，只有奉行天職，才能掃除頭腦裏的私心雜念，才能真正還原那種處於清淨狀態的理性思維。這個理性思維是以全心、全意、全靈為保障的思維，它可以排除一切雜念，做到童叟無欺、親疏無別、遠近無異的天職性思維。天職性思維應該表現在醫者全部工作之中，體現在醫療實踐的每時每刻。

孫思邈在他的《大醫精誠》裏對這種天職性思維的客觀效果，做了最經典的說明：「無一病不窮究其因，無一方不洞悉其理，無一藥不精通其性。」就是說，在我們每日、每時、每一個病人的具體治療過程之中，把每一個病的病機釐得清清楚楚，這叫作「無一病不窮究其因」。從學習方劑學開始，把方劑的組成法度釐得明明白白，開給病人的每一張方，其中的組成原理以及與病機的相關性一定要心中有數，這叫作「無一方不洞悉其理」。

「無一藥不精通其性」，是說不管是對藥物學上的藥，還是開在處方上的藥，都能夠做到精通其性，而且像知兵善用一樣，真正做到知藥善用。一位中醫如果自己未能精通藥性，你就沒有理由給病人處方用藥，否則，就是褻瀆天地萬物之靈，就是喪失了醫者的天職。

這裏談一些本人難忘的經歷與心結，與大家分享。我早期行醫的時候，並不是主動、自覺地用博愛之心去為每一個病人服務的，這使我想起了自己一次難忘的經歷。

「文化大革命」開始不久的 1968 年，我在基層農村工作，有一位老先生患嚴重支氣管肺炎，他原是老年慢性支氣管炎患者，春季感冒之後很快出現高燒，病情發展迅猛。病

家先是請一位中醫，開了一張方子，用的是《傷寒論》的桂枝湯的原方，糟糕的是把其中的生薑換成了乾薑。用完一劑藥之後，病人體溫驟然升高到攝氏 41.5 度，出現神昏譫語，家人急急忙忙把我找來。

那個時候我剛 25 歲，行醫時間不長。我進患者家門時，他家的院子裏擺著一副擔架，周圍站滿了人，七嘴八舌地吵著要把病人送到縣醫院裏去。一見病情，我既擔心，又害怕。病人 70 多歲，高燒神昏，那個村莊離縣城七十多里路，如果步行送往縣醫院，中途很可能發生危險。我看過之後，先定了定神，當時應該選用什麼方藥，我一時憂慮不定，用了一些退燒的西藥，趕緊離開病家，回到診室急忙翻書。看了書以後，又匆匆趕到病家，立即開方取藥。

當時開的那張處方，主方就是吳鞠通《溫病條辨》裏的宣白承氣湯。吳鞠通原文講：「喘促不寧，痰涎壅盛，寸脈實大，肺氣不降者，用宣白承氣主之。」當初病人不僅高燒不退，而且喘咳痰鳴，神志昏迷，兩天多沒有大便，與吳氏原文甚同。於是藥取回來之後，我親手為其煎藥、餵藥。服藥後兩個多小時，病人很快排出許多惡臭大便，我這才離開病家。當晚夜深人靜，躺在診室輾轉難以入睡。於是悄悄爬起，來到病家所在的胡同口，脫下鞋，光著腳，慢步走到病家大門口，側耳聽到屋內很平靜，於是才返回診室睡下。

第二天一早，敲門來到病家，日前所煎湯藥，患者剛剛服完。見病人安臥，喘促已平，喉中有痰，高燒已退，囑其家人放心，讓患者靜臥。

中午時分，病人神志時明，在喃喃話語時，不由自主地伸手在自己舌頭上抓了一把，竟然從自己的舌面上揭下一片

黃褐色的苔皮。這原來是前一天乾黑燥裂的舌苔，變成黃褐黏膩的苔皮，被揭了下來。整個舌面像血一樣的鮮紅光亮，呈現出壯熱之後，陰血大傷之象。於是我在養陰清肺的基礎上接著調整了處方，兩劑之後，病人很快就恢復了。

當年初出茅廬，沒有經驗，是在極大的壓力之下看這個病的。那是一個以「階級鬥爭為綱」的時代，我家是地主成分，患者是貧農，患者的兒子是當地革命委員會的頭目。如果當時在治療上有一點閃失，就可能與政治問題扯在一起，倘若說成「階級報復」，我的麻煩就大了。那時候我是手心捏著一把汗，自己為自己壯著膽為病人開那個宣白承氣湯的。如果那時候我要退一步，大概那個病人就沒有命了，我不僅要遺憾終生，而且我的人生軌跡也可能發生重大改變。

這件事在我一生中留下了太深的印象，留下了太多可供思考的問題。如果說以博愛之心對待每一位病人，我從那件事中所獲得的，其實是加速器的推動力作用，加速了博愛之心的成長，並逐漸由不自覺走向了自覺。

1998 年，我在專家門診看病。來了一位老者，年齡 74 歲，是地質部一位退休老幹部。老先生曾經來過兩三次，這一次我把完脈低頭寫處方之際，老先生輕聲說：「李大夫，你看病可真慢！」我未加思索地順口說：「是，我看病快不了，一個鐘頭看四個病人，若快了，我自己就頭昏腦脹，變成病人了。」他又說：「你不能快一點？」我一邊低頭檢查處方，一邊慢慢地說：「快不了，每一個病人都是兩隻手托著一條命來的，沒有診斷清楚，沒有辦法快的。」說話間，我把處方撕下來，抬頭交給病人時，只見老先生兩目落淚，我嚇了一跳，連聲問：「怎麼啦，怎麼啦……」老先生低聲

說了幾遍「沒什麼」，接著說：「我是退休幹部，北京的大醫院幾乎都去過，沒有碰到一位大夫說過你這麼兩句話。」我問他說：「這兩句話說錯了嗎？」他急忙說：「沒有，沒有，一點都沒有。」

這一經歷給我的刺激很強，也讓我感覺到當今醫療上的一個危機，即醫患關係為什麼會那麼緊張？我們不要總是把責任推在患者一邊，我們首先應該捫心自問，自己每天是否按照博愛、大愛的精神，去要求自己去對待病人了？

這些年，找我看病的人越來越多，不過我還是老規矩，一上午四個小時，也就看十五六位病人。多了，對病人沒有盡心盡力，自己覺得對不住他們。其實自己也常常感到為難，不少人希望能夠給他們看病，可我實在承受不了。對於這些問題，有時也不免對中醫的現狀有些傷感。基於這一點，我於 2000 年起專業執教，希望把我們這一代中醫的感受，我們的學習經歷和臨床體會告訴年輕人，讓更多的年輕人與我們一道，在教學相長的過程中儘多、儘快地成長起來。只有年輕中醫隊伍的成長與壯大，我們的為難、擔憂、傷感才會緩解和消除。

所以，我今天鄭重其事地告訴年輕人，只要我們有大愛、博愛的心，只要我們能夠認真地對待每一位病人，我們的醫術就能夠不斷地提高，我們的隊伍就能夠不斷地壯大。

我在五十年餘的臨床過程之中，也曾經與西醫的同道們一起會診，一起討論疑難病證。我見過不少西醫外科的會診，病人不一定在場，最多是患者的家屬在座旁聽，相當於幾位專家圍著檢驗單、螢光屏開討論會。西醫診斷疾病，尤其是外科，面對的是 CT、X 光片以及相關的生化檢驗結

中醫
臨床辨惑

果。因為這些幾乎是西醫診斷疾病的全部資料，病人不在場並不影響分析判斷。為一個病人會診而本人不在場，只見器官、組織而不見其人，這在中醫看來總覺得不近人情、不可思議。曾經遇到一位病人的家屬抱怨說：進了醫院大門就像進了飯店用餐一樣，一會兒服務員端來一個盤子問，這是誰的肝？一會兒又端來一盤問，這是誰的腸子？餐館裏所有的人都為之不舒。然而我們醫院就是這樣，只見腸子不見人。

有一次，我帶一位肝病患者到北京一家大醫院看病。與其家屬先幾分鐘進入診室，醫生在螢光屏上看了一眼 CT 檢查結果，面無表情地只說了一句：手術切除與器官移植都不能做了，就這樣吧。接著助手便對門外喊，下一個號進來。這位肝病患者還沒有走進診室，家屬們即被從診室送出門外，病人當即生氣得要吼起來，在家人的安慰下才連聲說：「給我看病，竟不看我一眼，問我一句，這就算診斷了。」這並非有意道說西醫的是非，但至少要注意處理好人和病的關係。臨床上不論中醫還是西醫，診疾問病總要對面病人，言談舉止總要近乎情理。

對於一種病，有治無治是醫學的事，對於一個病人，必要的關愛與安慰，總不能沒有吧。在禮儀之邦的中國北京，這種現象令人難堪，也為之憤慨！這種做法能不使醫患關係變得疏遠、緊張嗎？

中醫的臨床實踐是不允許離開人的，有兩點希望大家永遠牢記。其一，我們面對的是有感情、有思維、有生命，在疾病折磨下急於求救的人。其二，我們是遵照醫者的天職，為一個生命權利受到疾病威脅的人，全力做一些醫生分內事情的人。我們需要換位思考，當我們想到有一天我們也會成

為一個病人時，這兩點就會自然而然地落實在青年中醫的行動上。

這裏，我想和大家一起分享一些前人的名言。

《素問·方盛衰論》講「診有大方，坐起有常，出入有行，以轉神明，必清必淨，上觀下觀，司八正邪，司五中部⋯⋯」這段話裏講的「坐起有常」是針對儀態所講的；「出入有行」就是說言談舉止都要有規有矩；醫者情志方面要求「必清必淨」。只有這樣，才可能做到「上觀下觀」，詳細的診察。

《靈樞·終始篇》講：「凡刺之法，必察其形氣⋯⋯深居靜處，占神往來，閉戶塞牖，魂魄不散，專意一神，精氣之分，毋聞人聲，以收其精，必一其神，令志在針⋯⋯」這是要求我們必須在全神貫注的情況下診病、施針。

王燾在他的《外台秘要·序》中這樣講：「庸臣誤國與庸醫誤人，其情同，其罪均，而其源，皆本於不學。」意思是說，對待聖潔、嚴肅的醫學問題，作為一個醫學工作者，如果不認真地學習，不認真地讀書，將來就難免成為庸醫，庸醫誤人與庸臣誤國的罪行是一樣的。所以，對於正在學習階段的年輕人來說，一定要努力地學習中醫的理論與臨床知識。

對於我們這些一輩子從事中醫臨床、教學工作的人也一樣，中醫是一門需要終生學習的學問，既然學無止境，每個人每時每刻都需要學習，才能補其所不足。

李時珍在他的《本草綱目·序》中講：「醫之為道，君子用之以衛生，而推之以濟世，故稱仁術。」這個「仁」講的就是愛，是徹底的大愛。

柯琴在他的《傷寒來蘇集‧序》中講：「胸中有萬卷書，筆下無半點塵者，始可著書。」就是說，從事這個學問研究有成的人，要著書立說，必須以「胸中有萬卷書」作為基礎。「筆下無半點塵」，就是要求在沒有任何功利之心的干擾之下，才可以考慮從事著述。換一個角度，作為臨床醫生，也應該做到「胸中有萬卷書，手下無半點塵」，才能成為一位合格的中醫。

葉天士在寫給他的子女的遺言裏，有這樣一段話：「醫可為而不可為，必天資敏悟，讀萬卷書，而後可借術以濟世。不然，鮮有不殺人者，是以藥餌為刀刃也。」據查，葉天士的子女，的確沒有人再當醫生。因為他後面還有一句話：「吾死，子孫慎勿輕言醫。」就是說我將來不在了，你們可要小心謹慎，不要輕而易舉地靠老子混飯吃，說什麼老子是大夫，子孫就一定是好大夫。

記得魯迅先生也曾經說過：文學家是沒有遺傳的。文學家不會因為遺傳讓後代成為文學家，相信醫學家也應該是這樣。我很不認同所謂的第幾代世醫傳人，不應該有這個說法的。如果這個說法有道理，天下最有資格成為名中醫的應該是張家，即張仲景的後代。所以，葉天士發自肺腑之言，值得我們深思。

✜ 二、博涉識病

「博」，是大、廣、多的意思，「涉」，這裏指的是對學問的涉獵。廣泛涉獵與醫學直接相關的基礎學問，這對於從事醫學，發揮醫學作用的大夫來說，是必須的，不可或缺的。以下從兩個方面進行一些討論。

（一）中醫之學，人文為基

這裏的「人文」指的是人文學科。談到人文學科，用今天的話講，就是文、史、哲三大學科。當代逐步引起人們普遍關注的國學，是中國各個歷史時期思想學術的主流，所以國學就是中國傳統人文之學的總稱。

章太炎認為，國學的文獻主要是經、史、子、集四大部分圖書。民國初年的大學者馬一浮則認為，四部的範圍太廣，「皓首不能究其義，畢生不能竟其業」。主張把國學範圍定為「六藝」之學，即易、詩、書、春秋、禮、樂，認為「六藝」可以統攝一切傳統學術。這一說法代表了傳統人文學術界的主流認識。「六藝」中的「樂」多已散佚，而今講到國學，即易、詩、書、春秋、禮，習慣稱為《五經》。後來有人根據朱熹等人的意思把論語、孟子、大學、中庸（統稱《四書》）也納入國學文獻，而哲學界則主張道家、儒家、名家、陰陽家、墨家、法家亦應作為重要的哲學文獻納入國學之列。所以談到國學，則大體包括《五經》、《四書》和道家、儒家、名家、陰陽家、墨家、法家的代表文獻。這一說法代表了傳統人文學術界的主流認識。

以《黃帝內經》為代表的中醫學，產生於春秋戰國時期，成書於西漢中、後期。不論從《黃帝內經》成書的歷史年代上看，還是從西醫學基礎數、理、化出現的時間上看，中醫肯定不是以數、理、化為基礎的醫學，它必然是中國傳統人文學術孕育出來的醫學。我們說中醫因人文而成，是強調中醫的人文特質，也在於說明中醫是在人文的基礎上形成和發展起來的。

當代人們對「科學」一詞十分迷戀。其實，科學一詞的本質含義，就是知識、學問。從科學一詞的來歷來說，它是中文的「科」與「學」兩字連接而來的，即分門別類的分科之學的意思。分科之學的本質含義還是學問。舉凡分門別類、自成體系的知識、學識、學問、理論、思想、學說等，都是分科之學，亦即科學。

從這個意義上講，或講中國傳統的國學，或講中國傳統的人文學術，都在科學之列。或者更直接地說，中國傳統的國學、中國傳統的人文學術，都是科學。

由於近代科學主義思潮的氾濫，近代中國往往把「科學」一詞，視為西方以數、理、化為基礎的近代科學的專利。尤其愚昧的是，當人們把「科學」這頂桂冠，偏執地戴在西方近代科學頭上的同時，西方近代科學的觀念與方法也就變成了衡量一切科學之是非的金科玉律，中國傳統的國學、中國傳統的人文學術，也因此統統排除在科學大門之外。一百多年來，植根於中國傳統人文之中的中醫的厄運，不就是這樣來的嗎！

這真是近代科學主義思潮下的「科學愚昧」，這種愚昧已經到了「頑固的愚昧，愚昧的頑固」的地步。

按照科學的本質是「分門別類、自成體系的知識、學識、學問、理論、思想、學說」的觀點，科學之中自然也包括哲學在內。我們在第一章裏曾經說過：人類全部的科學，包括哲學體系下的學科，同時包括物理學、化學基礎上的學科。哲學體系下的學科多為形上性科學，物理學、化學基礎上的學科多為形下性科學。

就中醫來說，它植根於中國傳統人文科學之中，歸屬於

哲學體系下的科學。因此我們說，中醫之學，人文為基。

（二）中醫之學，哲學為其母

為了說明哲學是中醫學之母，需要首先說明什麼是哲學。當代對哲學的解釋基本是：關於自然、社會、思維的一般規律的高度概括。這裏的一般規律，指的是普遍性的規律，有廣泛指導意義的規律。這裏的高度概括，指的是對自然、社會、思維的整體層次，而不是局部層次的概括，高度概括，也含有普遍性、一般性的意思。

西方一些哲學家常常把哲學稱之為人學，一方面，因為哲學是人研究整個自然、社會的學問，而且是與人的生存直接相關的整體環境的學問。另一方面，哲學是人研究自己本身的思維過程和規律的學問，即人認識自己，認識環境的思維方式與方法的學問。而思維方式與方法，同樣是人文科學研究的方式與方法。因此在中國傳統人文科學之中，哲學是當之無愧的帶頭學科。

剛才講了，中醫是以人文之學為基礎的醫學科學，中醫是哲學體系下的科學。人認識自己，認識環境的思維方式、方法的學問，無疑為保護人的生命與健康的醫學，奠定了形成與發展的方法論、認識論基礎。這裏所謂哲學是中醫之母，就是指方法論、認識論而言的。

方法論、認識論，是一個學科形成與發展的真正動力，世界上任何一門學科的發展，都是隨著方法論、認識論的發展而發展的。所以如果沒有中國傳統哲學，就沒有中國的中醫學；如果中醫學離開了哲學，中醫學的生命將走向枯竭。為了進一步理解科學與哲學方法論、認識論的關係，這裏再

作下面幾點說明。

首先，**關於中醫是哲學體系下的醫學科學。**

要進一步解釋中醫是哲學體系下的醫學科學，就必須從中醫的基礎上往上探問。這就是在博涉的前提之下，要懂得哲學，熟悉哲學。因為只有首先懂得哲學，而後才會深刻地懂得人。用習慣的話來說，就是「先知哲學而後知人」。這裏所知的人，是整體層次上的人，是理性動物的人。而不是西醫所關注的構成人的器官、組織，更不是構成器官、組織的細胞、分子。

在國內，大家熟悉的近代哲學，是以馬克斯哲學為主的哲學。為什麼我們在這裏說「先知哲學而後知人」呢？這要從哲學的本質屬性與特點上講起。

從哲學的本質上講，哲學是研究形上性的學問。所謂形上性，要看它的基本特點，這裏主要講三個方面：

其一，從哲學研究的對象上看：它觀察研究的是天然之物發生、發展、運動、變化的現象及其過程。哲學既不需要人為地拆開或改變天然之物的本來面貌，也不需要人為地干擾本來變化的狀態與過程。它直接面對天然之物所呈現的現象及其過程，所以現象及其過程是哲學的研究對象。

其二，從哲學研究的目的上看：它要思考和追究的，是引起天然之物發生、發展、運動、變化的現象及其過程背後的原因。如果把現象及其過程作為天然之物外形的展現，那麼哲學思考和追究的方向，就是朝著「形而上」所進行的探索。朝著形而上探索的結果，則是哲學研究的終極目的，即對現象及其過程背後的原理、規律、法則的認識。

其三，從哲學研究的方法上看：「由綜合到演繹」的邏

輯思維方法，是哲學研究的基本方法。綜合，主要是指研究
對象的項和量講的。事物發生、發展、運動、變化的現象與
過程，是多樣性的，極其複雜的，所以綜合二字的意思，就
是要將多樣、複雜的現象與過程，最大化地集中起來。在現
象與過程最大化綜合的基礎上，才會透過思維或思辨的演
繹，揭示出變化現象與過程背後的共性。這共性就是導致事
物發生、發展、運動、變化的現象與過程的原理、規律和法
則。這與西方近代還原性科學研究中奉行的「由分析到歸
納」的邏輯思維方法，是「雙峰突起，異水分流」的兩種完
全不同研究方法。

　　我們要真正瞭解哲學，就要走到哲學歷史的源頭，首先
從哲學研究的對象、目的、方法上，深刻、準確地理解哲學
的形上性本質及其特點。

　　回到我們這裏所討論的問題上來看，哲學是綜合性的帶
頭學科，學習和研究中醫必須懂得哲學研究的對象、目的、
方法。哲學研究的對象是天然之物發生、發展、運動、變化
的現象及其過程；中醫學的研究對象是整體層次上的人的發
生、發展、運動、變化的現象與過程。就研究對象的多樣性
與複雜性而言，中醫與哲學研究對象的特點完全相同。哲學
是朝著事物的「形而上」方向所進行的探索；中醫的天人相
應觀就是對人「形而上」研究方向的真實寫照。這一點，中
醫與哲學也是完全相同的。

　　哲學研究主要運用了綜合──演繹的邏輯方法；中醫學
按照「多因素相關性」的思想，把與生命、健康相關的種種
項量，最大化地綜合了起來，從而演繹為獨有的藏象理論。
可見中醫的藏象理論就是運用綜合──演繹的邏輯方法的成

功產物。

用第二章的觀點來看，中醫的藏象理論就是建立在「多因素相關性」的思想基礎上的。講到這裏，相信大家應該明白了：要懂得中醫臨床上面對的人是什麼樣子，就要懂得「多因素相關性」的思想。懂得中醫的藏象理論形成的脈絡，懂得綜合——演繹的邏輯方法，就懂得哲學是中醫學之母的內在關係。有了這樣的理論知識作為基礎，「先知哲學而後知人」這一觀點，就不言自明了。只有「先知哲學而後知人」之時，中醫所研究的整體層次上的人的真面目，便會顯露無遺地呈現在我們的面前。

春秋秦漢之際是整個人類成就哲學的時代，無論西方的哲學、印度的哲學還是中國的哲學，都成就在春秋秦漢之際。所以當我們走到歷史源頭的時候，才能真正意識到哲學的研究對象是什麼，目的是什麼，方法是什麼，真正懂得哲學是怎麼來的。同時，我們要擴大哲學的視野，要走進東西方的哲學主體，才能真正瞭解哲學。

當今西方哲學，大體可以分為經典著作與分析哲學。經典哲學，即發端於古希臘、羅馬時期的哲學。分析哲學亦稱語言哲學，是後期討論和詮釋哲學觀念的哲學。我們這裏反覆提到哲學的這些情況，是希望我們應該回到人類哲學的源頭上去。古希臘、羅馬時期是哲學的成熟、鼎盛時期，孕育了西方的經典哲學。而中國傳統哲學也是那一個時期的結晶，也是經典哲學體系中的瑰寶。

當我們有了哲學素養，就能夠真正地瞭解人的含義，就能夠把人作為天地萬物之靈來對待。到那個時候，對中醫所研究的人，自然而然就有了一個完整的、全面的、準確的理

解了。那就是，知人而後知中醫研究之人了。

　　基於以上說法，這裏與大家共同複習一下《黃帝內經》，以及有關前人在哲學與人的關係方面的觀念與言論。

　　《周易‧繫辭下》講：「古者包犧氏之王天下也，仰則觀象於天，俯則觀法於地，觀鳥獸之文與地之宜，近取諸身，遠取諸物，於是始作八卦，以通神明之德，以類萬物之情。」縱觀這段話，「仰則觀象於天，俯則觀法於地，觀鳥獸之文與地之宜」，講的是《周易》作者當時所面對的自然界的客觀實在。他們看到的客觀實在，就是自然而然存在的，事物發生、發展、運動、變化的現象與過程。

　　《周易》作者手中沒有拿解剖刀，頭腦裏沒有物理學、化學的觀念和方法，他們不可能把自然存在的事物，解剖開來以觀察其局部的形態。「近取諸身，遠取諸物」，就是綜合方法的運用，在綜合比較的理性思辨之後產生了理論，概括為規律。這些理論與規律，就是八卦以及八卦代表的《周易》的原理、道理。

　　理論、規律、原理、道理做什麼用？這就是《周易》的歷史價值與作用，即「以通神明之德，以類萬物之情」，成為後人用之不竭的智慧寶庫。從哲學的角度理解，《周易》所講的不僅是人和人世間的道理，而且是認識天地間的萬事萬物的道理。

　　《素問‧寶命全形論》講：「天覆地載，萬物悉備，莫貴於人。人以天地之氣生，四時之法成……夫人生於天，懸命於地，天地合氣，命之曰人。人應四時者，天地為之父母，知萬物者，謂之天子。」這裏在討論醫學問題的時候，強調的是「知萬物者，謂之天子」，不是說我們對著人去說

中醫
臨床辨惑

人，所謂的「知萬物」就是知萬事萬物之理。用所知的萬事萬物之理來理解醫學問題，自然就是一個很高明的醫學家，就可以「謂之天子」。這樣的「天子」，無疑可以做到「知哲學而後知人」、「知人而後知中醫研究的人」。

《素問・氣交變大論》講：「善言天者，必應於人；善言古者，必驗於今；善言氣者，必彰於物。」這是完整地關於哲學思維的言論。「善言天者，必應於人」這不僅是簡單的天人相應的問題，而且是天人本來就是一體的表述。「善言古者，必驗於今」，因為古今道理是相通的。

我們常常會聽到有人說：中醫太古老了，兩千多年了，現在已經是電子時代了，中醫肯定落後了嘛！持這種觀點的人應該知道，能夠揭示事物發生、發展、運動、變化真理的知識，就是真正的科學，真正的科學是超越時空的。而電子技術是「形而下」領域的知識，是另一個時空範疇的科學所見，它與中醫完全沒有可比性。

人們常講，「科學是沒有國界的」，這一說法是從空間概念講的。同時人們也說，「科學是永恆的」，這一說法是從時間概念講的。牛頓是歐洲文藝復興以來大家公認的近代科學的鼻祖，牛頓的力學三定律在三維空間的範圍之內揭示了真理，到現在誰敢否定它？否定了，航天飛機就上不了天。所以說，「善言古者，必驗於今」。

本章一開始提到黎伯槩先生的那段話：「考其歷史，亦數千年，實效所在，絕不可誣。」經過兩千多年的實踐檢驗，中醫的科學價值沒有因時間而失去光彩，這是中醫的客觀真理性的證明，怎麼能不顧科學超時空的特性，而誣其「肯定落後」呢？「善言氣者，必彰於物」一句，所說的氣，

其實就是道，是道在具體事物上的具體體現。

這裏我們順便講一下道、德、氣三個概念的含義。道，是萬事萬物發生、發展、運動、變化的總規律，總原理。德，是人對道的感悟，或者說道在物上的彰顯。氣，是道或德在具體事物上的具體體現。所以道、德、氣三者，相互間是本質相同，用法有異的關係。而異，僅是不同層次上的差別而已。這是中國哲學概念體系裏的一個大問題，我們後面再進行專題討論。這裏的基本意思，大家先簡單地知道一下。比如，莊子說過一句耐人尋味的話：「通天下者，一氣耳。」而莊子另一處又說：稊稗有稊稗的道，螻蟻有螻蟻的道，各物各有其道。可見莊子之說，與我們對道、德、氣的理解是一致的。這是一個非常重要的哲學概念關係的問題，此不贅述。

《素問·天元紀大論》還講：「善言始者，必會於今；善言近者，必知其遠；是以至數極而道不惑，所謂明矣。」《天元紀大論》和《氣交變大論》的兩段話，一者著重於空間，一者著重於時間。《天元紀大論》裏「善言始者，必會於今；善言近者，必知其遠」，偏重的是時間的角度，這是它的一個特點。後面講「至數極而道不惑」，其中的「至數極」，指的是已經把哲學的道理講得非常清楚，非常透徹了，只有這樣，才是掌握了哲學大道理的人，才是一個真正的明白人。

《素問·示從容論》中講：「黃帝燕坐，召雷公而問之曰：汝受術誦書者，若能覽觀雜學，及於類比，通合道理，為余言子所長……治之過失，子務明之，可以十全，即不能知，為世所怨。」這段話的意思是說：要知道哲學的道理，

就必須「覽觀雜學」，把學問的視野擴大。「及於類比」，說明是透過聚類比象的綜合研究，這時候就可以「通合道理」，達到哲學思辨的高度，這是一個醫者應有的長處。

有了這樣的人文知識和哲學思辨作為基礎，學醫也就方便了很多，即使做不到盡善盡美，起碼也對得起醫生這一份工作了。

其次，**關於哲學的補課問題。**

在「中醫之學，哲學為其母」這一段裏，我們先講了「關於中醫是哲學體系下的醫學科學」。聯繫到「博涉識病」這一主題，需要討論一些關於哲學的補課問題。既然中醫是哲學體系下的醫學科學，所以過去缺失的哲學這一課，每一位中醫早晚一定要補上。對於青年中醫來說，早補比晚補更好。

回憶本人學醫的經歷，在學習哲學這一問題上感觸很深。我生於基層讀書之家，從小在家庭的耳濡目染中受到不少儒學的影響。但是從我們的青少年時期起，儒家學說在國內一直處於不斷地被批判、揚棄的大環境之下，因此對儒家的思想缺乏系統的學習和瞭解。對儒家學說的補課，我是在「文化大革命」中的 1974 年到 1976 年那一階段。當時做醫生看病七八年了，深感自己傳統人文、哲學知識的基礎不足。當時全國上下正在搞「批林批孔」，發現這是一個「以學為批」，認真補好傳統文化課難得的好機會。藉口批判孔子先需瞭解孔子，公開地學習了孔子、孟子為代表的儒家學說的許多內容。

當時，有一位父輩的老朋友是當地師範學校圖書館的負責人。那時候，學校圖書館處於無人讀書、不許借閱的關閉

狀態。他把學校圖書館的鑰匙悄悄給了我，要求不要丟失圖書，避免被人看見。於是在診務之餘，常常一人進入圖書館，那裏真是動亂歲月裏難得的一塊淨土。那是我一生中頗有戲劇性的一段補課經歷，《周易》與儒學代表著作，就是在席捲全國的「批林批孔」浪潮中系統地學習的。

1978 年本人考到北京中醫藥大學，成為中醫教育史上的第一屆研究生。在讀書的過程之中，深深感到自己的哲學基礎太貧困。於是在 20 世紀 80 年代初，大體用了三年多時間，系統研讀了《老子》、《莊子》等相關書籍。80 年代後期到 90 年代初，看了佛家的一些經書，有些經書甚至翻來覆去，還背誦了不少。到 90 年代中期以後，開始接觸基督宗教的讀物，其中包括基督神學、哲學等。

特別幸運的是，2000 年之後在香港執教期間，讀了許多過去在內地看不到的西方哲學著作，也包括春秋秦漢時期諸子的代表名著。凡是在內地看不到的，香港應有盡有。在西方哲學的補課方面，我主要讀的是台灣一批哲學家翻譯和註解的讀本。補了我先天的不足，節省了不少時間，受益很多很多。每每回憶及此，常由然心存感激。

在哲學補課的過程中，我有兩條體會。一是做好學生，不做研究者；二是把重心放在哲學經典上。哲學的學問要做到書不離手，重在哲學觀念的不斷薰陶，但不要陷於流派之中，更不要將精力用在隻言片語的考證之中，或者執一家之言而忘他、排他。哲學的成功在春秋秦漢之際，東西方哲學經典皆成就於那一時期。所以學哲學，要把重點放在東西方哲學經典的名家、大家上，多下功夫，打好基礎。然後再以哲學史為代表，從源到流，加以瀏覽，這樣就會少走彎路。

在哲學補課的過程中，我感到收穫最大的，是將人類知識的分類概念搞明白了。或者說，將人類面對客觀世界的兩大類研究對象分辨清楚、真切了。說到底，還是《周易‧繫辭上》的「形而上者謂之道，形而下者謂之器」。《周易》那個時代，整個人類，無分東方西方，是在研究形而上方面上取得驚人成功的時代。當把亞里斯多德的《後物理學》翻譯為中文時，中國人將其譯名為《形而上學》。對此，所有的哲學家無不稱讚叫絕。

整個人類，無分東方西方，在研究形而下方面的成功，始於歐洲文藝復興時期。而《周易》「形而下者謂之器」一語，則是在歐洲文藝復興未取得成功得很早之前，我們的祖先在人類科學的分類學上，就已經先知先覺地做出了最恰當的真理性的劃分。如果有一天，整個人類，無分東方西方，都能真正理解這兩句話時，是會對《周易》這一概括感激涕零的，更會對中國《周易》的智慧崇敬之至的。

中國社會科學院哲學家龐朴的《一分為三》裏說：形就是處在道器兩半之際。這句話講得很好。所以，以形為出發點，研究原生態事物運動變化的規律，就自然而然地要向上叩問，走向形上，最後走向哲學。如果從形入手，研究形的構成部分，打開解剖，拉一刀看看，那就必然走到形下。人類的科學分為這兩大類，同樣人類的醫學也自然地分為這兩大類。有了這個觀念，中醫就不可能在西醫的領域裏緣木求魚，在別人身上去尋找自己。

不走彎路豈不更好嘛，為什麼總要付出代價，研究與中醫不相關或者觀念相反的那些東西呢？為什麼要等到把思維完全搞糊塗了，再走回來重新認識，那冤枉路就走得太多

了。這並不是說西醫的東西我們不需要知道，問題是我們不應該用西醫研究的觀念與方法，來改造和曲解中醫。

一百年來，中國人已經在近代科學主義的影響下，在中醫問題上製造了一個「文化冤假錯案」。為了讓自己從源頭上明白什麼叫中醫，在這種情況下，更需要的是哲學。這是我學習哲學最大的一個收穫。

我們常常講：意識和觀念，決定行動。即使我們對哲學更高深更廣博的知識瞭解得不是很清楚，只要我們對哲學的基本原理能夠把握住，並形成我們的意識和觀念，那麼我們的路該怎麼走，事該怎麼做，心裏就有數了，就能少走彎路，減少消耗。所以說，哲學補課是十分必要的，這課補不上，就很可能學不好中醫。

（三）知人文而後知人人

我們這裏講知人文而後知人人，首先要明白什麼是人文，人文主要包括哪些內容。

所謂人文，就是哲學、文學、藝術、社會科學等。而人文的核心是文史哲。學文史哲要有一種歷史觀，要有一種哲學的境界，要有一種社會生存的基本常識，所以要以哲學之心來看人文。從這個意義上看，在人文科學裏，哲學是核心。哲學是關於自然、社會和人的思維的普遍規律的高度概括，以哲學之心去看人文，可以把人文的事情看得更真切。因為人文裏虛假的東西、庸俗的東西很多，用哲學的普遍規律看人文，就能夠抓住人文的核心，抓住正面的，屬於真、善、美的有益的知識主體。

瞭解人文的內容之後，下面再談知人人。

人人二字，泛指天下所有的人。中醫是為天下所有的人服務的，所以中醫必須知人人。人人是一個群體的概念，那麼知人人就是一個知人情，或者知社會上所有人的共同之情的問題了。前面我們講的「以哲學為核心的人文知識」，可以說是人們處世為人之情之理的總結與概括，也可以稱之為人類社會共同信守的道理與原則。這是廣義的人情，而不是一個人對另一個人的態度或方法。廣義的人情，集中地體現在中國儒家為主體的是社會倫理學之中。社會倫理，就是研究人與人之間關係的最基本的學問，通俗地說，就是做人的情理。

　　與西方的宗教倫理學相比，儒家的社會倫理學是面對紅塵世俗社會，討論生活於其中的人與人之間相互關係的學問。所以儒家的社會倫理學更現實，也更實用。它像一面鏡子，可以照過去，照現在，也可以從中看清所有人的精神風貌、心理情志以及心理情志的變化。

　　中醫面對的人是心身合一的人，談到人的情志之變，有魂、神、魄、意、志，也有喜、怒、憂、思、悲、恐、驚等。在中醫前面的每一個紅塵中人，其精神風貌、心理情志各有不同。「世事練達皆學問」，這句話是《紅樓夢》裏薛寶釵說的。對紅塵世界的人情知道的多了，看紅塵世界中人的時候，心裏就會有一個總體的把握。具有人文素養和社會倫理知識的中醫，自然很容易看清一個人的精神、心理、情志之變。如果缺乏「世事練達」的人文功夫，就很難體查到個體化的人情之變。所以清代程國彭先生在他的《醫學心悟》裏專門有一篇「不識人情論」，講的就是要懂得人文的問題。以上這些，是「知人文而後知人人」的一個方面。

講到這裏，我們還是一起複習一些名家的名言為好，相信從中會有更多的體悟和啟發。

《素問·著至教論》講：「而道上知天文，下知地理，中知人事，可以長久，以教眾庶，亦不疑殆；醫道論篇，可傳後世，可以為保。」這裏講的天文地理，可以籠統地理解為天地、自然、客觀。中知人事，就是要知道人的行為規範、思想方式以及喜怒哀樂的不同緣由。中醫有了這些知識，就會有助於更深刻地瞭解臨床上每一個具體的人的病情所由，這是從事治病救人工作很重要的基礎之一。用這些知識「以教眾庶」，以這些知識為基礎，使「醫道論篇，可傳後世」。可見這些人文知識對臨床的重要性了。

《靈樞·逆順肥瘦篇》講：「聖人之為道者，上合於天，下合於地，中合於人事，必有明法，以起度數；法式檢押，乃後可傳焉。故匠人不能釋尺寸而意長短，廢繩墨而起平木也；工人不能置規而為圓，去矩而為方。知用此者，固自然之物，易用之教，逆順之常也。」

這裏講的「必有明法，以起度數」，就是當明白「上合於天，下合於地，中合於人事」的時候，一些道理就通達了，一些規律、原則也就清楚了。「法式檢押，乃可傳焉」，是說經過一段歷史積澱，大家公認的一些好東西才能在社會上傳播。「故匠人不能釋尺寸而意長短，廢繩墨而起平木也」，是說我們做醫生的不能離開了基本的原則去說話，去做事。就像沒有尺寸就不能取長短，沒有繩墨就不能平直木材一樣。「工人不能置規而為圓，去矩而為方」，那我們做中醫的，怎麼能置這類人文知識於不顧呢？這些都是哲學的原則或者倫理學的常理。

《素問・舉痛論》還從同一個意思上做了強調:「余聞善言天者,必有驗於人;善言古者,必有合於今;善言人者,必有厭於己。如此,則道不惑而要數極,所謂明也。」這講的都是哲學的原則和規範以及與醫學相關的意義。如先做到天人、古今、人我之間全然匯通、融為一體,則對於人的生、長、化、收、藏之道,對於與生命健康相關聯的方方面面,將會全面、完整地綜合無遺。這樣的醫生,才應被稱之為蒼生大醫。

　　《素問・金匱真言論》講:「非其人勿教,非其真勿授,是謂得道。」《素問》的其他章節,曾數次出現類似的說法。之所以教,之所以授,有一個要求,那就是對哲學的明達。如果一個人沒有掌握哲學道理,與他談中醫學,估計給他講不通,他也不會學好。選人、選教的原則是什麼?那就是要有廣泛的,以哲學為基礎的人文素養。如果從醫之前缺乏人文素養,那麼從醫之後也得補上。

　　《素問・氣交變大論》還強調:「得其人不教,是謂失道,傳非其人,慢洩天寶。」意思是:如果是有人文基礎的年輕人,老師沒有很好地教導他們,那是失道——既不符合育人之道,也會有害於中醫的傳承。如果老師教的學生原本不是學中醫的材料,那等於對不起中醫這一「中華民族優秀傳統文化的瑰寶」。《黃帝內經》的上述教導,值得每一位從事中醫教學、臨床、科研的同仁,認真深思。

　　第二方面是知人人之情的常,則知人人之情的變。

　　前面講的知人人,知人人之情,都是關於人人之情的常。人們常說,「知常可以達變」。如果我們有雄厚的人文知識,就能夠從「知常可以達變」思維和實踐中,洞察人情

的常與變，明白世界的是與非，瞭解社會的善與惡。把這一基礎用在中醫臨床上，自然可以知道一個人病情演變的常與變，知道所有人病情演變的常與變。因為中醫在臨床過程之中，永遠離不開人文整體環境的常與變，離不開每一個人具體的常與變之間的相互比較。在這一方面，還是看看《黃帝內經》是怎麼講的吧。

《素問·疏五過論》講：「聖人之治病也，必知天地陰陽，四時經紀，五藏六府，雌雄表裏，刺灸砭石，毒藥所主，從容人事，以明經道。貴賤貧富，各異品理，問年少長，勇怯之理，審於部分，名病本始，八正九候，診必副矣。」短短一段話裏，講述了高明醫生治病的思維順序：天人相應的觀念——中醫基礎理論（藏象）——病機的「雌雄表裏」——治療的「針灸砭石」、藥物理論——病人的個體特點「從容人事」。這才是一個合格的醫生，在臨床診治中應當遵循的順序與過程。這些都是我們在認識疾病過程中，必須要逐步瞭解的。青年學子在學習中醫臨床教材時，有必要與中醫經典相互對照，以利提高。

當前國內中醫教材中流行的臨床模式，是「方證相對論」。我們的臨床教材大多數在強調具體的臨床表現，而忽視的多是臨床辨證基礎的思維和理論知識。把中醫臨床的理論抽掉了，只留下一些乾巴巴的不相關聯的，或者隨意組合的「證候群」。這是一個重大的失誤，不利於造就高明的臨床醫生。《素問·疏五過論》裏，接著從五個方面講述了臨床過失形成的原因，我們不妨與今天的教材對比一下，就會發現中醫教學的失誤。

《素問·疏五過論》講到個體之人心、身的常與變的時

候說：「貴賤貧富，各異品理，問年少長，勇怯之理，審於分部，知病本始，八正九候，診必副矣。」這裏講的是，一個人的貧富貴賤、年齡大小、勇和怯等，都是瞭解人的情理，認識病情變化的重要因素。「凡未診病者，必問嘗貴後賤，雖不中邪，病從內生，名曰脫營；嘗富後貧，名曰失精，五氣留連，病有所並。」這一段是說因貧富先後變化引起人的精神情志變化，因而導致疾病的情況。「必問飲食居處，暴樂暴苦，始樂後苦，皆傷精氣。精氣竭絕，形體毀沮」、「必問貴賤，封君敗傷，及欲侯王」這兩句是從一個人的飲食起居，或者地位變化方面，對於導致疾病的可能性、傾向性而言的。

《素問·徵四失論》對於醫者缺乏人文素養，診病粗枝大葉的行為，也有許多深刻的批評。「診病不問其始，憂患欲食之失節，起居之過度，或傷於毒，不先言此，卒持寸口，何病能中，妄言作名，為粗所窮。」可見對個體之人心、身的常與變，是臨床中不可忽視的。前面曾提到，個體化的具體治療是中醫臨床的主要特色。這與《素問·疏五過論》、《素問·徵四失論》的思想是完全一致的。

我們這裏強調知人情的常與變，則可以知人人之情的常與變。倘若從認識論的角度上看，這其實是一個「由一般到具體」的不斷深化認識的模式。這種認識模式的內涵和意義是：以中醫的基礎科學體系與辨證論治的臨床技術體系為根據，以醫生的人文素養和哲學思維為條件，中醫隊伍的臨床視野就會大幅度地拓寬，中醫隊伍「知人情的常與變，則可以知人人之情的常與變」的整體能力，就會大幅度地提升。

在香港與年輕中醫談到提高辨證論治理論思維水準時，

有人問：「怎樣才能很快提高我們的人文基礎呢？」我說：如果大家有興趣，不妨仔仔細細地讀兩遍《紅樓夢》，引起課堂上一陣笑聲。其實，這並非戲言。

曹雪芹的《紅樓夢》全書寫了四百多個人物，中心人物也有三五十個，人物生動，性格典型，每一個人都寫得栩栩如生。看一個人說的一句話，看一段對人物的描寫，就立即知道那個人是誰。醫者有了這種修養，臨床上所遇到的病人就變得複雜了，多樣性了，就會感覺到每一個個人文背景的相互不同的人了。而且到這時候，你的「知人人之情的常與變」的能力，就在不知不覺中不斷地提高著。因為人之所以發病，除了外因，很重要的原因是內因造成的。

賈母的七情之變與劉姥姥的七情之變，彼此的內在原因一定相差很遠；在憂與悲面前，林妹妹與焦大各自所持的態度和承受能力也完全不可相比。焦大的常見病，不會生在林黛玉身上；而林黛玉的肺病咯血，也與焦大無緣。

有人從愛情的角度調笑說：賈府裏的焦大是不會愛上林妹妹的，這話說得對。人與人的人文素質不同，情操不同，七情六慾不同，得病之後病情表現的上下、表裏、陰陽、虛實、寒熱、氣血、營衛、藏府、經絡也自然不同。

我們可以說，整個《紅樓夢》就是一部很好的活靈活現的人文教材。它是透過文學藝術形式展現給我們的，所以我建議大家仔細地通讀兩遍。第一遍知其大義，第二遍才能進入到每一個人的精神世界裏去。這雖然是一種近乎開玩笑的說法，但我覺得對於間接地學習人文知識還是有一定道理的。尤其對於生活在電子時代的人來說，靜下心來細膩地、深入地品嚐一下《紅樓夢》，是十分有益的。只要有機會，

認認真真仔仔細細讀幾遍《紅樓夢》，在《紅樓夢》的提示下，會把我們引入人文殿堂。

我們強調知人文而後知人人這一問題，還因為一種時代的危機感。危機感從何而來？由這一時代的中醫教育與科研中來。在《中醫基礎理論》、《中醫診斷學》等教材中，提到病因的時候總是說，外因是風、寒、暑、濕、燥、火六淫，內因是喜、怒、憂、思、悲、恐、驚七情。20世紀80年代以來以科研的名義所形成的中醫病證診斷規範標準，以及以國家標準的名義公佈的《中醫臨床病證診斷標準》中，《黃帝內經》的藏象理論原則看不到了，建立在哲學與《黃帝內經》基礎上的理論思維淡出了，人文的精神沒有了，病因的七情不見了。《內經》多處提到七情過用，是病因病機之首。七情的太過與不及，既傷心，也傷身。

從中醫以人為本的思想來說，內因和外因的相互關係，當然更重視內因。因此，當七情在人文貧困的環境中被淡化之後，對中醫的臨床診斷無疑是一個大的缺失。這一節我們反覆表述，就是希望大家明白哲學能幫助我們明達醫理，人文能幫助我們認識自己，認識疾病。

博涉識病這一節講到這裏，還想再強調兩點：其一，刻在中醫人胸中的規範永遠是中醫基礎理論；其二，手下治療的病人永遠是個體化的具體病人。相信這兩條記牢了，用活了，臨床水準自然會提高。

三、博診達脈

關於博診達脈，我們先要做一下說明。博診有兩個含義：第一層意思是包括四診在內的博，但博診不僅僅是脈

診，望診、聞診、問診。講中醫，我們不會忘記多因素相關性。藏象理論是綜合了天、地、人、我各方面與生命的多因素相關性而來的；病機也是綜合了天、地、人、我各方面與疾病的多因素相關性而來的；對疾病的診斷，當然也應如此。第二層意思是多實踐、多總結、多觀察，多臨床，在不斷的臨床過程中提高四診的水準。所以這裏的達，是明達、通達的意思。博診達脈，在於強調在多和博的前提之下，不斷熟悉脈診，熟悉四診。

這個題目我們應該從廣義角度上理解，就像《般若波羅蜜多心經》那樣，一開始講：「觀自在菩薩，行深般若波羅蜜多時，照見五蘊皆空，度一切苦厄。舍利子，色不異空，空不異色，色即是空，空即是色。」這是以色為例子，講事物變化無常的道理。接下去說：「受想行識，亦復如是」，這就把五蘊全包括進來了。

我們講的博診，應該包括四診在裏面，這裏只是以脈象為例，談一些關於診斷方面的思考。

（一）以脈象為例的臨床診斷思考

這裏我們主要講三個問題：基於常脈來認識脈象與主病；基於病時脈象探究常脈；望、聞、問、切概皆如此。

首先，我們講基於常脈來認識脈象與主病的問題。

這裏的常，要理解為是常人。天下活著的人，各個都有脈，只是隨著年齡的大小、男女的分別、身心各個方面的差異，每個人的脈象都不一樣，但是在平時都應當理解為常脈，這個常脈，是個體化的常脈。在中醫文獻裏，常脈大體包括兩個方面，一方面是四時的常脈，比如，春弦、夏洪、

秋毛、冬石。另一方面是人在不病情況下的脈象。對於不病情況下的常脈，我們最常用的形容的說法叫，不疾不徐，和緩悠揚。《黃帝內經》裏講到五藏的常脈時，都不離開不疾不徐，和緩悠揚這些基本的脈象。

這裏我們要提到一個新概念，即「概念性脈象」。這個提法也許大家過去接觸不多。所謂概念性脈象，主要是指《中醫診斷學》裏，或脈學專著裏的脈象。這些脈象的意義，是針對各種不同的脈象講它的具體表現形式以及主病的，它與臨床上的脈診不同，是在書本上就脈而講脈的。

概念性脈象，習慣把常見的脈象分陽脈和陰脈兩大部分。浮、芤、滑、實、洪、數、長、大、緊、革、牢、動、疾、促，為陽脈；沉、遲、虛、細、微、澀、短、小、弦、濡、伏、弱、結、代、散，為陰脈。合起來這 29 種脈，講的都是概念性脈象，主要講脈象和脈象之間的區別。

從概念性脈象的角度看，關於脈象的主病，都存在著「一脈多病」的問題。比如，李時珍在《瀕湖脈學‧四言舉要》中的浮脈一條裏說：「浮脈主表，裏病不足，有力為實，無力為虛。」到相兼脈象的主病時，情況就更複雜了。比如「浮遲風虛，浮數風熱，浮緊風寒，浮緩風濕，浮虛傷暑，浮芤失血，浮洪虛大，浮微勞極，浮濡陰虛，浮散虛劇，浮弦痰飲，浮滑痰熱。」從浮脈的相兼脈象裏，一下子提到了十多種疾病。可見，如果單從概念性脈象去理解臨床主病，是很難真實地把握脈象的診斷意義的，當然也沒有辦法確定它的臨床意義。因此，我們接著提出另一個新概念，即「病時脈象」。

所謂病時脈象，就是今天來了一位病人，他坐在你的診

斷桌前，你當時摸到的脈象，我們稱之為他的病時脈象。這裏我還要向大家提出另一個值得思考的問題：是不是根據病時摸出來的脈，就直接可以作為診斷的依據，對疾病做出準確的判斷呢？其實也不是。為什麼呢？

今天提出這個問題，也許有些人會覺得茫然，說：「病人來了你摸的脈象不是病脈是什麼？」我說：我把它稱之為病時脈象，而不把它稱之為病脈。為什麼病時脈象，不能稱之為病脈呢？因為我今天摸他的脈之前，前兩三天，前兩三個月，他可能是一個常態下的人而不是病人。我們在今天摸到他的病時脈象時，不能不考慮他在正常狀態下，他的常脈究竟是什麼樣子，如果你對他原來的常脈無所瞭解，那麼對他今天的病時脈象代表什麼病，在你的思維和理解中肯定是模糊不清的、靠不住的。所以事實逼著你不得不做的是，要從他的病時脈象中，求他的病脈。

或許還有人不理解，說我在這裏故弄玄虛，糾纏那些「王先生本姓王」的問題。既然知道了病時脈象，還求什麼病脈呢？我們這裏要強調說：不是故弄玄虛，因為病時脈象中，既包括常脈，同時也包括病脈。

講到這裏，我們用一個數學計算，也許更便於說明問題。這就是：病時脈象，減去正常脈象，等於這個病人今天的病脈。相減以後的這個差，才是他發病以後脈象發生變化的那一部分，這才可以稱之為他的病脈。

這個提法說起來容易，做起來難，但是必須提出來引起大家的關注。因為不知道常脈，就沒有辦法判定他的病時脈象到底應該是常脈，還是病脈。病人，對健康人來說他是相對的病人；健康人，對病人來說他是相對的健康人。如果頭

腦裏沒有正常脈象、病時脈象、病脈這三個概念，那麼我們每天臨床上摸的脈象對於診斷來說，就是無所謂有，無所謂無的了。

我們看一張西醫的臨床生化檢驗報告，上面既標明了病時的檢驗結果，也顯示著正常值，這兩個數值相互一比照，才有了可靠的診斷依據。

其實中醫診斷也一樣，只是以往在《中醫診斷學》和其他脈學專著裏，沒有把從病時脈象中求病脈這一個問題明確地提出來而已。固然，中醫的診斷需要的是多因素的相關性，而不是單因素的決定性。但是多因素的相關性，不等於對任何診斷項目的似是而非。恰恰相反，沒有「病時脈象，減去正常脈象，等於這個病人今天的病脈」意識的人，只怕四診的所有項目，在他的頭腦裏都可能是似是而非的。

遇到《中醫診斷學》和其他脈學專著裏典型的病脈，對於從病時脈象中求病脈之說，則大可不必拘泥。比如，結脈、代脈、離經之脈、雀啄脈、屋漏脈等，這些脈象因為是常脈中不見的，應視為病時脈象與病脈重疊的現象，所以肯定是病脈。但 29 種概念性脈象裏的其他多數脈象，臨床中就不能不考慮從病時脈象中求病脈的問題了。

脈象裏的常脈、概念性脈象、病時脈象、病脈這四者，尤其是如何從病時脈象裏求常脈，從病時脈象裏求病脈，需要慢慢琢磨，反覆研究，聯繫臨床實踐進行思考。中醫歷來強調四診合參，四診合參中是如何對常脈、病脈的關係進行梳理的，也需要慢慢琢磨、研究、思考。過去《中醫診斷學》和其他脈學專著裏，沒有把這個問題提出來，我們今天明確地提出來了，應當是一種進步。這些問題不提出，不解

決，中醫的脈診就必然會流於形式。為什麼望診、脈診、聞診在中醫診斷標準化規範化中變成了擺設？為什麼問診內容充斥了中醫診斷標準化規範化？如果當初提出概念性脈象、病時脈象、正常脈象、病脈這四種概念，中醫診斷標準化規範化，就會是完全不同的另一種面目。

其次我們講基於病時脈象探究常脈的問題。

怎樣在病時脈象裏探究常脈，需要思考幾個問題。

其一，在過去的身體變異中求之。《素問·疏五過論》和《素問·徵四失論》在這方面講了許多可供參考的思路，值得仔細研讀。

其二，在病情演變中求之。今天病輕明天病重，由病重到病癒，在這些變化過程中，琢磨他的常脈。

其三，在四診合參中求之，尤其脈象與其他三診有明顯差距時，應在初步病機、臨床病機的反向思維中，探究其常。《黃帝內經·至真要大論》中「有者求之，無者求之，盛者則之，虛者則之」的論述，就是在辨證的過程中，探究常脈的很好例證。

第四，在不同病人患同類疾病的對比中，探究具體病人的常脈。

從病時的脈象探究常脈這一問題，儘管常常被人們所忽視，但是病時探究常脈是我們必須要這樣做的。探究常脈，可以引申為對望、聞、問、切四診的探究，說到底是對病人發病前身體狀況的具體探究。臨床不探究病人發病前的身體狀況，就不可能準確地把握病機的標本、虛實、輕重、先後、緩急。當面對一個病的時候，病勢的急與不急，病情的標與本是什麼，人體正氣是虛是實，這一切都與患者脈象的

表現密切關聯。每當我們追究他的病機標本、虛實、輕重、先後、緩急的時候，其實也是在探究其常。這儘管是針對他的病機的思考，也是在診斷過程中從病中探求其常。沒有病和常的比較，就抓不住病機的演變趨勢。

其實我們平常每時每刻都是這麼做的，只是以往沒有像現在這樣明確地對常脈提出質疑，沒有像現在這樣主動來思考這一被疏忽了的問題。在病中求常，在疾病的演變中做到博診達脈，才能對脈學理解、認識得更清楚。這同時也是對四診理解、認識得更清楚的有效方法。所以從這個意義上講，更需要提醒大家主動走出現行教材的束縛，回到經典醫著上來，把經典教給我們的原本的道理理解清楚之後，再去調整、充實、修改我們現在的教材，尤其是臨床教材。

帶著時代所造成的問題，我們不妨共同複習一下前人的教導，看看我們過去的醫學巨匠們是怎麼講的。

張仲景在他的《傷寒論》原序裏講：「省疾問病，務在口給，相對斯須，便處湯藥。按寸不及尺，握手不及足，人迎趺陽，三部不參，動數發息，不滿五十。短期未知，九候曾無彷彿，明堂闕庭，盡不見察，所謂窺管而已。夫欲視死別生者，實為難矣。」這裏強調的是要認真仔細，要四診合參。如果不仔細，不精心，望、聞、問、切四診把握不全，沒有在四診合參中進行綜合性理論思考，流於「窺管」、「未知決診」，肯定達不到起死回生的醫療效果。

張景岳也曾講過，「望、聞、問、切，欲於四者去其三，吾恐神醫不神矣」。打開當代大專院校的中醫臨床各種教材，望診的內容極少，脈診成為表面擺設，寫在教材中的絕大多數是問診的內容。其中的一半是病人講的，一半可能

是編者寫進去的。所以大專院校的教材內容，差不多丟掉了三診半。望、聞、切三診丟掉了，剩下的問診一項由於離開了四診合參的綜合性理論思考，因此編者寫進去的內容也未必全面，未必準確。

按照這種教材模式培養出來的人才，以《黃帝內經》為代表的基礎科學體系和以《傷寒雜病論》為代表的辨證論治的臨床技術體系，沒有在頭腦裏紮下根來，臨床上四診合參的綜合性理論思維肯定難以形成，那就很難成就為孫思邈所期盼的蒼生大醫。我們在前面提到的中醫臨床經驗化的問題，就是因為「望、聞、問、切，欲於四者去其三」的臨床醫生，所占比例太高而造成的。

《黃帝內經·靈樞》的大注家史崧先生在他的《黃帝靈樞經敘》裏講：「夫為醫者，在讀醫書耳，讀而不能為醫者有矣，未有不讀而能為醫者也。不讀醫書，又非世業，殺人尤毒於挺刃。是故古人有言曰：為人子而不讀醫書，尤為不孝也。」史崧先生說的「讀醫書」，當然指的是讀經典醫著。只有首先讀好經典醫著，領悟其中的要道，才能逐步形成臨床上四診合參，辨證論治環環相扣，綜合性的理論思維。史崧先生把臨床執業中醫能否讀好經典醫著，能否具備綜合性理論思維的能力，提高到中國儒家的孝悌忠信禮義廉恥的高度，提高到大愛的高度看問題，足以說明中醫認真讀經典之書，探求真諦的重要性了。

最後再強調一下，這裏所討論的博診達脈，也包括望診、聞診和問診在內。展開來講，本章所要討論的，實際上是博診達望、博診達聞、博診達問、博診達切。以上圍繞脈診所講的內容，只不過舉例而已。上述內容中反覆講到的四

診合參，其實已經將達望、達聞、達問、達切，融為一體了。另外，前面討論脈診講到的常脈、概念性脈象、病時脈象、病脈這四個概念，其中概念性脈象與病時脈象，是以往討論脈診時未曾提到的。

在四診合參的辨證論治臨床中，在綜合性理論思維的全過程，這四個概念的提法及其含義，同樣可以換位於望診、聞診、問診之中。希望由此舉一反三，切莫拘泥。

（二）博診也要求細求深

以上討論了以脈象為例的臨床診斷思考之後，接下來要討論的博診也要求細求深。即面對望、聞、問、切四診，來討論四診的求細與求深問題。中醫臨床四診的求細與求深，同樣是以博為前提的。就是說，有博才有細，有博才有深。為此，這裏將從以下五個方面加以說明：

其一，博中求細，求深，可以概括成這麼一句話：以人文知識為根基，以哲學方法為核心，明達中醫科學技術之學理，掌握中醫臨床綜合之思維。這是中醫學術體系的四個不同層次，也是中醫知識結構上的四方面內容。在學習中醫時要在這四個層次、四個方面打好基礎，在從事中醫工作中要在這四個層次、四個方面不斷積累，不斷提升。與西醫相比，中醫是一個形上性的複雜的醫學科學體系，它要求醫生所涉及的知識層面與內容很廣、很深。否則就難以瞭解錯綜複雜的人，難以駕馭千變萬化的病。與西醫的臨床相比，中醫臨床的全過程都是由醫生的理論思維來完成的。尤其在「大方脈」的內、婦、兒科領域裏，動手性的技術操作極少，全部診療都是在哲學層面上的，繁重、複雜的理論思維

中來完成的。所以，我們要提醒青年中醫，博中求細、求深這一點，不僅是對一個醫生臨床能力的要求，更是對一個醫生醫學知識結構與醫療道德的嚴格要求。

希望我們的青年中醫懂得，不要把中醫作為一種簡單的技術來對待，既然自己選擇了中醫，就應當有充分的精神準備，下大功夫，把中醫學好。中醫這一行業，是一個人文行業，一個最人性化的行業，一個最受人歡迎、尊重的行業，一個最容易從中得到享受與成就感的行業。愛因斯坦說：「熱愛是一個好老師。」我的體會告訴我：「中醫是一門最值得熱愛的學科，是一種最值得熱愛的行業。而熱愛就是力量，熱愛就意味著成功。」

其二，以多因素相關性的理念，在一證多機，一機多證的比較中做判斷。一個證候，比如，頭痛、發熱、嘔吐、腹瀉等，會出現在不同的病機之中；同一種病機，比如，樞機不利，在少陽病中往來寒熱、胸脅苦滿、默默不欲飲食、心煩喜嘔、口苦、咽乾、目眩常常同時並見，有時在太陽病中「但見一證便是，不必悉具」，有時在厥陰病中，「嘔而發熱者」亦是。從一證而言，多機與一證相關；從一機而言，多證與一機相關。因此一證多機，一機多證的反覆比較，是在博中求細求深的有效方法。望、聞、問、切每一診展開後，都是很大的思維空間。要在多因素相關的比值中，找出最準確的判斷，這是中醫診斷的基本原則。

這其中的「比值」，是思維比較中的相對值，而不是數據化裏的絕對值。我們曾經做過一個比喻，如果把中醫的多因素相關性輸入電腦，用電腦來幫我們做判斷，在此期間如果個別數據稍微變更，電腦就可能得出「翻臉不認人」的結

果。但是理性動物的人，在其思維過程中有極強的模糊識別的能力。而模糊識別，正是以多因素相關為其前提條件的。多因素相關是識別複雜的、多變量系統的事物時，所必須的一種思維方法或研究方法。多因素相關，不同於西醫上所講的單因素的決定性，不是感染了什麼病毒就得什麼疾病的那種思維。所以，在多因素相關的環境裏，每一個證，都可能出現在不同的病機之中，每一個病機，都可能有相關的許多證的支持。在多因素、多項量比較之中做判斷，這是中醫臨床診斷必須堅持的一種理念。

其三，堅持在常與變的對舉中，在四診合參的前提下，把握疾病演變的全局。常常有些年輕人問，頭疼需要吃什麼藥？我說：「無可奉告。」這是抓住一個單一的證候，要從病機給出治療處方的思維。這在中醫來說，是完全行不通的。所以，在常和變的對舉中，在四診合參的前提之下，思考疾病演變的病機，這也是從博中求細求深，把握疾病全局的臨床基本思路。

其四，切忌似是而非、見如不見。在證候的辨識上，似是而非、見如不見，皆是四診中對證候認識不準，抓不住證候的表現。在這種情況下，臨床上的四診就蛻化為一種表面的擺設。這是臨床上最為可怕的，而且也是比較多見的。證候辨識不完整、不準確，就不能準確、真實地把握臨床病機。主要的原因，是醫者人文基礎薄弱。人文基礎薄弱，頭腦中的哲學思維方式就建立不起來。兩者俱失，臨床四診中便見不到全面、準確的證候，對病機認識的「博中求細、求深」，也就變成了一句空話。

其五，一次深入總結，勝於苦讀十年。年輕的中醫大

夫，在臨床之中千萬不要輕易地放棄所遇到的難題，千萬不要懶惰。應該選擇典型案例，對它進行深入地系統地總結。我們前一章所舉的「下肢血栓」一案，值得大家參考。病案記錄是一種總結，總結就是消化，更是學習。帶著難題看書、請教，是更有意義的學習。本人年輕時老師曾對我們說：當醫生的人誰敢在臨床之中馬虎一次，他就有可能馬虎一輩子，成為永遠甘當庸醫的人。所以一次深入的總結，有時勝於苦讀十年書，這種總結是一種回顧性的複習，是臨床中最需要的自我提升。堅持久而久之，不斷破解臨床難題，會因為習慣而成為自然而然、充滿情趣的自覺行為。我願以此經驗作為對青年中醫的奉告，更願以此經驗與青年中醫共同分享。

四、結語

在這一章結尾，我想再提出一些問題，與大家共同討論。特別是本章講到的人們以往不曾思考的一些問題，真誠地希望能在往後的討論中，大家共同參與，逐步加以完善。

第一，博愛知醫、博涉識病、博診達脈，這三個問題是針對當代普遍存在的，在慢性病、雜病診治中「無證可辨」的現象而提出來的。一方面因為擺在中醫面前的慢性病、疑難病越來越多，另一方面因為在「辨病與辨證相結合」的長期延續，在西醫診斷方法與指標對中醫所形成的衝擊與干擾。還有，中醫自身辨證論治理論思維能力的普遍下降，因此「無證可辨」的抱怨越來越多，有的甚至以「西醫診斷，中醫治療」而自居，辨證論治也不要了。在這種情況下，中醫臨床醫生更需要在「三博」上下大功夫。所以今天講博愛

知醫、博涉識病、博診達脈，也算是形勢所迫吧！

第二，臨床識證不準，則辨證無據。要提高辨證論治的臨床水準，必須在「三博」上打好基礎，否則臨床療效不會提高。要透過辨證論治，準確地把握病機，首先要在證上下功夫。因此，識證不準，則辨證無據這一點，我們千萬不可忽視。

第三，臨床醫家的素養，必須從「三博」抓起，尤其是青年中醫，一定要過好「三博」這一關。「三博」的素養，這其中沒有竅門，只有努力積累。一百多年來，隨著西學東漸，世事流變，強弱更替，中醫在其中受到很大的衝擊，但核心與關鍵還在中醫界自身。中醫臨床的成與敗，決定於中醫學術的興與廢。而中醫學術的興與廢，決定於當代中醫學人的賢與愚，智與拙，勇與怯。我們生活的這個時代，歷史安排中醫要經歷時代的考驗，我們要勇於面對，以博愛之心，走好我們自己的路。

本章討論的，是中醫臨床中三個相連的基礎問題。以博愛之心待人，以謙卑之心律己，是鑽研中醫的動力源泉，是執業中醫的必備條件。以人文知識為根基，以哲學方法為核心，明達中醫科學技術之學理，掌握中醫臨床綜合之思維，這是練好中醫基本功的主要內容。人文知識的廣泛積累，人文社會的深刻歷練，哲學思辨能力的逐步提升，臨床辨證論治理論思維水準的不斷提高，這四個方面無疑是提高辨證論治臨床水準的必由之路。願博愛知醫、博涉識病、博診達脈，伴隨每一位執業中醫的一生。

第七章

在臨床中讀經典的實踐與體會

中醫經典著作，單靠在學校有限的學習是不夠的，即使是研究生的學習，接受這方面的教育也還不夠。中醫有個特點，即在傳承和學習時，書本上的內容必須在臨床實踐中不斷的消化，才能對精髓把握得好，理解得準。這種做法，我們稱為臨床中讀經典。

與全球化的西醫相比，中醫的科學觀念、概念範疇、理論思維、治療方法各不相同。如果我們把中醫學比作一棵碩果纍纍的大樹，那麼中國傳統文化中的文、史、哲，尤其是哲學是其根，《黃帝內經》為代表的基礎科學體系是其本，《傷寒雜病論》為代表的辨證論治的臨床技術體系是其主要枝幹，而內、外、婦、兒各科的治療以及方劑、藥物等，則是其分支、花葉與果實。

由此看來，代表中醫基礎科學體系與辨證論治的臨床技術體系的醫著，則當屬中醫經典範疇。不言而喻，中醫經典醫著，自當是中醫臨床治療的生命線。

因此，研讀好經典，尤其是帶著具體的臨床問題，堅持在臨床中讀好經典，對於提高辨證論治的臨床素質，對於鞏固中醫的臨床陣地，對於擴大中醫的臨床領域，無疑是至關重要的了。

一、經典醫著奠定了中醫科學、技術體系

在這一章裏，我們著重講四個問題：中醫經典的範疇，

中醫經典的基礎科學體系，中醫經典的臨床技術體系，關於超越「經驗醫學」的迷霧。

（一）中醫經典醫著的大體範疇

什麼叫中醫經典醫著？它都包括哪些著作？對於這個問題，大家的說法或多或少有一些區別。

經典一般指早已揭示的關於事物本質的原理。事物本質的原理，主要是關於事物產生、發展、變化的大道理。我們也把這些原理或大道理，稱之為常道，常規的道理。自古以來就有這樣一種說法：常道之謂經。常道也就是大道。

經典之經，也有與緯相對應的意思。在經與緯的關係中，經為本、緯為末。以此意來講，經含有綱領的意思。所以綱領之謂經，這是對經典的另一種解釋。

一般來說，經典所揭示的原理、大道理，具有客觀真理性的價值，而且是經受了歷史與實踐檢驗的。由於它往往是歷史傳承下來的，是由長期實踐檢驗的，因此經典的含意還有一個解釋：千古不易者謂之經。千古不易就是千古不變，它揭示的是認識事物的基本原理。對於一個學科來說，基本原理不存在了，這個學科也就不存在了；如果這個學科存在，它的原理必然存在。因此說，千古不易者謂之經。

在國內，經典通常是指特定領域裏原創性的科學知識。因此就中醫來說，在醫學這個特定領域裏，屬於中國原創性的科學知識，自然也應稱之為經典。

在科學知識領域裏，經典的價值是超越時空的。從時間意義上講，不因為歷史久遠，經典的價值就不存在了。就空間來說，不管在世界的任何地方，它的原理是普遍適用的，

也就是我們常常說的，科學沒有國界。以上所指就是科學超越時空的特點。

經典學科與我們在第一章裏講到的科學分類一樣，也分形上、形下兩大類。它代表著人類兩次文化高峰的主體特色。第一次高峰成熟與成就的是哲學及其哲學體系下的學科，第二次高峰成熟與成就的是物理學、化學為基礎的學科。比如，亞里斯多德在哲學上所揭示的原理，雖然兩千多年了，西方研究哲學至今仍然是從「古希臘三哲」那裏起步。歐洲文藝復興之後牛頓的力學三定律，不管到什麼時候，只要研究的對象屬於形下性範疇，力學三定律永遠是力學基本原理，只要地球不毀滅，它永遠要發揮它應有的作用。

我們有必要提醒，經典這兩個字，千萬不要輕易使用。有人喜歡把流行的一首歌曲稱之為經典，把自己製作的一件器物、產品也稱之為經典，那是用詞不當，很不嚴肅。與我們這裏所討論的經典，完全不是一回事。

關於中醫代表性的經典醫著包括哪些內容，說法不是太一致。近代多數人說，《黃帝內經》、《傷寒論》、《金匱要略》和《溫病學》是四大經典醫著。也有人把《脈經》、《難經》、《神農本草經》放在經典之中。應該說這些說法都是對的，只是哪些更為重點，看法上有些出入。我的觀點是，《難經》、《神農本草經》、《脈經》，應該是《黃帝內經》、《傷寒雜病論》為代表的基礎科學體系與辨證論治臨床技術之內的，在藥物和基礎理論方面有影響的著作。

中醫經典醫著奠定了形上性醫學的常道。形上性醫學只能是中醫，不可能是西醫的生物醫學。中醫的經典醫著奠定

了中醫這個特定的形上性醫學科學的基本規律，所以稱之為常道，稱之為千古不易的經典。它的價值也是超時空而存在的，不會因為西醫生物醫學的出現而失去其特色與光彩。

中醫的經典，是以傳統文化、哲學為基礎的原創性的醫學科學與技術體系。中醫經典成功地經歷了數千年歷史與實踐的檢驗，證明它是科學的，有實用價值的。中醫經典與形下性的西醫構成了人類醫學科學的整體格局。形上和形下是構成一個事物的兩個方面，因此有中醫存在，必然就有西醫的存在。與此同時，只要西醫存在，形上性的中醫學就必須存在，而且不可被取代。

數千年的歷史與實踐表明，中醫經典醫著的傳承，有其自身必然的特點與方式。

我們常常聽到一種說法，現在都什麼時代了，還抓住兩千多年前的東西不放。說這種話的人，要麼是不懂中醫，要麼是太淺薄、太狂妄。對中醫，要評判它，首先要懂得它，實實在在地理解、研究清楚之後，再做評判不遲。1974 年「文化大革命」時，有人提出要廢除中醫的陰陽五行學說，其實質是要廢除中醫的基礎科學體系和臨床技術體系。

岳美中先生在當時的《新醫藥學雜誌》上發表了一篇文章，平心靜氣地講了這樣一個比喻：評判一個屋內的設施，如果你只在門外看了一眼，或者在屋內走馬觀花地瞧了一下，出門便大加議論，屋主是不會折服的，別人也不會認同的。他的比喻是針對那些企圖廢除中醫的門外漢講的，柔中有剛，綿裏藏針，心平氣和地把那些自以為是的門外狂人批得啞口無言，平息了一場無知的鬧劇。

關於中醫學經典的傳承，後世在《黃帝內經》、《傷寒

論》、《金匱要略》等經典醫著上做箋、注、補、證的醫家確實不少。今天我們在教學上所用的教材，也是換了一種形式的箋、注、補、證。在經典的基礎上做註解，進行發揮，這是中醫經典傳承的基本方式。

隨著歷史的變遷，隨著語言文字、人們的生活習慣以及社會、經濟、文化、知識取向的變化，對於古典知識的傳承，就需要隨著歷史環境的變遷，有人出來做一些箋、注、補、證方面的工作，以保留經典的原創特質及其在新的歷史環境中的傳承。但是，如果說有了箋、注、補、證就不需要經典原著的存在，那就本末倒置了。

與人類的一切科學一樣，中醫的基礎科學體系和臨床技術體系也是超時空而存在的。在新的歷史環境中忠實地保留，完整地繼承中醫學的原創特質，同樣是這一歷史環境中的基本任務。從這一立場和態度出發，對待中醫經典醫著的科學價值，對待當代中醫經典醫著的箋、注、補、證工作及其各種形式的傳承，是我們必須堅持不懈的本分。這一立場和態度是中醫學本身的超時空性決定了的，而不能由新的歷史環境，或某些人的個人意志所左右，作取捨的。

關於中醫古典醫著，中醫界流行著這樣兩句口號：發揚不忘本、創新不離宗。這一口號很好，本與宗是中醫繼承與發展的方向與道路的依據，是時刻不可不牢記的。就像亞里斯多德所建立的哲學基礎，他的著作已經把哲學的基本原理揭示清楚了，後人不可能改，也改不了。牛頓的力學三定律，也不可能改，也改不了。真理已經講明白了，發揮發展的餘地與機會自然越來越小，越來越困難。這就是經典，用不著奇怪。

在人類文化發展的歷史上，語言文字的表述方式不斷的在變。對外來文化知識的翻譯與傳播，本身就是文字表述方式的改變。而不忘本、不離宗，是因為原有的原理與規律，它的內核不能變，也不會變。否則就是忘本，就是離宗，就是對原創性科學原理與規律的背叛。這一點與文字語言的表述方式，是完全不同的兩回事。因此，在中醫經典醫著箋、注、補、證中，在當代教材的編寫中，必須遵循不忘本、不離宗這一鐵打的原則。

中醫經典的地位與作用，套用今天生活中離不開的電腦做一個比喻：經典是開發中醫師大腦的最佳「驅動軟體」。20 世紀 80 年代的一份資料上說：人類的大腦，約有 150 萬億個神經元。如果把一個人大腦的每一個神經元都儲存上訊息，其儲存量相當於美國國家圖書館全部圖書訊息量的 8.5 倍。這樣一部電腦所用的電量，相當於南、北美洲日常用電量的總和。不言而喻，每一個人都毫不例外地擁有 150 萬億個神經元，每一位中醫師的大腦，都可以儲存美國國家圖書館藏書 8.5 倍的訊息量。

開發中醫師的大腦，做一個稱職的中醫，最好的驅動軟體是什麼？那就是四部經典。如果中醫師的腦子裏沒有裝入四部經典的全部內容以及對它的理解，在臨床上就無法啟動和保證中醫辨證論治理論思維程序的正常運轉，就沒有辦法解決臨床上遇到的複雜問題。

（二）中醫經典內含的中醫科學體系，包括三觀念、六範疇

這方面的內容，我們在第一章、第二章都有具體的討論，這裏不再贅述。與哲學血肉相關的中醫學體系三觀念，

是天人相應、整體系統和動態平衡。中醫學體系六範疇是藏象、病機、診法、治則、方劑、藥物。在這六大範疇裏，藏象和病機是其核心。而藏象學說相當於西醫裏的解剖學、生理學，所以藏象學說在中醫學體系裏，更是核心的核心。

中國傳統哲學，是中醫方法論、認識論的源泉，所以中醫是中國傳統哲學體系下的防病治病的醫學科學。中醫研究的對象與哲學研究的對象同類，都是不斷運動、變化的現象及其過程。中醫研究的目的與哲學研究的目的一致，都是要透過不斷運動、變化的現象及其過程，認識其背後隱藏著的本質，即原理、法則、規律，或者「道」。

哲學認識萬事萬物運動、變化的原理、法則、規律的最終目的，是利於人們循「道」而生；中醫認識證候運動、變化的病機，其最終目的在於人們防病治病，在於保障人們按照生命的原理、法則、規律，循「道」而生。

哲學是思辨的科學，它的方法論、認識論，遵循著綜合──演繹的邏輯思維模式；中醫的理性思維模式與方法，完全是從哲學那裏來的。要把握中醫的方法論，需要系統地學習中國傳統的哲學經典，如《周易》、《老子》、《大學》、《中庸》中的本體論原理，以及儒家、名家、陰陽家、墨家的代表名著。

中國傳統哲學裏的陰陽五行，有人把它與近代西方的一般系統論相提並論。台灣的鄺芝人先生在其《陰陽五行及其體系》一書中指出：「從方法論方面說，陰陽五行思想並不是一種迷信，而是一種系統思維之形上構架。」他在與西方貝塔朗菲發明的一般系統論比較之後，做出結論說：「陰陽五行原理在傳統中國的學術思想中被視為一種一般系統理

論。」應該肯定地說，中國傳統哲學裏的陰陽五行，為創構中醫學體系提供了方法論。

這方面的內容，前面亦有論述。中醫學的方法論，同樣是中醫經典的方法論，這裏也不再重複。

（三）中醫經典的臨床技術體系有兩大類，即外感病和內傷雜病

外感病以《傷寒論》、溫病學為代表，以氣血陰陽的消長變化為理論基礎，形成其臨床辨證體系。內傷雜病以《金匱要略》為代表，宋、元、明、清臨床醫家的著述為補充，以五藏與五藏的相互聯繫為理論基礎，形成其臨床辨證體系。另外，基於中醫臨床技術體系的科學普及類的圖書，以及相關的通俗讀物，例如，明、清以來流行的初學者便於誦記的「四小經典」等，是作為以上代表性著作的補充，作為中醫普及推廣之用的。

概括地講，以《黃帝內經》為代表而形成的中醫基礎科學體系，即三觀念、六範疇所確立的理論原則，是中醫臨床技術體系的理論基礎。建立在中醫基礎科學體系上的辨證論治的思維方式，是中醫臨床技術體系的靈魂，貫穿於中醫臨床的全過程。

（四）這裏就超越「經驗醫學」迷霧的問題，談一些認識與看法

什麼叫經驗，就中醫來說，哪些是屬於經驗範疇的東西？應該說，經驗是局部的、初級的、尚未完全融入中醫科學與技術體系的臨床醫療知識。經驗討論的往往是局部的問

題，它不涉及中醫學整體，也不涉及人的生命過程中的全部。經驗往往是初級階段的認識，它處於認識的初始，是對事情可能性而非必然性的初步認識，遠遠沒有上升到理論體系的高度。有些經驗用中醫理論體系的基本觀念去解釋，還有一定的距離；用經驗的東西去說明中醫理論體系的全部，還不具備這樣的高度。

長期以來，學過西醫然後再接觸中醫的人，往往對中醫的定位是：中醫是一種經驗醫學。言外之意，中醫沒有基礎科學和臨床技術體系。近一百年來，學過西方近代科學的人看自己國家的中醫學，往往也認為中醫就是經驗，或者經驗醫學。其實，在中醫是否是經驗醫學的問題上，我們用不著責怪外行人，由於中醫界自己沒有認真研究中醫的科學定位問題，直到今天不少從業中醫的行內人也還常常對人說：「中醫最寶貴的就是經驗」、「用不著爭論中醫是不是科學，只要能看好病就是科學」這些話，令人聞之而感到尷尬。

1990 年，以國家名義開展的「全國名老中醫藥專家學術經驗繼承工作」，也在強調繼承名老中醫的學術經驗。這裏不禁要問，難道名老中醫藥專家可貴的不是臨床理論思維，而是一方一藥的臨床經驗嗎？如果把這些名老中醫全部的最可貴的東西都說成是臨床經驗，那中醫不就是經驗醫學了嗎？名老中醫一生最可寶貴的，是他的治學經驗，這當然需要我們認真學習。如果繼承名老中醫的經驗，就是臨床上那幾個方，或者是他的用藥習慣，這對名老中醫來說是不公平、不公正的。問題的關鍵是我們對中醫的科學定位沒有準確、科學的把握，因此在相當長的時間內，社會上許多人也就跟隨著用經驗來定位中醫。

我們說，經驗不是中醫的本質，中醫本身不僅具有成熟的基礎科學體系，而且具有辨證論治的臨床技術體系。如果站在這個角度上看，臨床經驗是可貴的，但是把臨床經驗等同於中醫的科學理論和臨床技術體系，或者忘記了丟掉了中醫的科學理論與臨床技術體系，那就不能允許了。

　　在對中醫經典的靈魂把握不牢的時候，鼓吹中醫寶庫如何豐富，高喊傳統的醫籍「汗牛充棟」，是沒有任何意義的。面對豐富的中醫古籍，如果不能站在哲學的高度，不能站在中醫基礎科學與臨床技術體系的角度，就失去了理性的綱領，就抓不住重點，就會把所有的古籍，雜亂如麻地擺在經驗醫學的同一個平台上，那就有大問題了。單就「汗牛充棟」來說，它固然是寶庫，但同時也很可能是包袱。

　　因為在中醫古籍裏，記錄一方一藥的東西很多。這些方藥如果在沒有納入理論體系，或者沒有站在理論高度去理解，而只盯在它的經驗成分上的時候，「汗牛充棟」就在很大程度上成為我們前進的包袱。

　　近四十年來中醫古籍整理研究，也在一定程度上增加了「汗牛充棟」的分量。這方面的不足是，偏重於對中醫學概念從文字語詞意義上的解釋，忽視了對中醫學概念產生的哲學方法論意義上的理義詮釋。從傳統人文之學的層次劃分上講，文字語詞是「小學」，哲學方法論才是「大學」，亦即理義之學。中醫古籍整理研究的重點是明理，而不是說文解字。這並非不需要文字語詞的說文解字，而是建立在哲學方法論基礎上的中醫學概念範疇，才是構成中醫學體系的細胞和組成部分。從邏輯學的意義上看，概念由語詞組成，但是在學術體系裏，文字語詞是從屬於概念的。

事實表明，近四十年來對中醫古籍著重於文字語詞意義上的整理研究，在振興中醫學術，保持發揚中醫特色方面的作用，是十分有限的。增加了「汗牛充棟」的分量，並不能代替從「大學」意義的中醫明理，並不能阻止中醫朝著經驗化方向的倒退。

　　對於中醫是經驗醫學這個問題，我們首要的學術問題，是中醫學的科學定位。當中醫自身的基礎科學與臨床技術體系釐正之後，一切混亂局面，都將迎刃而解。如果到今天還講中醫是經驗醫學，那是我們這個時代對中醫的一大誤解。如果社會上還是這樣看待中醫，生活在這一時代的中醫不只是活得太苦澀，而且真有一點悲哀了。

✚ 二、讀好經典的階段性原則與方法

　　要做到在臨床中不斷地讀經典，首先在早期要打好基礎。打好基礎，有以下幾方面的內容與做法，提供給大家共同討論。

（一）「猛火煮」，做到「使其言如出於吾之口」

　　什麼叫「猛火煮」？煮到什麼程度算是到火候了？「猛火煮」，是指第一次讀經典醫著的時候，就像大火煮生米一樣，集中時間，集中精力，一次煮透，熟讀牢記，不留夾生。所謂熟讀牢記，借用朱熹關於治學上的一個說法，就是達到「使其言如出於吾之口」的程度。

　　平時提起經典裏的章、節、段、句，就好像從自己口中講出自己心裏話那麼順暢，那麼方便，那麼熟悉。這是猛火煮的任務，是必須達到的目標。這個任務和目標，應該在中

醫教育的本科階段完成。現在年輕的中醫中，對《傷寒論》、《金匱要略》，尤其是《黃帝內經》，念不成句的現象仍然十分普遍。所以做到使其言如出於吾之口，也是現在年輕中醫需要下工夫補課的一個重點。

聯繫到中醫大專院校的教育，「猛火煮」應當在中醫本科學習階段完成，並要求狠抓三個基本。這三個基本就是：理解基本概念，牢記基本內容，初步形成符合中醫原創特色的基本的思維方式。這三個基本是步步深入，相互聯繫的。在理解基本概念，牢記基本內容的基礎上，頭腦裏已經大體構成了中醫特色的基本思維方式。這是學習中醫入門階段的基本功，必須堅實，不可荒廢。在中醫本科學習階段這三個基本做紮實之後，大學本科後期再學點西醫，學生就會清醒地認識到西醫知識的特點與中醫基本理論的根本區別，往後就不致混淆，不致陷入「以西代中」的誤區了。

本人是經過以師帶徒的途徑走進中醫學殿堂的。讀研究生之前，沒有上過中醫藥大學。從以師帶徒開始，就是在老師指導下背書，連續背了三年半。先用一年半的時間，背中醫入門的基礎讀本，比如《藥性四百味歌括》、《藥性賦》、《針灸經穴分寸歌》、《經絡循行路線歌》、《瀕湖脈學》以及《四言舉要》、《湯頭歌訣》、《醫學三字經》、《醫學實在易》等。一年半之後開始背經典醫著，主要有李士材的《內經知要》、《傷寒論》的條文、《金匱要略》的全部、葉天士的《外感溫熱篇》和吳鞠通的《溫病條辨》。那時候老師診務繁忙，沒有太多的時間逐條講解。他給我們指出一些參考書，比如，學《傷寒論》、有成無己的《註解傷寒論》、尤在涇的《傷寒貫珠集》、柯琴的《傷寒來蘇集》，還有我今

天還在使用的當年南京中醫學院出版的《傷寒論譯釋》、《金匱要略譯釋》。

在大體懂得經典文意的情況下，老師要求我們逐條熟讀熟記，用他的話講：「必須在嘴皮子上練好機械功，張口成誦，像打機關槍一樣，不間斷地從頭背到尾。」到老師考試檢查的時候，我們把《傷寒論》手抄本放在他面前，他半閉著眼睛專心地聽我們背書，從第 1 條背到 397 條。中間遇到不熟練處，他可以提示三次，三次提示後還接不下去，就得從頭再讀、再記、再考。當年我背《傷寒論》，用 90 分鐘；《金匱要略》70 分鐘，快的時候 65 分鐘；《外感溫熱篇》是 19～20 分鐘；《溫病條辨》是 55 分鐘。

我常常覺得，這一生最大的幸運是遇到了柴浩然老師。經歷了跟隨柴浩然老師那一階段的學習過程之後，在上述科目上我基本上做到了「使其言如出於吾之口」。這給後來的繼續深造和一生從事中醫臨床與研究，打下了堅實的基礎。至今我一直認為，「猛火煮」是學習中醫最為關鍵的階段，把基本概念和基本內容學透記熟之後，往後需要進一步學習、消化、研究、使用，就非常方便，非常容易了。

在學習中醫基礎知識和讀經典的過程中，切忌「夾生飯」，這是我刻骨銘心的一點體會。20 歲之前，最多不超過 25 歲，這是一個人大腦的機械性記憶能力最強的時候，這一階段記熟了的東西，以後不容易忘掉。如果這一階段時間抓不緊，工夫下不到，知識在記憶裏總是似是而非，似懂非懂，很可能成為一輩子消化不透的「夾生飯」。《黃帝內經》接近 20 萬字，《傷寒論》、《金匱要略》也就兩三萬字，真正下定決心去熟背，其實並不難。過去中國的讀書人，少年

時候讀《幼學瓊林》,《三字經》、《百家姓》、《弟子規》、《千字文》等,青年時候讀《四書五經》,以後在實踐中再不斷拓寬學習研究範圍。

我們當年接受中醫「師承教育」也是這樣,先背中醫通識課目,再背中醫經典醫著。經過如此的「猛火煮」以後,在臨床中消化吸收,在成長中拓寬視野,補充新知。中醫大專院校要求學生學習外語,我看熟讀中醫經典醫著可能比學習外語更容易一些。當年讀研究生時,學校鼓勵大家選修外語,我固執地放棄了。

當時的想法很簡單,我們這批研究生是中醫教育史上的首屆研究生,也是在中醫後繼乏人的社會呼聲中招收進來的,先應把古漢語學好,才能把中醫學透。即使往後中醫要走向世界,也不一定人人都出國教別人去。如果國外認為中醫好,他們先學漢語,再學中醫有何不好!現在回憶起來,我仍然對當年的選擇感到欣慰。

(二)「慢火燉」,使其意如出於吾之心

從讀好經典的階段性任務原則與方法來講,「猛火煮」之後,接著還需要「慢火燉」。「慢火燉」也是一個形容的說法,意思是在「猛火煮」之後,還需要一段時間,仔細深入地品味經典的原意,在精思中全面消化吸收。還用朱熹的話來講,「慢火燉」的目標是:「使其意如出於吾之心」。如果「使其言如出於吾之口」僅僅是熟讀牢記,那麼「使其意如出於吾之心」就是完全徹底地匯通其意。

「慢火燉」應該是中醫碩士或者博士教育過程中的重點,也是透過中醫持續教育、終身教育,長期努力,不斷加

深對經典理解的主要內容。其目的在於一個確立、兩個掌握。一個確立，是確立臨床辨證論治的思維方式。兩個掌握，是掌握經典醫著的用方規律，掌握經典醫著的用藥規律。

我們借莊子的「得意而忘言」，談一些在「慢火燉」過程中值得注意的問題與自己的看法。

莊子講到「得意而忘言」時，有這樣一段話：「蹄者所以在兔，得兔而忘蹄；筌者所以在魚，得魚而忘筌；言者所以在意，得意而忘言。」意思是，騎著馬追兔子，得到了兔卻忘記了馬；筌是用來捕魚的工具，捕到了魚卻丟掉了工具。得意而忘言，是針對表達知識的名實關係講的。文字是名，知識是實；文字是傳承知識的工具，知識因文字而廣為傳播。自以為有了知識，竟與原來承載知識的文字工具疏遠了。倘若忽視了文字語言在歷史過程中的不斷變遷，知識的傳承則很可能蒙受失真的危險。

《黃帝內經》的語言是最精粹的古代文言，後世的文字語言不斷在發展，在改變，這就需要後世為其做註釋，做白話翻譯。久而久之，年深代遠，在不斷的註釋、翻譯中難免會有詞不達意，得意而忘言的問題。對於現代人讀中醫經典來說，如果讀到一些註解經典的通俗、白話類讀物，便以為已經讀過經典，懂得經典了，那無疑是十分幼稚的表現。

20 世紀 80 年代我在中華中醫藥學會工作期間，曾與我國許多中醫名老專家討論、請教讀好中醫經典的問題。這裏可以把老一輩專家普遍的治學經驗概括為一句話：青年時期多讀一些注家，中年以後只讀經典原著。青年時期入門未久，需要泛觀博覽，由淺入深；中年時期根基已固，思維精

深，所以只讀原著，自可準確、深刻、全面地領會經典醫著深邃的原意。這不僅是學好中醫經典的必由之路，也是防止「得意而忘言」的有效方法。

「得意而忘言」，幾乎是中國傳統文化傳承中的一種通病。人們很容易用自己已知的知識，排斥或曲解原創性經典古籍的概念。比如，章太炎，他是近代考據學方面的名家，他的文字小學功底很深，在學術界頗有影響。然而「得意而忘言」的錯誤，竟然也出在了他的身上，不能不引起人們的關注與反思。章太炎的著作中有一篇《醫論》，現在出版的單行本叫作《章太炎醫論》。他在書中用了大量的自己已知的西醫概念，對中醫基礎理論中一些概念的原意，大加曲解和非議。他把中醫的經絡，解釋為西醫的淋巴管；他用自己知道的西醫五臟，對號入座地指責中醫藏象的理論概念。

他是研究文字的專家，理應是恪守中國傳統名家關於名實關係的大師，然而他卻帶頭置名實關係的普遍原則於不顧，造成了中醫傳承過程中不應有的思想混亂。這一現象，中醫學術界尤其應當引以為戒。

在中醫經典醫著產生的那個時代，作者無疑是用當時的文字語言形式，記錄、承載其研究的知識所得。如果當代忽視了文字語言的變遷以及其概念運用中的名實關係，對於經典的意思就很難做到準確地理解，真實地把握了。所以得意而忘言，不僅指文字語言方面，更主要的在於醫學概念與內容方面。把秦漢時期的文字語言所承載的《黃帝內經》、《傷寒雜病論》，用現代文字語言的形式和習慣直接表達，是一件十分嚴肅，十分困難的事情。其嚴肅與困難的程度，甚至不亞於外文的翻譯。

1985 年我在中華中醫藥學會工作期間，親自向上級主管部門申請創辦兩種學術期刊。一為《中醫學》，屬於高級學術理論類期刊；一為《學中醫》，屬於科學普及類期刊。1986 年正式創刊時，《中醫學》更名為《中國醫學學報》，《學中醫》至今沒有問世。原因是《學中醫》的文章，必須經得起兩次翻譯合格的檢驗，一是把中醫經典醫著的原意翻譯為現代文字語言，二是把現代文字語言表達的中醫學道理翻譯為大眾化的通俗語言。這其中最為擔心和艱難的是，兩次翻譯中「自以為得意，其實已忘言，結果言、意兩失」的問題。

　　對於這一點，青年中醫千萬不可粗心大意。「得意而忘言」在中醫經典醫著傳承過程中造成的最大損失是，使中醫對原創概念在理解上產生了歧義，甚至導致它的解體。因此在中醫的研究生教育中，引導學生衝出「得意而忘言」的雙重迷霧，應該說是這一階段學習研究的一項重大課題。

　　另外，從邏輯學的角度上講，中醫基礎科學體系中的概念，基本上是用抽象概念，或者類比概念表述的。而現代的西醫的生物醫學，基本上是用具體概念，或者叫實體概念表述的。抽象概念透過說明事物「象」什麼，來解釋這一事物本身應該「是」什麼。具體概念直接用「是」什麼，去講這一事物的內容與含義「是」什麼。對於中西醫兩種醫學體系中彼此概念不同的邏輯屬性，必須嚴格地界別清楚。概念的屬性不同，不同學科裏的含義就不同，因此，中西醫兩種醫學之間的概念，不可相互混淆。

　　數十年的歷史表明，在中西醫兩種不同醫學體系之間，尤其在彼此概念之間「得意而忘言」的問題，是近代犯錯誤

最多，碰得頭破血流，而且許多人至今執迷不悟的問題。這一點，希望青年中醫們切切注意，萬不可重蹈覆轍。

下面我們就「慢火燉」，使其意如出於吾之心這一話題，講三個具體問題。

1. 講一講「類證分析」的問題

類證分析，就是關於同類證候相互關係的臨床研究。這裏講的類證分析，主要是針對《傷寒論》、《金匱要略》和《溫病學》講的。所謂同類證候，指的是臨床表現相似或先後相關的證候。因為證候是病機在感性認識上的表現，病機是證候本質的理性概括。因此對於相似證候以及證候的變化進行綜合性分析比較，有利於深入、細緻地認識臨床證候的變化，有利於進一步揭示疾病病機演變的軌跡。還需要指出，當今中醫大專院校使用的不少臨床教材裏，把臨床證候的運動變化特點切斷了，看不到相似證候以及證候的輕重、先後、緩急變化了。而且把中醫裏的證候，與西醫裏的症狀相混淆，有時甚至把中醫的證候乾脆寫為症狀。這是我們討論類證分析的時候，必須在概念上加以說明的一些問題。

1978 年，本人在《金匱要略》專業的研究生學習過程中，劉渡舟、馬雨人老師指導我們做了一次非常有意義的類證分析。仿照《傷寒明理論》的做法，對《金匱要略》和《傷寒論》裏的證候進行歸納、分類。比如，頭痛，把所有提到頭痛，或者隱含了頭痛的條文都提出來，放在桌面上一條一條地進行比較，分析不同條文中證候的特點，比較不同病機裏證候變化的關係。在分析比較過程中，使得我們對《傷寒論》、《金匱要略》證候的表現和演變，有了比較深入細緻的認識。

這些年，在《傷寒論》、《金匱要略》的教學過程中，我常常給學生們講，希望在學習《傷寒論》、《金匱要略》的早期，能夠做出兩套卡片來。以《傷寒論》為例，一套是把《傷寒論》的 397 條寫成 397 張卡片，一套是把《傷寒論》的 113 方做成另一套卡片。在做類證分析的時候，把卡片中相似的，或者前後相關的證候抽調出來，這樣操作方便，也便於比較。比如，說發熱，把與發熱相關的惡寒發熱，往來寒熱，蒸蒸發熱，不惡寒而惡熱等相關的卡片，全部調出來，這時一經分析比較，《傷寒論》六經病傳變中關於熱和寒的變化軌跡，一下子都看清楚了。

做類證分析的目的，在於全面確立起辨證論治的思維方式。其實在臨床上，我們每天都在做類證分析，我們把它稱之為辨證。如果在學習經典的時候下了這一番功夫，臨床上的類證分析就要方便、自然、靈活得多，因為已經有過一次全面而深入的演練了。

2. 是類方分析、研究的問題

什麼叫類方？就是大體屬於同一類的方劑。一般是指藥物組成相近、臨床功效相似的那一些方劑。然後把同一類方劑放在一起，進行比較、分析、研究。

類方分析是方劑學習過程中，非常簡單、有效的學習辦法。這時候仍然使用前面兩套卡片，把《傷寒論》的 113 方，做類方分析。全部《傷寒論》的方劑，除了極少數外，大體可以分為麻黃湯類、桂枝湯類、越婢湯類、葛根湯類、青龍湯類、柴胡湯類、瀉心類、白虎湯類、承氣湯類、理中湯類、四逆湯類。其餘不便歸類的方劑匯為一類，加起來共12 類。需要做類方分析的，是前面的 11 類。

將同一類方劑放在一起分析比較，這對於訓練和把握病機、治則、選方、用藥的內在聯繫，尤其對於學習遣方用藥的規矩和技巧，是非常有意義的。

這裏以越婢湯的類方為例，進行一下分析。《傷寒論》在太陽病篇裏講的桂枝二越婢一湯之前，並沒有把越婢湯提到突出的位置上來。太陽病篇的「太陽溫病，發熱而渴，不惡寒者，為溫病」一條，按其病機特點，就應該選用越婢湯為主方。另外，張仲景的越婢湯類方，應當聯繫《金匱要略》裏的越婢加半夏湯、越婢加朮湯等。把這一類方劑放在一起分析，可以發現這一類方劑所針對的病機特點，有其耐人尋味之處。

張仲景在治療衛氣鬱閉、熱鬱於內時，在治療衛氣鬱閉、水氣鬱於內時，都用了以辛涼解表為主的越婢湯類方。越婢湯類方最突出的一點是麻黃和石膏的配伍。由此聯繫到溫病的辛涼解表劑，我們不難看出，張仲景的越婢湯、麻杏石甘湯，溫病的桑菊飲、銀翹散，以及《溫病條辨》裏作為辛涼重劑的白虎湯，其中都貫穿著辛涼這樣一條共同的配伍原則。所以越婢湯、麻杏石甘湯、桑菊飲、銀翹散乃至白虎湯，都屬於辛涼解表的同一類方劑。雖然選藥不同，從治則上看卻完全相同。做完這些分析之後，自然會以辛涼解表這一治療原則，把《傷寒論》、《金匱要略》、《溫病條辨》在治療風溫、風濕病尚在表時，內在病機理論的同一性看得更清楚，更明白。我們進一步歸納一下：

其一，越婢湯是《傷寒論》太陽篇中風、傷寒、溫病三大表證裏，治療太陽病溫病的正宗方劑。

其二，越婢湯、越婢加朮湯、越婢加半夏湯，三方對應

的病機均為衛氣鬱閉。因此以開腠發汗、宣通衛氣為主治療熱鬱於內、濕鬱於內，體現了張仲景辨證論治的原則與技術在並病同治上的靈活運用。

其三，越婢湯、銀翹散、桑菊飲三方，藥物組成相去甚遠，治療範圍與病機的針對性卻十分近似。所以此三方的配伍原則，彼此相通，均為辛涼解表同一類方劑。

其四，「傷寒」與「溫病」兩派之間，長期以來毫無意義的「寒溫對立」之爭，由此露出了真相——從類方分析、治則分析上，已經初步看出傷寒與溫病兩者，在病機理論上的同一性了。這方面的進一步研究，我們將另作專題討論。

對於《傷寒論》的承氣湯類方，我們這裏也作為一類方分析。《傷寒論》的承氣湯類方，主要指大承氣湯、小承氣湯、調胃承氣湯這三條方劑。這一類方分析，需要考慮的是為什麼三方在藥物上有所加減，為什麼三方在劑量上有所變化，這些是做類方分析時首先需要釐清的內容。

由張仲景《傷寒論》的三承氣方，延伸到吳鞠通《溫病條辨》裏提到的「陽明溫病，下之不通，其證有五」那一段文字中所提及的五加減承氣湯，把這些承氣方都聯繫起來分析時，就會明顯地看到以張仲景的三個承氣方為基礎，演變成《溫病條辨》裏的「五承氣湯」，其組成更合理、用藥更靈活。經過類方分析，就會對整個承氣湯系列的相關方劑，理解得更清楚更完整了。

做類方分析的目的，在於熟練地掌握好臨床看家基本方劑。所謂臨床看家基本方劑，就是那些運用最廣泛，理解最深刻，加減變化最靈活的臨床基本方劑。上述類方分析之中，《傷寒論》的 113 方，基本歸納為 12 類。除去雜方 1

類之外，其餘 11 類方中，核心是 11 個基礎方劑。將這 11 個基礎方劑的加減變化規律搞明白之後，一本《傷寒論》的選方用藥規律，大體就掌握了。從此舉一反三，可以從中悟出一條讀方劑學專著的方法來。

歷代醫家留下的方劑學專著很多，動輒數千、數萬，全部彙集起來，誠可謂多不勝數。如果以類方分析的方法來讀方劑學專著，把方劑內在的變化法度和規律搞清楚、弄明白，數千、數萬條方劑在我們手中就會濃縮為數十條臨床看家基本方劑，從此就掌握了方劑加減變化的原則和規律，在臨床上自己就可以根據實際情況加減出比方書中更具體、更準確、用之不竭的有效方劑來，這豈不事半功倍了嘛！讀方劑之書，不能只是死記硬背方劑組成的藥物名稱，關鍵是必須把看家的基本方劑理解清楚，消化透徹。

如果一個人不在經典上下功夫，而是從學習方劑學開始，一頭鑽進歷代方劑專著的註釋大海之中，恐怕手中永遠不會有自己的看家基本方劑。不能真正掌握方劑組成的法度與原則，不是在學習經典的基礎上瞭解經典方劑，歷代再好的方劑，永遠不會歸於我們自己臨床所有。

3. 用藥規律與特點的分析研究

《傷寒論》裏的桂枝使用得最多，有 30 餘處。在 30 餘個不同的方劑裏，桂枝的配伍形式與原則是什麼？桂枝在每個方劑裏解決什麼問題？發揮什麼作用？這類問題是需要認真對待的。因此，在對用藥規律和特點進行研究的時候，前提是要對藥物的功效，從以下幾個方面理解它，把握牢。

首先，藥物的功效在性味。性味指的是四氣五味。四氣五味中的五味，不完全是我們嘴巴品嚐出來的，而是在臨床

功效歸經前提下對五味的確定。我在電視上看到一位中醫講五行學說，提到中醫五行裏的五味時，所講的完全是他舌頭的功夫，這種提法不準確，脫離了中醫是形上性醫學這一根本屬性。中藥的五味主要是與臨床功效相對應而來的，是在五行、五藏的大框架之下，對藥物功效、歸經的總結概括而來的。所以我們說，功效在性味。

另外，中藥的功效在配伍中。比如，《傷寒論》裏，麻黃和桂枝相配伍，可以開腠發汗；麻黃和杏仁相配伍，可以宣肺平喘；麻黃和蒼朮或者白朮相配伍，可以發散表濕；麻黃和石膏相配伍，可以發越鬱陽，對於外寒內熱這一病機是最恰當的一種配伍。這些功效，都是在配伍前提下的功效，而不是單味藥物的作用。

需要注意的是，現代中藥書裏所講的功效，大多情況下是從單味藥入手來講藥物功效的，這就形成了對藥物功效理解上的一大困惑。如果不做經典的用藥規律分析，這一點就很難明白過來。比如，現代中藥圖書裏常講，麻黃既可以發汗，也可以利小便。對於既可以發汗，也可以利小便這些配伍基礎上的功效，人們從一味麻黃的功效上看，就很難真正地理解。如果不還原到具體的臨床上，不從配伍中看功效，單味中藥的功效往往就把握不住，甚至令人費解。

《傷寒論》和《金匱要略》裏符合病機和配伍要求的那些藥物的用量，更需要我們留意。藥物用量是根據病情的輕重、標本、緩急而確定的，也是具體病機演變情況下的需要。在長期的教學與臨床中，我一直強調，必須重視研究經典，特別是研究張仲景的《傷寒論》和《金匱要略》的藥物用量。如果不研究張仲景的藥物用量問題，對《傷寒論》、

《金匱要略》治療的精華就把握不牢，儘管用的是《傷寒論》、《金匱要略》的方劑，臨床療效也不會很好。

比如說，桂枝這味藥在《傷寒論》裏用量變化所彰顯的張力是非常大的。《傷寒論》用桂枝，用量最大的一個方是桂枝甘草湯，四兩桂枝，二兩甘草，煎好之後，一次頓服。那個時候的一兩，相當於現在的 15.625 克，去掉小數點，按照 15 克計算，四兩是現在的 60 克。但是在桂枝麻黃各半湯、桂枝二越婢一湯、桂枝二麻黃一湯裏，桂枝的量就用得很小。在《傷寒論》的湯劑裏，桂枝用量最小的一個方，是厥陰篇的麻黃升麻湯。麻黃升麻湯全方用桂枝六銖。六銖是四分之一兩，而且麻黃升麻湯是分三次服完的。這就是說，一次服下去的桂枝是二銖，二銖相當於古時候一兩的十二分之一。把一次吃下去四兩桂枝，與一次吃下去十二分之一兩桂枝加以比較，張仲景在桂枝甘草湯和麻黃升麻湯裏用的桂枝量，相差 48 倍。

聯繫到病機的分析，我們不難想像到，這兩個方劑所對應的臨床病機之間，差異是多麼的大。藥物的用量問題，表明了臨床病機的巨大差異。因此，研究《傷寒論》、《金匱要略》，不研究藥物的用量問題，那無疑是嚴重失誤與不足。對於今天的臨床而言，如果開出一張藥方，隨意地寫上幾克的量，這樣的用法絕對不是張仲景的用法。

我們學習《傷寒論》、《金匱要略》藥物的用量，順便講一點我對臨床藥物的常用量之說的看法。關於臨床中藥的常用量，我認為符合病機與配伍要求的用量，才是真正的常用量。今天中藥講義裏所寫的常用量，其實是一個模糊量。這種用量，沒有清晰地做出病機分析，沒有深刻研究藥量變

化的意義，表面上好像是大體不變，或者比較規範的量，實質上是一個模糊量，而不是臨床上真正的有效量。

把這種不動量或模糊量作為一個常用量來對待，是違背張仲景用藥規律的。希望大家今後在臨床實踐中進一步研究、思考這一問題。

研究用藥規律，目的在於掌握「知兵善用」的看家基本藥。我們常講，用藥如用兵，兵要用得好，在於知兵善用，藥要用得好，在於知藥善用。只要把握住看家的基本用藥，在臨床上的加減變化中，特別是藥物用量與藥物配伍把握得很靈活的時候，一味藥往往就可能當作許多種藥去使用，前面講的桂枝就已經說明了這一點，一味桂枝，在《傷寒論》裏出現於 30 多首方劑之中。

在合理配伍和權變用量的基礎上，桂枝可以用於溫通經脈，用於振奮衛氣，用於溫通心陽，用於峻補心陽，用於溫降沖逆，用於溫陽行水，用於溫化寒飲等。不能說桂枝一味藥什麼病都可以用，而是張仲景在靈活配伍與用量上有意舉桂枝為例，其他方劑與藥物的使用與桂枝一樣，只是篇幅所限，張仲景未能一一鋪開。

應該說，一本《傷寒論》，所用的藥物僅 84 味，倘若每一味藥物在用量、配伍上都可以像桂枝那樣，做到選藥準確，靈活權變，那麼《傷寒論》的 84 味藥物對於我們今天的臨床治療而言，其實已經不少了。

常常見到不少人說，讀《傷寒論》花了很長時間，卻總是讀不透，悟不透，原因在於讀《傷寒論》的方法不對頭，抓不住要領。倘若能從這裏講的「一個確立、兩個把握」上入手，相信就會收到事半功倍的良好效果。

三、一輩子讀經自律十則

在臨床上讀經典，一定要給自己提出要求，要學會自律。這裏將自己數十年來讀傷寒、用傷寒的體會，概括為自律十則，供青年中醫們參考。在一定階段或某些時期，該放下哪些，該做好哪些，需要根據你們自己的具體情況，做出選擇。這自律十則是：帶著問題讀經典，胸無定見不處方，守定小方才有效，經典一線連古今，成敗最是總結時，凡病總是三人湯，機圓法活勇者勝，學有質疑方成悟，交流討論亦吾師，操術隨處可誤人。

下面對自律十則，略談一些個人的體會。

（一）帶著問題讀經典

帶著問題讀經典，要成為從業中醫一生的一種習慣。每一個中醫，都經常會在臨床上遇到一時棘手，或者一時理解不透的病情。這種情況，正是帶著問題讀經典，帶著問題找答案的時候。前面我們曾經提到的臨床問題不過夜，這裏地帶著問題讀經典，是一個意思。從事我們這行的，一定要自覺地養成這種習慣，並要理性地認識到，帶著問題讀經典是自我提升的最好機會，最佳方式。

人都有惰性，尤其是臨床勞累一天之後，堅持讀書可能會有一定難度。但是，這個時候堅持不住，就失去了讀經典的一個最好機會。當年我的老師經常強調的一句話，就是不要帶著當天的臨床問題過夜。這個要求讓我一生受益，我也希望大家做到這一點。在臨床上遇到難題，我們可以採取一些得體的方法，暫時把病情穩定一下，給病人以適當的調理

治療。然後抽出時間，抓緊查閱資料，冷靜思考，認真地把臨床問題解決在自己手裏，解決在眼下。用「帶著問題讀經典」這句話作為自律，逼著自己把問題消滅在睡覺之前。有了這個決心，帶著問題讀經典的勁頭就來了，效果也會逐漸地顯現出來了。

比如，治療帶狀皰疹（疱疹），中醫叫纏腰火龍，西醫叫帶狀皰疹，相當於溫病學裏的「白㾦」，發病時局部疼痛非常厲害。從第一版的《中醫外科學》講義直到現在，對於纏腰火龍治療上，推崇、重複最多的是龍膽瀉肝湯。這個方我在早年曾經用過，效果不好，疼痛緩解不了，而且病程拉得很長。一次遇到一位帶狀皰疹患者，正在游移不定時，忽然由皰疹的外形，聯想到溫病學裏所講的「白㾦」，於是立即打開吳鞠通的《溫病條辨》，當看到薏苡竹葉散時，覺得心裏一亮。

該條經文講：「濕鬱經脈，身熱身痛，汗多自利，胸腹白疹，內外合邪，純辛走表，純苦清熱，皆在所忌，辛涼淡法，薏苡竹葉散主之。」我們在臨床上看到的帶狀皰疹，常常為病發於身半一側的帶狀特點所困擾，下意識地與肝膽經脈循行部位聯繫在一起，不會想到濕溫裏所講的「白㾦」。

吳鞠通講的「濕鬱經脈」是病因病機；「身熱身痛，汗多自利，胸腹白疹」是典型的證候；「內外合邪」是從發病角度對病機的補充說明；「純辛走表，純苦清熱，皆在所忌」是治療宜忌，也是臨床經驗教訓的總結；「辛涼淡法」是治療原則，辛以散濕，涼以祛溫，淡以化濕，治療思路十分清晰，故用辛涼淡法的薏苡竹葉散一方。短短數語，將發病機理、臨床表現、治療大法、用藥禁忌、具體方藥，交代得既

完整，又具體。

薏苡竹葉散用於帶狀皰疹的初始階段，只要與上述脈證大體相當，而且病程不長，沒有明顯的耗血傷陰現象，隨著皰疹的宣透，邪氣外散，病勢迅速緩解，臨床療效很快、很好，而且不出現任何後遺症。

帶狀皰疹初始階段，皰疹初露而未露，局部走竄樣疼痛很明顯，但是疼痛在表皮肌間，病在經脈而不在藏府，而且病情有向上向外之勢，最宜因勢利導，宣毒透表，使邪從外散。隨著辛涼宣透，皰疹迅速出現，並很快變乾結痂，疼痛也隨之銳減。只要不出現感染或其他方面的併發症，一週左右，大多痊癒。在帶狀皰疹的治療中，核心是透疹，而不是清瀉肝經濕熱，病在表、在肌膚，沒有理由用龍膽瀉肝湯清洩在裏的肝經濕熱。當在表之濕邪能夠宣透時，病情就得以緩解，病程便自然縮短。

治療白瘔與過去常見的痲疹一樣，關鍵就在於宣透。不知當初在編寫教材時，為什麼把龍膽瀉肝湯作為首選的方，是否因為部位為身半一側而印定眼目，忘記了衛氣營血、六經、三焦的辨證論治原則？如果隨時帶著問題學經典，也許帶狀皰疹的治療就不會因困守龍膽瀉肝湯而延誤病情。

（二）胸無定見不處方

定見是什麼？就是對於臨床病機診斷的高度自信。面對病人，花了心思，下了功夫，對他的病機認識做到了心中有數，治療原則與選方用藥便自然而然地浮現於眼前了。在臨床上，從初步病機到多病機共存，從多病機共存到緊握核心病機，完成病機診斷，只有到這一步，醫生才會覺得問心自

安。因此，對於每一個病的核心病機，都能夠在醫生的頭腦裏形成準確、自信的判定，這就可以稱得上胸有定見了。

同樣的病在不同的階段，或者在不同的人身上，它的表現形式總是有明顯差異的。正是有這種差異，才需要揆度奇恆、左右權衡其輕重、緩急、標本、虛實、寒熱、表裏等。揆度奇恆、左右權衡的核心目的，首先是病機的鑑別與落實，然後才是治則、選方、用藥的權衡問題。這裏的揆度奇恆、左右權衡，是辨證診治的理論思維，到這一步，醫生才可以動手寫下一張讓自己感到既準確、又自信的處方來。在臨床上，每一張處方都應是醫生的心血之作，胸無定見是不能動手開出那治病救人的處方的。

這裏還以《傷寒論》表鬱輕證的三個方劑為例，因為大家對它比較熟悉。表鬱輕證的三個方劑，即桂枝麻黃各半一湯、桂枝二麻黃一湯和桂枝二越婢一湯。在這一範圍內，我們仔細分析一下各自的藥物用量。桂麻各半湯，不是各取兩方原來用藥量的一半，而是各取兩方原來用藥量的三分之一，合起來，比原來桂枝湯或者麻黃湯的總用量減少了一半。桂二麻一湯，用了桂枝湯原方一半的量，用了麻黃湯原方四分之一的量。桂枝二越婢一湯中，桂枝湯用的是原方量的四分之一，越婢湯用的是原方量的八分之一。顯而易見，量的大小是成倍地往下遞減的，這就給我們提出了一些值得思考的特殊問題。在《傷寒論》太陽病傷寒和太陽病中風的禁忌證裏，張仲景強調表虛不能用麻黃湯，表實不能用桂枝湯。既然表虛、表實涇渭分明，麻黃湯、桂枝湯是不得顛倒濫用的。為什麼在這裏麻黃和桂枝兩個方劑可以合起來用？兩個方劑合起來用的機理是什麼？這背後反映的，其實是病

機上極其微妙的變化。所以，只有對病機把握得很清楚了，才能拿起筆來開處方。

在以上的討論中，桂、麻、越三方合用的表鬱輕證，至少給我們提出了以下四點啟示：

其一，所謂表鬱輕證，是因為表實與表虛的表現都不典型。表現不典型而又外感未癒，那自然是輕證了。由此可以推知，後世的香蘇飲、荊防敗毒散所治療的外感，大體皆屬於這一類外感輕證。

其二，方藥用量小，因其為輕證，張仲景從藥量變化，展示了隨病情之輕重，隨病機之變化而靈活加減選方用藥的示範。

其三，三個合方從原方用量，到原方用量的三分之一、四分之一、八分之一，靈活迴旋的空間的確很大。在這靈活迴旋的空間裏，自然給後人留下隨機選方用藥的多種選擇，供後人在理論思維中自主決定。這方面，張仲景還給人們留下更多舉一反三的啟示，少陽病裏的柴胡桂枝湯就是一例。《傷寒論》柴胡桂枝湯，各取原方用藥量的一半，組合而成。至於在太陽、少陽合病時的具體情況如何，張仲景「給人規矩，而不給人以巧」，他把原則示範給我們了，那就由後人在理論思維中自主運用、靈活加減了。

其四，近代社會上，年輕人面部長痤瘡的人不少。在香港工作期間，看到這方面的女士尤其多。面部長痤瘡的人固然與年齡有一定關係，但也與寒濕鬱於肌表直接關聯。病情雖然持續不癒，但是寒濕鬱於肌表卻不見傳經入裏。說明寒濕反覆侵襲，然而感邪不甚，正氣不虛，既不需大劑解表祛邪，也不需扶正補虛反致外邪留連。

故常以《傷寒論》表鬱輕證的三個方及其所提示的變化空間，隨證加減用藥，並囑病人外防寒濕，內防熱鬱，如此調治，療效頗佳。

這裏再舉一例，與大家分享。2006 年，我遇到一位病人，患頭痛幾十年。病人天性精明，學生時成績一直優秀，就業後對工作認真負責，是典型的工作狂，直到身為高級公務人員，工作態度一如既往。幾十年來工作每受勞累，每為煩事困擾，即頭痛輒作。身邊人說他 13 歲時得過流腦，腦膜可能有病後修復留下的瘢痕，用腦過度有可能引起顱內摩擦而痛，並固執地認為這是頭痛經年不癒的主要原因，以往只用一些止痛、安眠的藥物。

病人在又一次持續兩個月頭痛不減的時候找我治療。考慮到他長期思維過度，情志內傷，我在沒有確切把握之前，給他開了《傷寒論》裏的芍藥甘草湯。全方由赤芍 30 克、白芍 30 克、甘草 30 克組成。根據對他的病機特點的判斷，應有肝血不足，肝氣鬱滯，久而及血。在《傷寒論》裏，芍藥甘草湯屬於甘緩之劑，芍藥扶肝陰，疏肝鬱，合甘草以成緩急之功。用藥十餘劑之後，他說有減輕，但是不明顯。

第二次看他的時候，我注意到兩個特徵。他每次頭痛大體都在下午二三點這個時段，同時多伴隨尿路感染，常見小便淋漓不通暢。聯繫到這兩點和之前對他的判斷，病機當為肝血不足內熱，兼挾肝鬱基礎上的陽明的水熱互結。遂調整了一下用藥，在原方的基礎上去掉赤芍，合上《傷寒論》的豬苓湯。連續用了 6 劑，頭痛便基本痊癒。

該方中保留芍藥甘草湯，是針對病人以往的體質特點而用的；加了豬苓湯，是針對他當時的小便不利以及發熱、頭

疼的時間特點而考慮的。他每天下午二三點鐘頭痛，那正是一日陽明所主的時段。按照《靈樞・順氣一日分四時》所講的原則，考慮到他既有肝血偏虛，也有陽明水熱互結的表現，所以配方更符合他的病機特點。6劑藥服用之後未再服藥，追訪六個月，他的頭痛沒有再復發。

這一病的治療除了遵循辨證論治的原則之外，還給我在未達到「胸有定見」之前，留下了思考的空間。這就是在病情沒有完全釐清楚之前，先開了一張原則上無大錯，細節上未周全的處方，給我們留下時間、留下機會，再去認真地思考，再去找機會對病情做進一步瞭解。釐清楚病機了，方用準了，效果自然會好。因此，胸有定見，是我們學習經典過程中必須經常牢牢把握的。

（三）守定小方才有效

《傷寒論》的方、《金匱要略》的方、吳鞠通的《溫病條辨》和葉天士《臨證指南醫案》裏所用的方，藥味都不多。特別是《傷寒論》裏的方子藥味更少，平均不到五味藥。有些方就一兩味，不少方是三五味，七八味就算比較多的了。在湯劑裏，《傷寒論》藥味最多的方是麻黃升麻湯，全方用藥14味。除此之外，沒有比這個方藥味更多的湯劑處方了。

方小，主要指組成方劑的藥味比較少，但是每一味藥的用量，相對比較大。比如，大青龍湯裏麻黃六兩，相當於今天的90克。這樣的處方，方小、量大、力專、功宏，對於病機的針對性強，所以臨床效果快，療效好。社會上常常有人懼怕《傷寒論》方而不敢使用，關鍵就在於其病機針對性

非常強。效如桴鼓與禍不旋踵，是攣生關係，病機診斷稍有缺失，便立即會顯現在病機的轉歸上。

就像我們在第五章裏講的那樣，在臨床上，當由初步病機到臨床病機，再從臨床病機到核心病機的時候，病機診斷越清楚，方藥的針對性就越要強。到了這一水準，醫生想開大方，想多用藥也不可能了。相反，在病機診斷相對模糊的情況下，選方用藥反而比較容易，我在這方面的臨床體會很多。當病機模模糊糊的情況下，常常會不由自主地加進去好多模模糊糊的藥。凡是藥味多而雜的大處方，病機的針對性便越小，越模糊，這樣的大處方療效不一定理想，但是醫生心理上反而變得安全、穩妥、少擔風險。

中醫用藥治病，原本是以偏治偏的，即以自然界的藥性之偏，來調理人氣血陰陽之偏。倘若集寒熱溫涼、酸苦甘辛鹹，以及補虛瀉實、溫陽散寒於一方，各種藥性之偏，在自制的一方中相互抵消，近於廢物，那豈有療效可得，又豈有不安全之理！倘若病情比較複雜，多病機同時共存，更需要斟酌五藏之間的生剋乘侮，氣血陰陽的消長變化，然後結合病機的先後、緩急、主次、標本，才可能立足於整體，著手於當下，循序漸進地落實治療原則。

絕不能丟掉整體性的理論思維，大包大攬地對複雜的疾病，採取烏合之眾式的大方來「狂轟濫炸」。世間的庸醫誤人，往往就誤在這種烏合之眾的大方上。

在一次學術會議上，與學界朋友談起臨床處方時，我們從病機、法則、方劑、藥物四個方面，概括出「醫界四種方」之說。這醫界四種方是：「有藥無方不算方，有方有藥經驗方，有法有方循病機，有法無方為大醫。」這一說法，

代表著現在流行於臨床的四種不同類型的處方。

「有藥無方不算方」的意思是，有些處方，不是根據前人組成的方劑加減出來的。你看他的處方時，完全看不出有前人原方的影子，這就是所謂的有藥無方。有藥無方的方，往往開的藥味很多，開玩笑地說，那是進了中藥店做藥品盤點的，只講登記藥名，不知療效如何。這樣的處方開出來，多數是十八九味，二十幾味，還有三四十味的，完全看不出經典裏方劑的痕跡。

只怕開出這種處方的人，也未必能講出處方中的君、臣、佐、使關係。這當然不叫處方，只有賣藥的藥房老闆喜歡，病人是完全不知情的。

「有方有藥經驗方」的意思是，說用方呆板，原方不變，很少有加減變化。比如，開補中益氣湯，就是原來那幾味藥；開桂枝湯就是桂枝湯原封不動。看起來很像經典方，其實是食古不化，只知道原方的基本用藥，不會靈活使用。有方有藥的經驗方，病機的針對性不強，當然也不準。因為病機每時每刻在不同人身上都會有不同的改變，但他不懂。這樣的中醫，只能稱之為「經驗之醫」。

「有法有方循病機」的意思是，在原方的基礎上，既有明確的治療原則，也有一定的加減變化。它是以病機為根據開出來的處方，往往在藥味多少、用量輕重上都有調整。如果從病機診斷、治療原則上對照，會覺得選藥絲絲入扣，劑量輕重得宜。病機診斷，是中醫臨床的核心環節。病機確立之後，就有了治療的大法，有法前提下的方，一定離不開病機的針對性。開出這種處方的醫生，自然是熟練掌握辨證論治理論思維的臨床好中醫。中醫臨床上大量需要的，就是這

種「辨證論治之醫」。

「有法無方是大醫」的意思是，法是隨著病機而來的，有法前提下的方，看上去好像與前人的名方，或者某一經典上的方都不大相似，但似乎又有其中的影子。若從病案上的脈和證，以及理、法、方、藥一線相連的記錄上看，他是根據病機的特點，針對病情的先後、標本、緩急而來的處方。這種情況下所開的每一張處方，都是根據病情而創造的，是不同於前人的一張張新處方。

這種處方，就叫有法無方，開出這種處方的醫生，才是最好的堪稱「陰陽會通之醫」的蒼生大醫。

（四）經典一線連古今

經典一線連古今，就是從經典的理、法、方、藥，再到後世的時方，完整地體現了藏象理論與病機診斷內在的同一性。也可以理解為用經典的理、法、方的規範，來消化理解時方的合理性與創新意義。

比如，上面提到的桂麻各半、桂二麻一那些方，是張仲景針對外感輕證的方。如果遇到一個病人，說是表虛，不完全像，說是表實，也不完全是。對於這種界乎於虛實疑似之間的外感如何考慮呢？我們可以說，是外感病中不典型的太陽病。如果既不典型，又確為太陽病，那就是外感中的太陽病輕證，可以用桂麻各半、桂二麻一這類經方，也可以用後世的香蘇飲、荊防敗毒散、參蘇飲、人參敗毒飲等。但是從藥物的角度看，香蘇飲與桂麻各半湯、桂二麻一湯相比，除了甘草之外，沒有一味藥相同。

對於這一點，人們是用不著奇怪的。從立法和用藥來

說，它們都屬於太陽病輕證，既不完全像太陽病中風，也不完全像太陽病傷寒。至於用什麼藥來治療，那是用不著拘泥的，只要治療原則一致就可以了。

中國幅員遼擴，自然藥物資源豐富，南北各地醫生用藥的習慣有別，那是正常現象。只要經典一線連著古今，連著東西南北中就可以了。因為經典是全國乃至全世界中醫學術大聯合的基礎和綱領。這裏的香蘇飲，堪稱是最有代表性的後世治療太陽表證輕證的一張方劑。因此抓住理、法、方這一大原則，釐清楚經典方和後世方相互之間的關係，認清楚組方的內在法度與道理，自然就融會貫通了。這就是經典一線連古今的意義。

一個方劑，它出於哪一個時代、哪一人之手、哪一本書，這是研究方劑學時不可忽視的。瞭解這些問題，是要瞭解這個人當時的用藥特點和規律，以及他所在的那個地方的人文特點和發病特點。在這個基礎上，釐清楚組方的基本法度就比較容易了。組方的基本法度搞清楚之後，經典和後世方也就自然相互融為一體了。

自古以來，中醫強調「理、法、方、藥，一脈相承」。經典一線連古今，也是從理法方藥的大環節講的，就方劑而言，法為方之本。薛生白的《濕溫病篇》看似無方，但言必稱法，所以人們稱他為溫病大師。讀過金元四大家之書的人，都會鮮明地感到他們是我們讀經典的楷模。其中的有些方看似不同於《傷寒雜病論》之方，但立法之嚴謹，君、臣、佐、使之明確，都來自於張仲景。

葉天士既是宗經大師，也是創造經典的大師。他在《臨證指南醫案》中所用的方藥，一半以上來自於《傷寒雜病

論》。而其中的立方法度，更無二致。葉氏的《外感溫熱論》被人們尊為經典，首先是因為他對《黃帝內經》和《傷寒雜病論》的繼承與體會。在經典一線連古今方面，葉天士是最值得我們敬重和學習的楷模。

（五）成敗最是總結時

成功是寶貴的，失敗也是寶貴的，成敗最是總結時，就是這個意思。臨床上的年輕中醫，要善於、勤於不斷地對自己的臨床工作進行總結反思。隨時總結，這一點一定不要放鬆。

執教期間，每年送學生到醫院臨床實習的時候，我總要給他們提個醒，要求他們從臨床實習開始，在往後的十年時間內，爭取做好「三個一百」。這三個一百是：

一要總結一百個臨床治療成功的病例。

二要總結一百個臨床誤診誤治的病例，即在誤診、誤治之後，經過自己的努力、思考，糾正過來的病例。臨床上出錯或者用藥不恰當是常有的，犯錯誤不怕，怕的是不知回頭。所以要求青年中醫一定要總結一百個誤診誤治的病例，從誤診誤治中走出來的醫生，一定會成為一位成熟、成功的醫生。

三要總結一百個死亡病例。這是透過醫生全心全意地救治，卻沒有治好的病例。這些病例應該是臨床實習、會診中見到的病例，一個親自見證的青年中醫，一定要把具體真實的死因搞清楚。這其中可以看到醫學的極限，錯誤的根源，可以得到失敗的教訓，使之成為未來的經驗，成功的準備。這三個一百的總結過程，是在精神面貌，臨床水準上為之一

新的成長歷程，在今後的臨床中一定會有很大的益處。往後遇到疑難的病例，膽子大了，經驗多了，成功的係數就會得到更大的提升，在臨床中犯錯誤的概率就會越來越低。因此，這三個一百從開始臨床之日起，就要列入自己的臨床日程，抓緊時間去做。

（六）凡病總是「三人湯」

我們在第二章裏講過，「三人」，就是中醫眼前每天看到的人。天道之人、人道之人、個體之人，這三者的結合，才是中醫在臨床上看到的整體之人。整體之人，就是在中醫藏象理論中，由數十種生命相關因素構成的「三人」。把人真正地還原到天道之人、人道之人和個體之人的時候，就不會被簡單的症狀、體徵蒙住視野，就不會對證候的運動變化視而不見，這時才能把臨床觀察脈證時的視野放大，放大到中醫意義的「三人」上來。

在臨床過程中認識三人的常與變、順與逆、過與不及，對「三人」的把握才會更清楚。人是動態的生命過程，常變順逆，太過不及，都是生命的具體展現。臨床中，把各種具體的展現放在綜合的理性思維中加以分析，就會上升為病機的總體概括。因此這裏講的「三人湯」，就是針對每一個具體病人所開出來的治療疾病的那一張處方。

因為實踐中觀察到的是「三人」，臨床上思維到的是「三人」，根據具體病情開的那一張處方，當然就能夠煎出救死扶傷的「三人湯」了。

無論是外感還是內傷，無論是從氣血陰陽消長變化的角度來認識人，還是從五藏與五藏相互聯繫的角度來認識人，

臨床上所開出來的每一個方都應該是「三人湯」。離開了「三人」的概念，對病人的表現就會理解不全，這個方就可能不太準確。

我們聯繫《內經》的一句話，「春夏養陽，秋冬養陰」進行一些說明。近年來講養生，許多人經常提到這句話。在不同季節裏，在不同疾病的治療上，我們都需要參考自然界陽氣發生、發展、變化的特點，在用藥上有所考慮。比如，陽虛的人，春夏治病就可能痊癒得比較快，甚至事半功倍。而陰虛的人，在補虛時用藥量就要相對重一點。另外，內傷雜病、婦科病、兒科病，在處方用藥的時候，都必須根據每一個人的氣血陰陽的消長特點，同時聯繫到自然界的特點，綜合起來選擇合理的用藥。綜合天、地、人各方面情況的選方用藥，都可以稱得上這裏所講的「三人湯」。

2009 年，我在香港醫藥管理局中醫部從事青年中醫臨床培訓，當時 H1N1 剛剛露頭，香港醫管局希望擬出一個預防流感的大家都能用的方子。在討論中，有人主張用玉屏風散合銀翹散，組成一個既可以抗病毒又可以提高免疫力的通用方，多數人不認同這種出於西醫思維的想法。無論如何，玉屏風散不應與「免疫力」相提並論，溫病學裏銀翹散也不是為「抗病毒」而設置的。

另外，有人主張擬出三張方，一個是對付風寒型的方，一個是對付風熱型的方，一個是對付風濕型的方。然而治療風寒、風熱、風濕是面對外感病初起的具體病情，眼前要擬定的三張方是用於未來的疾病預防。已病與未病，治療與預防，原本不是同一時空裏的概念。不考慮本次流感降臨的自然因素，主觀上以常見外感的治療之方，應對未知流感的預

防，肯定是不可取的。

當時本人認為，2009 年是太陰濕土司天，太陽寒水在泉之年，根據五運六氣的道理，這一年的氣候變化可能以寒和濕為主。而當時正處於春季的驚蟄與春分之間，是陽氣升發之時。故寒濕之氣，有可能阻遏陽氣之升發，此時考慮預防感冒的流行，似當以辛溫通陽、條暢三焦為法。如能在人未病之前，令其體內三焦條暢，陽氣通達，使人體無留邪之地，自然無發病之慮。於是以香蘇飲加柴胡葛根為主，擬出一張眾人通用之方，被香港醫管局接受採納。

方中用香蘇飲辛溫通陽，散寒化濕，兼以和胃；用柴胡、葛根以助陽氣之升發；在此基礎上加了一味蘆根，一則入肺走表，二則通利小便，合起來一共七味藥。如此以辛溫為主，兼通上、中、下三焦，對於調整寒濕為主的春季外感將臨情況下的人身整體，當屬有益無害之方。其實，這張通用方在很大程度上不過是一個安慰方，只是從理論上看，還是有道理的。在擬出這個方的過程中，天地人三個方面都考慮到了，這應該屬於「凡病總是三人湯」。

（七）機圓法活勇者勝

機圓法活勇者勝，學術精深是為智。對於學術，書背得很熟，研究得深入，臨床上可以做到機圓法活，這是智。然而，智輔以勇，其功有成。如果只有智而沒有勇，就有可能在治療上，坐失治療的機遇。

在臨床上，使用張仲景治療六經病的主方的時候，首先需要以勇示人。張仲景《傷寒論》12 類主方，都是面對急性病而設的，臨床用藥得當，往往效如桴鼓。對張仲景這些

方如能爛熟於心，自然就藝高人膽大了。醫者有了自信，病人就會一心配合。

除了勇，還要有仁。所謂仁，就是面對病人一心赴救的負責精神。如果醫者看病時三心二意，沒有對病人全心全意負責的態度，這時候根本談不上勇氣，也完全可能連脈都摸不準。所以一心赴救，這是醫生在臨床上一定要堅守的標準。

我年輕時行醫，曾經遇到過一次對勇氣的考驗。「文化大革命」期間，我們所在的地區，從省城派來不少「軍宣隊」、「工宣隊」的人物，領導大家「鬧革命」。有一位來自省城太原的人，到農村後哮喘病犯了。他是實喘，喘息、咳唾、胸痛、短氣，我給他開了葶藶大棗瀉肺湯。那是《傷寒雜病論》的原方，全方僅有兩味藥，一味是葶藶子，一味是大棗。藥房當即把三錢葶藶子炒好之後，交給病人，並告訴他回去放進五枚大棗，一起煎煮後，分兩次服下。

這位從大城市下來的大人物拿著那包葶藶子，滿臉不高興地走了，一出門就把藥扔到了馬路上。他對陪同來的年輕人說：平時犯了病，在太原的大醫院又是打針，又是輸液，又是吃藥，折騰半天都靠不住，現在給我這麼一點點藥能管用？還說，這個醫生政治不可靠，是不是對上面來的工人宣傳隊有什麼意見？

這話傳給我之後，我心裏想，若要往後退，那就只好等著挨鬥受批了，堅持往前走，也可能為中醫爭一口氣。於是我再一次炒好了葶藶子，並找來大棗，煎好藥之後親自給他送去。我堅定地說，你馬上喝，不能再耽誤了。

吃完一劑藥，他的喘息果然停止了，第二天他跑來表示

感謝，我這才鬆了一口氣。對於葶藶大棗瀉肺湯，我是有理論與實踐認識的，所以在那種特殊的情況下才有足夠的勇氣。在臨床上，勇是一個醫生基本素質之一，而這一基本素質，需要有學術底蘊和一心赴救做支撐。

（八）學有質疑方成悟

讀書人不會從書本裏找出問題，不會面對問題進行思考，這是懶惰的人，是最不會讀書的人。可以說，質疑是學者的本性。這就像亞里斯多德所說的，求知是人的本性一樣。

社會上常有人說，知識分子怪毛病多，總是對現狀有不滿意之處。應該說，不滿的原因，是他能夠從現狀中發現問題。把自己已知的東西拿出來與現狀對照，發現了問題，這是好事，是促進現實進步的力量。作為醫生，更應該養成善於質疑的習慣，發現疑點提出疑問的時候，正是解決問題、提升自己的時候，也是研究問題的機遇與起點。

現在有些研究工作，是大家忙著找項目，而不是在工作中發現問題，針對問題去研究。有些項目不是質疑找出來的，而是某些人為的原因拼湊而成的。比如，我們談到的傷寒和溫病關係的問題，長期以來人們習以為常地認為，傷寒是專門討論風寒性外感病的，溫病是專門討論溫熱性外感病的，兩者完全不同，甚至相互對立。一直到現在，許多人還是這種觀點。

研究傷寒的，把自己封在了風寒外感的範圍之內；研究溫病的則說，熱病必須用涼藥。現在大家到藥店裏去看一看，治療外感病的中成藥，幾乎都是銀翹解毒丸、羚翹解毒

片這一類辛涼清解的藥，辛溫發散的中成藥很少能看到。這其實是對傷寒和溫病整體理解上的錯誤，並受藥品市場誤導的結果。傷寒治療的是廣義的外感病，包括風、寒、暑、濕、燥、火，六淫外邪引起的所有外感病在內。按照《難經》傷寒有五的說法，外感病裏「有中風，有傷寒，有濕溫，有熱病，有溫病」。按照《內經‧熱論》的說法，「今夫熱病者皆傷寒之類也」。所以傷寒與溫病，皆係外感病範疇，也皆是溫病。如何看傷寒和溫病的關係？

本人在《醫理求真》第二章第三、四、五節裏，專門討論了這一問題。討論的結論是，「傷寒論的六經辨證體系，與溫病學的衛氣營血、三焦辨證體系之間，大體是相通或者相當的」。對這一問題感興趣的人，可以詳細讀一下那三節討論。傷寒與溫病學的關係，長期以來被人為地搞複雜了，本人提出質疑並深入研究之後，發現問題並不難解決。相信這個討論，已經從本質上解決了爭議，若有人再提出質疑，到時再作進一步的論述。

（九）交流討論亦吾師

我們希望年輕人要善於思考，善於質疑，善於總結，更重要的是從年輕時開始，就要懂得一輩子讀經典的重要性，並要下決心堅持一輩子讀經典不放鬆。而到中年時期應該注意什麼呢？

本人以為，人到中年要善於與同行人交流，善於進行討論，在討論過程中加深對經典的理解，加深對中醫基本理論的真正消化，這方面我有非常深刻的體會。

我的中年時期，曾在中華中醫學會工作了十多年，那個

過程，我一直把它當作自己的第三所大學。第一所大學是師帶徒階段，背了那些經典醫著；第二所大學是進入北京中醫藥大學讀研；第三所大學就是在中醫學會工作的那一段經歷。中華中醫學會是國內外中醫學術交流的組織、管理部門，學術資源廣，思想交流多，人才薈萃，專家雲集，我有更多的機會與中醫界學業有成的專家接觸，受益匪淺。長期在中國科學技術學會工作部的謝東來部長曾經對我說過：你們在學會工作的人，就好像天天坐在包廂裏看高水準演出一樣，這種學習條件與環境，天下有多少人能享受到！這就要看你想學不想學，會學不會學了。的確是這樣，向高人請教，向同行學習，有一種「勝讀十年書」的感覺。特別是中青年時期我得到了這樣一段求之難得的機會，現在想起來，仍感到無比幸運。

學會工作經費是國家給的，學術活動是根據專家的意見編制安排的。那個時候社會上改革開放，思想解放、學術自由的局面剛剛形成，中醫界學風很好。面對中醫後繼乏人、後繼乏術、撥亂反正、百廢待興的局面，一大批老中醫藥專家赤誠奉獻，熱烈激昂的使命感、責任感，我觸動很深。以後的二十多年裏，我為告別中醫西化，在夾縫中孤立奮戰、百折不撓的決心，與老中醫藥專家當年的影響直接相關。

當年在學術交流活動的組織過程中，我們十分注意促成不同學術觀點的碰撞。在學術界，大家不怕有不同觀點，就怕不同觀點不見面，把問題攤在明處，慷慨陳詞也好，彼此爭論也好，不同觀點講出來了，就會激發大家去思考。不同觀點的相互碰撞，必然會碰撞出不同的思想火花，這是治學過程中求之不得的好機會。這種學術交流我的最大受益是，

讓我看到了問題的複雜性，也看到瞭解決問題的關鍵所在。後來的二十多年裏，我始終咬定中醫學的科學定位問題不放鬆，並把這一問題視為中醫學術的突破口，這一智慧就是從不同觀點的學術交流中得到的。

所以，建議大家應該透過各種方式，展開學術自由、學術民主平台上的討論與交流。我們要的是不同觀點的相撞，要的是相撞中的思想火花，只是在交流的過程中堅持和而不同、相互尊重的原則就可以了。

我的另一個體會是，講學也是學習。正如孔夫子所講：學然後知不足，教然後知困。從事教育時間越長，越感覺到自己掌握的東西不夠用，越能感覺到自己所遇到的困難之難。這種情況，同樣也是學習的最佳機會。因為經典上的東西，特別是中醫經典，屬於形上性的經典，只有經常進行思維訓練和思維碰撞，才能一步步接近真理。應該記住，交流討論是吾師。這是我讀經典、學中醫五十多年來的體會，願每一個年輕中醫都能夠享受到。

（十）操術隨處可誤人

「治心何日能忘我，操術隨處可誤人」，這兩句話是岳美中老先生生前客廳裏的一副自勉聯。所謂「治心」，就是說一個人的性格與品德的成長歷程中，核心的目標就是「忘我」。一個人把自己看得太重、太高，這個私心的「我」就會將仁心的「我」捆綁起來，一生無所作為。操術隨處可誤人，這是對從事醫學工作的人從反面的一種警示。雖然我們手操活人之術，但稍一疏忽，隨處都可能誤掉一條性命。救人與誤人之間，既包含了對待病人的態度，又包含著自身醫

術的不斷進取，精益求精。

「醫者父母心」，我們常常在臨床上用這句話作為警示。應當使自己在臨床過程中，時時刻刻保持著如臨深淵、如履薄冰那麼一種小心謹慎的態度，這種小心謹慎不是說懼怕什麼，而是醫生必須具有的認真負責的精神與態度。

這些年在香港、台灣講學，每一次講《傷寒論》之前，都要把《傷寒論》原序與同學們一起認真學習一遍。有時候聯繫引申多了，需要花去一兩個小時，我覺得這也值。因為《傷寒論》原序，應當是張仲景為我們留下的一篇永遠的醫訓。有了這一篇醫訓，臨床上就可能少犯錯誤；在學習中醫的初始階段牢牢記住這一醫訓，才能保證在學習和從事中醫的過程中始終持有的正確態度。

前面曾經講過，每一位病人來求診，都是兩隻手托著一條命來的，這是病人與醫生之間以心相托的真誠與期盼。醫生自然要以心報心，以我們的誠心與用心，報病人的真誠與期盼。醫生與患者雙方，都是人，都是天地萬物之靈的人，相互的真誠與期盼，既是天性，更是天意。

在本章結束之前，我想到了一位從「五四」新文化運動過來的人所說的八個字：「連根拔起」與「從根救起」。這是 2008 年在台灣與學者交流中，一位叫馬肇選的長者講出來的。馬老先生當年已是九十六歲高齡的老人，他一生從事中國傳統文化工作，知道我在台北執教中醫，專程從台中趕來看我。在交談中他反覆提到「連根拔起」與「從根救起」。他是針對近代中國把傳統文化連根拔起的悲劇，講出這樣兩句話的。

他說，過去的近一百年來，我們把中國的傳統文化連根

中醫
臨床辨惑

拔起了，留下的只是一些枝節，或者流行於口頭的隻言片語。現在需要我們認真做的，就是毫不猶豫地從根救起。他說，如果我們這一代人不能把中國傳統文化保留並傳承下來，那就是貨真價實的一代罪人，等我們明白過來時，只怕連後悔的機會都沒有了。他的一席談，令我震驚，也令我羞愧。近一百年來，由於我們對中醫的科學定位問題沒有解決好，對中醫的理論科學、臨床技術體系，在很大程度上疏遠了，丟掉了。我們成天大呼小叫地高喊弘揚中醫，發展中醫，中醫現代化，但我們實際上所做的，是中醫西化、去中醫化，或者把中醫經驗化。

哲學界一位朋友曾經問我，這些年中醫占領了電視台，講的那些東西老百姓越聽越糊塗，你們的養生就那麼養嗎？他講的這種狀況，應該引起我們的思考。中醫學術的復興，不是靠宣傳輿論，也不能靠平民百姓，要靠中醫隊伍自己，尤其要在學術上多做實事，練好內功。

「從根救起」究竟應該怎麼救？當然還是應該在學習運用經典上下工夫。春秋至秦漢時期，是造就哲學成功的時期，而中醫的科學源頭在哲學。所以中醫的從根救起，要從哲學入手，把中醫以經典為代表的基礎科學體系與臨床辨證論治的技術體系，從根救起。這既是珍惜個人專業生命的一個關鍵環節，更是濟世活人的社會責任對中醫的要求。除了當代中醫隊伍重新練好內功之外，任何大轟大嗡、任何形式主義，都無濟於事。

先把以經典為代表的中醫基礎理論科學與臨床技術體系原原本本地繼承下來，再去向民眾普及養生常識，這樣我們才會有底氣，才不會把養生的道理講偏。所以尊重傳統，繼

承傳統，這才是真正的從根救起。

中醫復興首先需要的，是一場新的思想啟蒙。面對中醫的百年困惑，面對一百年來我們所走的彎路，今天完全有理由講，儘管中醫的救亡已經取得了初步成效，而中醫學術的新啟蒙，其實才則剛剛開始。

現在社會關注中醫，重視中醫，但是應該怎樣重視，應該從哪裏抓起，至今並沒有真正梳理清楚。啟蒙就必須克服愚昧，克服愚昧就必須儘快告別一百年來的近代科學主義，告別一百年來所造成的哲學貧困。告別近代科學主義，是要把中醫從西化的泥淖裏解放出來；告別哲學貧困，是要使中醫真正地認識中醫自己。這兩條做好之後，才可能同心同德、步調一致地實現中醫的復興。

從這個意義上講，一場中醫復興的新的啟蒙已經開始了，在這個歷史性轉折的關鍵時候強調讀經典，對於我們每一個人來說，無疑是十分必要的非常及時的學術大事。

第八章

診後醫囑　病後調理　養生要略

我們前面的四章至七章，可以劃為一個單元。本單元是繼中醫基礎科學體系是中醫臨床的理論源泉之後，專門從辨證論治的中醫臨床技術體繫上，討論中醫臨床問題的。討論的重點，主要圍繞辨證論治的臨床思維程序，提高辨證論治水準的「三博」，和強化中醫臨床發展史上辨證論治典範的經典醫著的作用，規範中醫臨床思維，提高中醫臨床療效。

繼前四章之後，接下來，討論一些病後調理和養生方面的問題。這既是對辨證論治臨床治療的補充與延續，也是對中醫防病養生特點的一個簡要介紹。

一、診後醫囑

診後醫囑，是臨床診斷開出處方之後，圍繞著治療必要的相關事宜，向病人或者護理人員所做的一些安排。這部分內容是治療過程的繼續，同時也事關醫者的責任。以期在醫患配合，醫護合作的前提下，保證達到預期臨床療效的重要環節。

（一）囑其藥物的煎服方法

中醫的治病方法，是以中藥為主體，包括針灸、推拿、按摩等方法在內的綜合性治療方法。一般情況下，急性病、危重病這些急需儘快治療的疾病，都是以湯劑為主進行治療的，所謂「湯者蕩也」，浩浩蕩蕩地驅邪除病。當病情緩和

之後，或者對於慢性病，則主張使用丸、散、膏、丹之類的劑型，所謂「丸者緩也」。因此，煎服方法，主要指的是湯劑。

煎煮的藥劑，有些藥需要先煎，有些藥需要後下，有些藥需要烊化，有些是需要紗布包好再煎，有些是去了渣之後再煎，如《傷寒論》中的小柴胡湯；有些藥是用開水泡漬後即服的，如《傷寒論》中的大黃黃連瀉心湯。另外，還有些是煮散或者煮丸的，如《傷寒論》中的抵當丸；有些是急煎的，如「辛甘發散為陽」，凡是外感病、急性病，都需要急煎。還有，在煎服方法中，對於一些特殊的製劑，一些必須單獨炮製，或者處方沒有寫完整的，這一切都需要向病人一一交代清楚。

對於煎藥用的水，《傷寒論》也講了許多。除普通的水之外，有甘瀾水，有開水，還有水和酒一起合煎的，如炙甘草湯。對於那些缺乏起碼的煎煮常識的人，需要加多少水，需要煮多長時間等，這些都應當有問必答，向病人交代明白。

服藥方法也是臨床上要特別注意的，曾經見過不少因為醫生對服藥方法交代不清而出了笑話的。一個孩子腹瀉，母親抱著去看病，醫生開了兩種口服藥，一種藥片大一些，另一種藥片小一些。醫生簡單地向孩子的母親說了一句：「一天三次，大的兩片，小的兩片」。過了兩天，病情不好，抱著孩子回來，一問才知道，這位母親本人一天吃三次，每次吃兩片大一些的，小孩也是一天吃三次，每次吃兩片小一些的。幸好沒有造成醫療事故，不然，醫生是要承擔責任的。

還碰到過一個病人，也是醫生疏忽造成的。用西藥酊劑

類的藥水，其中有胃蛋白酶粉劑，加入汽水和稀鹽酸等混合而成。服藥之前需要把藥瓶在手裏搖一搖，使沉澱的藥物化開，混合均勻之後再按量服用。當時的醫生簡單地給病人說了句：「吃的時候搖一搖。」過後病人拿著空藥瓶回來說：「藥吃完了，病還不好。」醫生看到藥瓶裏還沉澱著那麼多藥粉，問患者：「你吃藥時為什麼不搖一搖？」患者說：「搖了，吃完藥後身子左右搖來搖去，直搖得頭發暈。」這些的確成了笑話，但責任明顯在醫生身上。如果是大病，那後果就嚴重了。

　　服藥方法一定給病人講清楚，講仔細。有些細節，怎麼煎藥，分幾次服用，一次服用多少，每次之間隔多長時間，如果病情不輕該怎麼辦等，都需要給病人講清楚。在《傷寒論》裏講得最詳細的是桂枝湯的煎服方法。桂枝湯是《傷寒論》開宗明義的第一方，所以講得格外詳細。服桂枝湯固然需要詳細地介紹，也許張仲景有意把桂枝湯講的完備清楚些，以後的煎服方法也就有了參照。桂枝湯的方後注，張仲景前後講了六個方面的內容。

　　「以水七升，微火煮取三升」是煎煮方法；「適寒溫，服一升」是指第一次的服藥劑量。「服已須臾，啜熱稀粥一升餘，以助藥力，溫服令一時許，遍身漐漐微似有汗者益佳；不可令如水流漓，病必不除。」這是為了幫助汗出所做的交代，對汗出到什麼程度好，汗出多了有什麼危害，也做了說明。「若一服汗出病瘥，停後服，不必盡劑。若不汗，更服依前法。又不汗，後服小促其間，半日許，令三服盡。」還有，「若病重者，一日一夜服，周時觀之，服一劑盡，病證猶在者，更作服。若汗不出，乃服至二、三劑。」

病情的痊癒過程，有沒有出汗，營衛和與未和，都需要密切觀察，在服藥時間和服藥的次數上，都做了詳細的安排。最後講禁忌，「禁生冷、黏滑、肉麵、五辛、酒酪、臭惡等物。」要求病人不要食生冷，因為它和藥物的作用是相反的；不要吃那些有助寒濕的食物，也不要吃那些性味偏於辛熱的食物。因為桂枝湯是辛甘發散，要給藥力發揮留足空間，偏寒或偏熱都會干擾藥性，影響療效。

從桂枝湯的方後注我們可以明顯看出，張仲景對臨床用藥和診後醫囑，都是非常仔細的，堪稱醫家的表率。

有些方藥服下之後得汗、得吐、得下、得血怎麼辦，在《傷寒論》和《金匱要略》的方後注中，都一一做了詳細的交代。

（二）囑其飲食宜忌

為什麼要強調飲食宜忌，因為飲食宜與忌，也是不可忽視的輔助治療的內容。飲食宜忌有一個標準，這個標準就是臨床上的具體病機。病機有寒、有熱、有虛、有實之分，有在氣、在血、在臟、在腑之別。以病機為基礎，不該吃的東西，往往會干擾和影響治療，甚至走向治療目的的反面。飢飽冷熱，以及味厚味薄，這些食物必然關乎疾病的寒熱虛實。在疾病治療過程中，吃得太多，味道太厚，也不行。

比如，《傷寒論》中有食復、勞服的記載，《內經·熱論》中「病熱少愈，食肉則復，多食則遺」，強調的也是這方面的問題。

早年在基層行醫時，鄉下老百姓都知道，外感發熱過於油膩食物要特別注意少吃或者不吃，尤其是年輕人和小孩更

要驚惕。青少年陽氣旺盛，外感病時動輒高熱。小孩雖然不屬於陽氣旺盛的時候，但其身體的特點是稚陰稚陽，生機蓬勃，發育旺盛，稍有外感，則易寒易熱，易虛易實。在飲食冷熱飢飽方面更多講究。俗謂「若要小兒安，常帶三分飢與寒」，這話是說給家長的，飢是戒其過飽，寒是戒其穿衣太多，禦寒太過。

20 世紀 60 年代，因外感而合併扁桃體發炎的很多，那個年代食物缺乏，老百姓日常吃肉極少，所用的食油儘管是植物油，但也極缺。那時候，一年四季感冒發熱流行不斷，感冒後並發咽喉疼痛的情況很多，尤其是扁桃腺腫大、化膿。扁桃腺腫大、化膿，這種病最忌油膩。

曾遇到一位發熱後扁桃體腫大疼痛的病人，發熱三四天，滴水難下。病人口乾、口苦，想吃一碗比較清淡的蔥油陽春麵，結果當天下午發熱轉甚，咽喉疼痛，徹夜不能入睡，病程明顯拉長三四天。那年代食物缺乏，藥物匱乏，輸液的藥物與設備幾乎沒有，身在第一線的臨床中醫，必須堅持醫患一體、標本兼顧、藥食配合的一條龍服務原則，把醫囑統於醫生的全部醫療服務之中，把醫囑作為不可或缺的學術問題來對待。不像現在這個年代，可以不論病輕病重，大人小兒，動輒中藥西藥、輸液打針、內治外治，「陸海空」一齊上馬，完全不惜過渡治療的無序化狀態，更不顧什麼「病熱少癒，食肉則復，多食則遺」。

現在醫療環境與醫療方式，很可能使中醫的醫患一體，標本兼顧，藥食配合的醫囑智慧流於形式，不被重視。但是作為中醫臨床工作者，不應該對中醫臨床醫囑學術價值的超前性、科學性，有所疏忽或遺忘。

（三）囑其如法護理

臨床護理，西醫比較成熟，但西醫的護理，是服從西醫理論與臨床需要，與中醫的護理內容，彼此有別。我國創辦中醫院的時間不長，加之中醫院管理上多照搬了西醫的一套，護理上「以西代中」現象更為突出。因此，突出中醫的護理特色，仍然是一個值得重視，需要深入研究的問題。

中醫的臨床護理與辨證論治一樣，同樣應該堅持辨證論護、辨證施護的原則。辨證論治是臨床中醫大夫需要把握的，辨證施護的具體要求則是中醫護理專業研究的課題。長期以來，由於中醫醫院學術、臨床、管理各個環節的明顯西醫化，因此強調辨證施護，提高與中醫治療同步的辨證施護的技術水準，仍然需要認真對待，逐步規範。

按照《傷寒雜病論》的精神，在臨床護理中寒熱不當可以變生虛實，虛實不當也可以變生寒熱。如果患者體質或病情屬於虛寒，護理不當，再度感寒之後，虛寒之勢就會加重；如果體質或病情屬於實熱，再度感寒後很可能造成外寒內熱甚至熱閉於內現象。前者是虛者更虛，後者是實者更實。熱也是如此，如果患者是陽虛，護理方面溫熱一些當屬合理；如果患者是陰虛內熱，護理方面溫熱太過，衣被厚裹，反倒對病情不利。如果病是實熱，受熱後就像《傷寒論》講的火逆一樣，就會因熱而更熱，因實而更實。所以寒熱可以變生虛實，虛實也可以變生寒熱。寒熱虛實是中醫臨床辨證的核心，中醫護理中不可不別，不可不慎。

2001 年我在美國德州時曾遇到一個小男孩，兩週歲左右，全身上下、白屑密佈，膚色紅且乾燥，舌紅絳少苔，情

緒煩躁，愛動、少寐、多哭，活動稍多則張口呼吸，偶爾奔跑則如小狗一樣，張口伸舌，喘息不止。細詢其詳，小兒大便三天一次，乾燥不利，天大熱而不出汗。西醫認為全身毛囊破壞，故不出汗而張口喘息。該小兒係華人血統，生於美國，初生時患嬰兒濕疹。因產房空調溫度偏低，小兒稚陽之體，正氣不支，加之華人血統稟賦有別，出生不到一週，罹患嬰兒濕疹，時輕時重，長期反覆，瀰漫於全身。後因嬰兒濕疹，動輒住進醫院治療，兩歲之內，多數時間是在病房度過的。西醫除保護性治療之外，無人會意識到「衛陽鬱閉，濕邪不散」，以致營衛系統嚴重受損。

此護理不能遵循年齡、病情、種族體質等因素，而且病房環境溫度過低，絕非小兒和皮膚病患者所宜。治療上若能以中醫辨證論治的原理，遠離寒涼環境，調理營衛，積極治療，小兒不會遭此殘疾之苦。

20 世紀六七十年代，國內流行病、傳染病較多，小兒麻疹，幾乎年年不斷。麻疹如果在疹子還沒有出透的時候，最忌風寒，稍微受點涼，就會造成疹邪內閉。疹邪內閉，就是疹子應出而出不來了。倘若不能及時宣透，必致疹邪內陷，輕則合併肺炎，重則疹毒進入厥陰，出現四肢冰冷，神志昏迷，麻疹隱隱，膚色晦暗，而成悲劇。每次麻疹流行時，往往有三分之一的小孩感染肺炎，其中有三分之一因而夭折。這種情況，多數不是治療問題，而是護理問題。

2000 年後的七八年間，在香港工作，常常會見到鼻敏感的病人。從外感病來看，該病是「不傳經」的輕微外感。《金匱要略》在「痙濕暍」一篇中說：「此乃頭中寒濕，故鼻塞，納藥鼻中則癒」，一般是用不著服藥的。

香港人有長期接受西醫治療，而形成藥物依賴的習慣，總希望把大病小病統統交由醫生用藥處理，至於自己生活習慣方面不足，完全不去思考。其實病「不傳經」、「納藥鼻中則癒」，原不須口服治療的。懂得一些中醫護理的常識，或把空調機的溫度上調一點，或在室內工作時加一件衣服，或在空閒時做一些面部自我按摩，都可以解決問題。不學一些中醫護理常識，大病小病，全賴於藥，這其實是人為的無知病、依賴病，這種情況往後還將越來越多。

按照中醫治療外感病的特點，病在太陽病階段時，當以散邪於上的汗法來治療，切忌用現代的物理降溫法退燒。有些病人發熱至三十九度左右，西醫最喜歡用物理降溫的方法，或用酒精擦浴，或在患者全身上下兩側擺上冰袋，這對於中醫的治療原則來講，極不相宜。

如果病在太陽，就需要開腠發汗，助陽發汗時反用冰袋降溫，必然使衛氣鬱閉而加病情重。因為這時的汗就更出不來了，汗出不來，在內造成熱鬱就更重，人為地逼著病由淺入深。使用冰袋體溫可能很快就降下來，但那是用對待非生命領域的方法來解決生命領域的醫療問題。這種做法完全置人的生命力於不顧，置中醫的因勢利導法於不顧，不只是過於簡單，必有幾分愚昧在其中。你怎麼不把病人放在冰箱裏，讓他冰鎮一番呢？所以，中醫與西醫，各有優勢，宜揚其所長，避其所短，理論觀念上，臨床技術上的優勢互補，是值得彼此尊重，相互學習的。

（四）囑其以人為本

以人為本，是從古至今完完全全的中醫觀念。中國現代

的醫療方針上，把西醫和中醫作為並列的兩個主流醫學。但是長期以來，中醫處於自我邊緣，自我從屬的狀態之中。中醫所強調的以人文為本的觀念，無形之中被淡化了。比如，在細菌性、病毒性疾病猖獗時，在中醫的觀念裏，既重視外因，也重視內因，更強調「邪氣面前，以人為本」的思想。

談到外感病的發病，中醫的基本原則是，「內外因相互作用而為病，以內因為本」。內因為本，就是以人為本。西醫認為形成這個病的原因是細菌或者病毒，因此治療的主要目標是抗菌消炎，這是西醫的做法。但是在當今中醫界，有人主張把溫病學裏的清熱解毒藥，作為西醫治療病毒性疾病的專用中成藥，這從中醫以人為本的治病思想來看，卻背道而馳了。中醫治療外感病，並不是按照西醫外因決定論的觀點，專門去殺滅病毒或細菌。在中醫看來，每個人本身都有足夠的抗禦外來邪氣的潛能。中醫的優勢就在於透過激發、調動、保護這種潛在的機能，達到陰陽自和的治病目標，從而獲得防病抗病的效果。

中藥裏哪一個方可以直接消滅病毒，哪一個方對細菌有特殊的作用？沒有這種說法。中醫是在調整機體氣血陰陽以改變邪正消長關係的過程中，最終依靠人自身正氣的作用達到治癒疾病。外感是如此，內傷也是如此。

內傷病中，中醫對七情、飲食、勞倦等方面很重視。因為七情太過和不及，皆可以形成疾病。重視七情的自我調攝，同樣有利於內傷雜病的康復與痊癒。在中醫的診後醫囑中，醫生應當給病人在七情調攝方面做一些必要的知識輔導，幫助病人把內在的自我修復機能調動起來，這應當視為醫患配合戰勝疾病的治療方法之一。

對於慢性病，或者久治不癒的病，尤其是因七情所致的病，醫生不要只顧低頭開方，病人也不要只顧埋頭吃藥，最好是醫生和病人之間多一些交流，多一些合作。人生病以後，最願意聽的是醫生的話，哪一個病人都希望從醫患交流中，多獲得一些養病的訊息。在臨床中醫者若能對一些慢性病人送上一句足以打開心結的話，或者一句在理論上站得住腳而又容易理解和接受的話，不僅對病人有意義，有時在治療上所起的作用，往往是無法預料的。

　　本人在第一次遇到腫瘤病人時，總會用十分鐘左右的時間，給病人講一段不是功課，而又是功課的話。講為什麼別人不得此病，為什麼此病會發生在他的身上；講腫瘤是複雜的內科病，慢性病；講腫瘤既可來，也可去的原因與方法等。畢竟，生病與治病，是一個事物的兩個方面；醫生與病人，是同一個戰場上的同事與朋友。講透了，醫囑就是醫患雙方的合作協議，就是把一部分治療任務交付給病人，是病人協助醫生戰勝疾病的一股能動力。這方面，希望引起青年中醫重視。在相互談笑過程中打開病人心結，是醫生個人修養和基本素質的表現，也是醫生職務與責任的要求，需要我們做醫生的人長時間修練，長時間努力。

二、病後調理

（一）病後調理的範圍及調理原則

　　當一個病基本痊癒或明顯地減輕時，這種情況可以視之為病後。實踐中有許多病需要認真進行病後調理，而且病後調理包括的內容、範圍也很廣。

急性外感病的病後調理，主要是一場近期的新病之後的善後和康復。急性外感病比較典型，基本痊癒是熱退身涼之後，應該進行以飲食、生活、作息為主的善後和調理。

　　病後康復，也包括各種老年病、慢性病、一般性的心理疾病和常見的小傷小病。這一範圍內，有時很難分清楚是病中，還是病後，我們權且把它劃分到病後調理康復之中。

　　病後調理，還包括難以名狀的亞健康狀態。亞健康之說，至今在國內外理解不一。說他健康，似乎有一些毛病，說有毛病，還可以正常工作。當然，中醫也不會把這一人群作為治療的重點領域。民間有一種說法：富人不離開藥鋪，窮人不離開當鋪。窮人過不了日子，常把家裏的東西拿出去典當，富人生活不愁，卻常為小病而自作呻吟。現代社會，生活節奏越來越快，人們的生存壓力越來越大，加上生活條件的過於優越，亞健康範圍反而越來越擴大。面對這種狀況，中醫不應該不管。

　　另外，一場大病後的疾病恐懼症，也應當屬於病後康復的範疇。比如，老年疾病、心腦血管疾病、各種腫瘤以及糖尿病等慢性病，病情減輕之後，不少病人頭腦中總會留下一定的恐懼或疑慮，經常要登門求醫進行調理。

　　病後康復既需要醫生進行指導，也需要病人自我調理。如何在醫生的指導下，病人主動的、妥當地做好一些自我調理，這是解決病後康復的兩個方面。在這兩個方面中，占主動地位的還是醫生。在治療之後，抽出一些時間給病人講幾句可行的、貼心的話，讓他照著醫生的說法去調理、去養生，這對於病人的康復，會起到一定的積極作用。病後調理應該說是一個醫學課題，也是一個文化問題。作為醫學課

題，醫者不可能全部承擔，需要家庭與社會配合。作為文化問題，現在面對的難題在於，流行於社會的許多中醫養生方法，別出心裁，捕風捉影，甚至誤導民眾的說法太多，已經或正在毀壞著中醫的形象。而中醫真正防病治病的思想觀念，值得在民眾中進行普及的良好方法，卻在一定程度上被人們遺忘了，擱置了。而且這一文化問題，現在越來越離軌，往後就越來越難做。這一點，值得有關方面予以重視。

以上是病後康復的範圍談的一些看法。下面將就中醫病後康復的優勢領域，討論一些思路與方法問題。

1. 各種老年病的病後康復

20 世紀的後半葉，從西方國家開始，逐步地進入了老年化的社會。這些年，中國社會迅速進步，經濟快步繁榮，老齡化的社會問題也逐漸地引起了社會的廣泛關注。

如何看待老年病，這裏有些提法與大家共同交流。我常常對一些老年病人說：你這種身體狀況，應當視之為一種不正常的正常現象。說這句話，一方面為瞭解除病人的疾病恐懼，另一方面也是合乎情理的真實。

在老年人身上，有些表現的確不正常，若說是正常現象，也並非沒有道理。因為這種狀況的出現，是隨著年齡增大而出現的不可逆轉的問題。從生命在生、長、壯、老、已這一自然過程來看，這是進入到老年階段後的多數人的普遍現象。這當然不可能與年輕人的健康狀態相比，所以我們說，應屬於不正常的正常現象，這就要看醫生與老年人雙方，如何正確認識和對待了。

老年人疾病中最重要的一條，是正確辨別與對待疾病病機的可逆與不可逆問題。如果是可逆的，就要按照辨證論治

的原則，抓住病機可逆的有利時機，幫助病人儘快康復。如果是不可逆的，就應該考慮採取積極慎重的對症治療，儘量減少病人痛苦。倘若對可逆與不可逆的病機一把抓，可能因此而延誤對可逆病機積極、有效、重點突出的治療；倘若對不可逆病機的固執治療，可能打破老年人體內既有的相對平衡，從而導致新的疾病叢生。

現階段，我國對老年疾病的康復與治療，最突出的問題是過度治療、過度用藥。固然，這些年，社會提供的醫療條件相對好了，人們的經濟條件也好了，往往會出現在病人要求之下，形成過度治療、過度用藥的問題。中醫常說，「凡藥三分毒」，不論用中藥，還是用西藥，過度治療、過度用藥，都可能變利為害，適得其反。過度治療、過度用藥，屬於挑戰醫學極限的並不明智的現象。

解決這一問題最好的辦法是兩條：其一是以中醫養生的理論原則，普及中醫「養心」與「心養」的知識與智慧；其二是從心理角度或文化觀念上積極化解和正確面對「老有所用」、「老有所養」的問題。

在香港工作期間，有一位青年中醫與我討論他經手治療的一位老年腫瘤病例。一位 92 歲的老太太治療腫瘤三個月，按照中醫界現時流行的活血化瘀、清熱解毒、軟堅散結等習慣方藥，反覆換來換去，三個月過去了，腫塊就是不見縮小。他問我：怎麼調理為好？我開玩笑地說：這個老人很幸運，活血化瘀、清熱解毒、軟堅散結都是實證攻邪的藥，經過你折騰了三個多月，老人的飲食、睡眠、體力大體如前，病情竟然還沒有加重，家屬也沒有找你的麻煩。如此說來，你也夠幸運的了。

我對他說：高齡老人患腫瘤，腫瘤完全逆轉的可能性不是太大，對症治療也許是更好的選擇。一方面是用一些藥物減輕老人的疾病痛苦，另一方面是對病人積極的精神、心理輔導。另外，不用活血化瘀和清熱解毒、軟堅散結那些藥，用一些調理氣血陰陽，扶正固本的方藥，儘管她已92歲高齡，也許還會相對平穩地活得更長一些呢。

　　前面提到，過度治療、過度用藥，是當代在老年病治療中的一個大誤區。我一直認為，在這種情況下修心比服藥更積極，更有效。不要忘記我們前面講的「三人」，這一觀念，是顛撲不滅的科學智慧。中醫面前的人是天、地、人統一的人，是形神合一的人，所以修心養性的智慧，最為重要。老年人在人生旅途中經歷了多半輩子，歷盡艱辛的老年人在這一階段最為需要，也最容易接受養心養性的智慧。這方面的例子，相信中醫大夫在臨床上人人都會遇到過許多。

　　我有一位朋友，他的姥姥活了88歲，後來因為四肢關節疼痛，有時疼得很厲害，周圍人從表情上看得出她的難耐，但她的神情一直很平靜。老人家是學佛的，每天的早課、晚課，就念《心經》、《大悲咒》。不論出聲誦經，還是靜中默念，看上去面容舒展，絲毫看不見痛苦的樣子。後來在唸經的過程中，老太太平靜地去了，臨終之前沒有任何痛苦形色，而且生前沒有因為疼痛用過嗎啡，連止痛的藥也沒有用過。人們都知道關羽刮骨療毒的故事，大熱天人們也常說：「心靜自然涼」。痛與不痛，涼與不涼，都是一種感受。從醫學角度上講，這些感受直接與神經系統有關，也與心理因素有關。

　　當一個人在心情平靜的時候，尤其是當一個人心理接納

了所面對的一切的時候，痛苦這種感受就被他的心境消化了，復歸於平靜了。這樣講絕不是有病不治，不是為醫生的不負責任開脫，更不是出於任何迷信。因為人是心身合一的人，是理性的人，用理性之法，治理性之人的病痛，決不應是異端邪說。

對於老年人疾病的治療和恢復，要注意到心和身兩個方面，對於治標和治本，要做出醫學上的正確選擇。如果一個人的病是不可能逆轉的，那麼就要積極地減輕他的痛苦，在治標上做到全心全意，仁至義盡。應該注意的是，把老年人的信心調動起來，很多情況下，病人理性地接受了疾病，積極地配合治療，病痛反倒在感覺上容易接受，平靜自然了。

2. 性病的病後康復

當今這個時代，客觀上已經把中醫劃分到了只能治療慢性疾病的範圍。這一方面是一種文化問題，即文化對文化的誤解；另一方面是社會上對中、西醫兩種醫學資源開發、運用不合理、不明智的問題。既然客觀上已經把慢性病的治療擺在了中醫面前，我們就不能不討論慢性病及其康復問題。所謂的慢性病，就是治療過程比較長，難以在短期內恢復的疾病。有些慢性病，與社會、與時代也都有著直接的關係。

我們先關注一下這些年疾病譜的變化。外感病、病菌、病毒性疾病的發病率，在 20 世紀 60 年代之後逐步地趨於低位。腫瘤、糖尿病、心腦血管疾病、肥胖病，還有頑固性的病毒性疾病，如 B 肝、C 肝，這類疾病，卻居於高位。對於外感的防治，近年來有很大的進步，所以這類疾病發病率明顯在減少。然而社會的發展和時代的變遷，人的壓力越來越大，人活得越來越累，過去不常見的疾病成為現在的常

見病，這不能不說是社會和時代的特徵。

在香港與人聊起來，問到生活怎麼樣時，絕大多數中青年人都會說，累得很，壓力太大了。年輕人這樣講，老年人也這樣講。這種社會現象，內地也是越來越突出。

常常有人說，因為疾病譜的變化，所以中醫學也要隨著改變。這是一句糊塗話，一句為中醫西化塗脂抹粉、開脫責任的話。中醫與西醫一者形上，一者形下，兩者相加，才是人類醫學科學的全部。疾病譜的變化，是臨床技術層面解決的課題，不是中西醫基礎科學層面上的問題。這一界限，絕對不容混淆。人群中的慢性病，中醫有中醫的治法，西醫有西醫的治法。今天慢性病越來越多，應當考慮的是中西醫臨床配合、優勢互補，而不是中醫基礎科學西化、改弦易轍。

這裏首先要說明的是，什麼叫慢性病。所謂慢性病，一是病程長，二是病情複雜，這一類疾病，叫作慢性病。從中醫角度看，病機相對比較複雜，頭緒多，一病之中，氣血陰陽、五藏六府往往多有牽連，這是中醫意義上的慢性病。所以中醫在治療慢性病的過程中，一定要注意在多種病機之中，準確地抓住核心病機的問題。我們在第五章裏，專門討論辨證論治思維程式，其中已經詳細地討論了多病機共存與核心病機的問題。我們把多病機共存與核心病機，作為慢性病防治中的思路，與大家共同探討。

慢性病與老年病，有其共同之處。老年人去醫院做體檢，結果出來之後發現，不少人都有許多種病。在臨床上一看老年人的病案記錄，上面顯示的西醫病名往往多達一二十種。這一二十種病名在西醫看來，都是實實在在的病。如果中醫把同一個人身上的每一個病，都作為具體、獨立病來對

待、來研究，就算中醫你長幾個腦袋，也會搞得暈頭轉向。從中醫的整體觀出發，我們不應該為西醫的病名所困惑，應該從證候出發，集中精力來探究其核心病機。具體來說，根據這些病所表現的，抓住病人臨床上最突出、最痛苦的證候，站在西醫的多種病情之上，運用中醫辨證論治的思維特色與優勢，做出中醫意義上的病機診斷。

這裏所講的站在西醫的多種病情之上，就是要放下西醫的形而下的診斷，全面返回到中醫形而上的證候與病機的思維體繫上來。這種做法與其說在多種疾病之中求重點，不如說是突出了中醫的優勢，在多種複雜病情中求其統涉全局的，應予治療的那一個核心病機。

慢性病與老年病，也有許多共同之處。人年紀大了，具有老年這一群體普遍性的一個病機特點，用中醫的表述講，就是氣虛血瘀。這裏的氣，其實就是道，也可以理解為生命力，亦即生命自組織、自修復的天然能力。而氣虛，指的是生命之道或者自組織、自修復的天然能力，到了最後的虛衰階段。生命之道越來越虛衰，就是生、長、壯、老、已五個階段裏接近「已」的地步了。用西醫的話講，相當於各個方面機能都在退化，甚至嚴重退化的地步。血瘀，是氣虛的結果，亦即由於生命之道的虛衰，導致血行無力，血運不暢，因而成瘀的狀況。《金匱要略》上講：「若五臟元真通暢，人即安和。」年齡大了，生命之道已經越來越衰退，五臟元真就不那麼通暢了，不通暢，就成瘀。不過這種血瘀，與氣滯血瘀，熱壅而瘀，寒凝而瘀，濕阻而瘀等，完全不同。因此老年人的疾病從主體上講，就是氣虛血瘀，這一點，應是老年人共同的特點，亦即共性。

針對氣虛血瘀的共性，再考慮具體情況下具體方藥上的調理原則，自然會綱舉目張，主次分明，步驟不亂了。

不論慢性病還是老年病，在具體的治療中不能只抓共性，不管個性，應該做到既重視共性的病機，也重視核心的病機。共性病機是老年人的主體特點，核心病機是某一位具體患者今天最大的痛苦內在的病機特點。在把握多病機共存的前提下，針對核心病機進行治療，這就避免了陷於西醫各種病情同時存在的形而下的困擾之中，從而有效地防止了臨床上眉毛鬍子一把抓的無序化狀況。

總結起來講，這種做法就是放下形下，回到形上，從中醫形上性的臨床思維中，尋求病人形而上的病理機制，進行靈活的治療。這是中醫在臨床上，發揮自我優勢應該注意的不同於西醫，又勝於西醫的一個重要特色。在多種病之中求共性的病機，既重視共性的病機，也重視核心病機。有了這個思路，在慢性病的治療上，就不會束手無策了。

還需要注意的是，慢性病的治療需要慢治，不可操之過急，不可用藥太多、太雜，更不可反覆更張，朝一方，暮一方。追求速效，用藥雜亂，就可能把已經複雜的病情狀態搞得更亂，人為地使老年人的病情朝著更不利的方向滑下去。

3. 關於一般的情志（心理）疾病的病後康復問題

現在這個歷史階段，社會上心理不健康的人群比例越來越大。在香港有人說：心理不健康的人群占到 15% 左右。雖然我們沒有做深入的社會調查，而且心理不健康的標準也不大好規定，但是從臨床上看，有這方面疾病的人的確是越來越多。對於中西醫一般認為的情志病、心理病的治療，「心病還須心來醫」，人文哲學意義上的情志、心理輔導，

是積極、有效的首要方法，而藥物治療永遠是第二位的，是輔助性的措施。

2008 年我在台灣執教期間，每週與台北林口長庚醫院的學生、青年中醫進行一次集體性的現場病例討論。事先預約兩個病人，臨床接診處理之後，再到隔壁會議廳與學生、青年中醫相互討論。討論的方式是，先由隨診醫生向大家介紹病情，接著由學生或青年中醫就診斷、治療發表個人的意見，然後我對接診病人診斷、治療的思路、方法做詳細說明，我的說明之後接受大家的提問與質疑，最後再由學生、青年中醫談體會、做討論。每次參加討論的有二十人左右，時間大體兩個半小時。

當時遇到這樣一個病例。患者女性，五十四五歲，辦事部門的文職人員，自訴有一時期成天在辦公室蓋公章、發文件，因為日復一日，勞累太過，引起左上肢疼痛。治療時先作為風濕病服藥治療，又作為血不養筋接受用藥，攻邪的藥用了，扶正的藥也用了。在治療過程中，發現病人還經常有頭痛，失眠，納差，乏力，噁心欲吐，肌肉攣急瞤動，精神不集中，語聲低微，語言反覆。前後按照《中醫內科學》、《中醫婦科學》裏頭痛、不寐、鬱證、眩暈、嘔吐、經斷前後諸證等病名，治療一年有餘，期間更換醫生五六位，處方四十餘次（張）。查其病歷記錄，調理氣血陰陽、五藏六府的方劑幾乎用遍了。

在服用中藥期間，病人同時接受西醫心理治療，服用過多種抗抑鬱、安眠以及止痛的藥物，經常接受按摩、推拿、藥浴治療以及社會上朋友間流傳的單方、驗方等。

碰到這些病，有臨床經驗的大夫一眼就可以看出，這位

患者原本就是心理上的問題。她首診時的主訴是工作太累，蓋章蓋得太多，把胳膊扭傷了，累疼了。果真如此，讓她回家休息兩天不就好了嘛。為什麼這麼一個疼痛，會持續兩三年，讓病人成天跑醫院呢？其實這種病，藥物治療是次要的，有限的，主要是心理疏導。而在心理疏導上，關鍵在於患者的人生態度。以一種明達的觀念對待自己，對待人生，包括對待治療，相信不會到處亂求醫、亂服藥的。從這一位患者身上，反映出一大堆現實問題。

比如，心理疾病既是複雜的社會性問題，也是一個文化觀念、人文素質的問題，它雖然擺在了醫學面方，但是並非醫生所能完全擔負的。還有，中西醫在治療上，要少用藥，用必須的藥，醫生不能濫開藥，病人不能亂吃藥。要多做心理疏導，至少要避免患者在一般性心理病之外，再增添一個「健康恐懼症」。

再如，由病歷記錄的四十餘張處方可以看出，這不是一個單一的過度治療問題，而是中醫學術上十分複雜的大問題。既有中醫病名診斷的背後，學術準備不足，抄襲西醫邯鄲學步的問題，也有臨床中醫自身學術素養不足，臨床遇病時心中無數，草草應付的問題。因此面對學生與青年中醫討論這一病例時，我必須將問題講到明處。如果從事臨床的中醫不能從這種情況中解脫出來，或在臨床中窮於應付，或隨著思緒的飄移捕風捉影，既誤病人，又毀了自己。

心理疾病，既是醫學範疇的事，也是一種社會性的文化病。對於心理疾病，需要家庭和社會的人文關懷，更需要謹慎合理的對症治療，才是最有效的辦法。

在台灣，我還碰到的另外一些病人，有中年人，也有老

中醫臨床辨惑

年人，好像對社會經濟、政治都不滿意，總是抱怨自己活得太累。我總是對他們說：活得太累，不會給自己找一些樂嗎？不要把自己緊緊地捆綁在那個環境裏，鬧得身心不健康，出了這麼多心理性疾病，那多不好！

在台灣算是保留中國傳統文化最好的地區。應當把傳統文化中的哲學、人文的精華，在台灣更好地傳播。哲學、人文是文化的文化，是知識的知識，是人類最高層次智慧的總結。經濟只是其中的一個部分，社會經濟越發達，越需要哲學、人文的領航與指導。應該說，當今整個中華民族都需要在傳統文化上補課，尤其要補哲學、人文方面的課。

實事求是地說，我們所處的歷史階段，在這方面丟失的實在太多了。在許多方面，我們已經看不出中華民族優秀文化傳統了，看不出儒、釋、道的價值在中國人靈魂中的積澱了。飄飄然不知自我地追隨著物質經濟，撞得一頭霧水，撞得滿身不舒服。以上討論的這三種疾病，也是飄飄然撞出來的「現代特色的疾病」。

另外，**談一些小傷小病的問題**，例如，鼻敏感、痤瘡這類小病，也似應納入病後康復來討論。它既屬於小傷小病，也屬於不良生活習慣的結果。在香港，這一類小傷小病，找上中醫門的比較多。從發病的原因上看，香港地處亞熱帶地區，長年氣候濕熱，人們稍動一下，就是一身汗。而進入現代以後，香港人使用空調機比內地早很多，在空調機的過度使用上也遠遠超過內地。由羅湖到九龍的列車裏，常年的標準溫度控制在十七八度，醫院和公共場所的溫度，一般是二十度左右。試想，室外又濕又熱，溫高達三十五度，人在一內一外兩種環境，跨越於一夏一秋兩個季節。

這就是我們常說的，一步之遙，一季之差。如果把人體對於自然環境的適應能力，也比做一部空調機，那麼人在一步之遙，一季之差的出入進退之間，你的人體能夠經得起外界溫度巨大反差的這種折騰嗎？一個人成天在現代化的溫度巨大反差的環境裏反覆摧殘自己，能不生病嗎？從發病學的角度上講，那就是人體的這一台活著的空調機，被人所製造的現代空調機，活活地折騰垮了。

　　我們提到的鼻敏感、痤瘡病這些小傷小病，其實就是在空調機環境裏最簡單、最常見的現代小病。「內外因相互作用而為病」，是中醫的基本觀念之一。老年人或者身體素質較差的人，因空調機過度使用而造成的威脅，醫學上不容忽視。從外因上看，中醫有風、寒、暑、濕、燥、火六淫之說，因現代化而造成的外內變化，也在六淫範疇之內。

　　中醫思考疾病發生原因，要考慮這一因素，病人面對疾病，也要注意這一因素。在治療鼻敏感、痤瘡病這些現代小病的過程中，我們感覺到另外一種可怕的現代病，那就是人們對天、地、人、我的忘卻。

　　在香港期間，我曾經接診過一位鼻敏感的病人。他是一個大公司的職員，長期按照數、理、化的固定模式在崗位上認真工作，連生活細節、待人接物上也不乏一加一等於二的習慣。過去他大小病一直接受西醫治療，形成了對藥物依賴的突出習慣，對於服藥上一日幾次，飯前飯後，毫升毫克的要求，從來一絲不苟。他把西醫久治不癒的鼻敏感小病交給中醫之後仍然一如既往，但是除了認真準時張口吃藥之外，對於醫囑上建議的自我調理，幾乎一點能力都沒有。

　　他習慣在二十度的空調環境穿著薄睡衣睡覺，建議他把

室內溫度調高一些，他不在意。晚上被子蓋多了，他說心發慌，要虛脫了，晚上被子蓋少了，他說藥不對頭，又有鼻水了。建議他少受風寒，他就會夏季三伏天來診室看病，穿著外套，戴著帽子，戴上口罩。四五十歲的人，連自我冷熱調理都要從細節一一教起，身體上怎麼能不出問題！

後來我建議他把臥室溫度調在二十八度，形象地講解了鼻敏感的前因後果、調理方法之後，教給他用「乾手洗面」的面部循經搓揉按摩的方法，每天 4 次，每次 20 分鐘。從此停止一切用藥，一個月後，他的鼻敏感痊癒了。

治療鼻敏感、痤瘡病這些小傷小病，自我調控為主，藥物治療為輔，其中不少是可以不藥而癒的。這一類小毛病，也是一種現代病，一種生活在現代化大都市而遠離自然的文化衰退病，一種在「對病不對人」的西醫習慣的影響下的心理敏感病。今天的很多人，的確需要學習一些中醫「天人相應」、「治人以治病」的常識與方法。

與此同時，建議把鼻敏感、痤瘡病這一些病交給社會，交給民眾，交給中醫科普宣傳。讓民眾透過自己掌握的中醫方法和智慧，去認識、預防、解決這一類問題。

（二）關於食品藥性化與藥品食品化

在當代，社會上有一些問題令人無奈。其中有兩個問題，食品藥性化與藥品食品化的問題就是這樣。這兩個問題，總體上其實是一問題。

1. 食品藥性化的問題

食品藥性化，首先要聯繫到中醫中藥學發展的過程。在人類發展的長河中，總是先有食，而後有藥。自然界提供給

人類可食的東西，這是人類賴以生存的基礎。中國的先人在收集、攝取食物的過程中，認識到許多不可吃，卻可以作為治病之藥的東西。出於醫療的目的，哪些東西可以作為藥用的認識積累，也就是醫學發展的實踐過程。

《淮南子》所講的神農嚐百草的故事，說明了這個過程。原話說：「神農乃始教民播種五穀，相土地宜，燥濕肥饒高下，嚐百草之滋味，水泉之甘苦，令民知所辟就。當此之時，一日而遇七十毒。」神農在實踐的過程中逐步區分出什麼是可吃的食物，什麼是治病的藥物，被人們作為中醫中藥發展的原始第一步。

中醫藥發展的第二步，是中藥地道化觀念的形成和確立。可以說，在張仲景、孫思邈那個時期，中藥的地道化觀念就已經成熟了。我們在第六章中，說明了《傷寒雜病論》選方用藥的精當。曾經舉桂枝為例，提到一次口服桂枝的藥量問題，用量最大的桂枝甘草湯與用量最小的麻黃升麻湯之間，懸殊為 48 倍。如果不是品質標準統一、可靠，就不可能出現用量懸殊如此之大的奇蹟。而以採集自然資源為前提的品質統一，最可靠的標準則是產地的統一，即地道了。

中國地大物博，東、西、南、北四域的氣候、雨量、環境差異很大，不同地域的同一物種，其品質往往差異很大。而《黃帝內經》、《傷寒雜病論》、《神農本草經》的傳承，遍及中華民族，遍及四面八方。因此藥物品質的統一，才能保證理、法、方、藥的一統，這是整個中華民族防病治病與醫學傳播實踐的要求。

倘若中藥的品質不統一、不可靠，整個中醫的防病治病與醫學傳播，必將難以為繼，走向崩潰。所以，地道化是中

藥生產、採集的統一標準，也是中藥品質的最高標準。以此推之，《神農本草經》總結的四氣五味，升降浮沉的藥物理論，其基礎也是中藥採集、生產的地道化。

歷史是檢驗科學的試金石。四氣五味，升降浮沉中藥學理論的形成，以及臨床上幾千年的實踐經歷，標誌著中藥學的不斷發展與成熟，也標誌著地道化觀念的不斷完善。我們這裏討論的食品藥性化，也是中藥學不斷發展與成熟的漫漫長路的產物。人們常說，藥食同源。因為藥與食皆是源於天地自然，藥與食皆是當年神農嚐百草的對象。所以，藥以四氣五味、升降浮沉來定性，食品也必然以四氣五味為標準而提升。毫無疑問，食品藥性化觀念的形成，是伴隨著中藥的發展而來的，這應該是中藥發展的第三步。

中藥發展的第一步是神農嚐百草，第二步是中藥生產與質量上道地化觀念的成熟，第三步就是食品藥性化。那麼，中藥治病的根本原理是什麼呢？那就是以自然界的物性之偏，來調理人體五藏和氣血陰陽之偏。而藥與食的區別在那裏呢？那就是性味偏傾者為藥，性味中和者為食。因此食品藥性化的含義是，在性味中和的食品中，分辨出藥性的差異來，以利於人們在差異微弱的食品裏，進一步根據人體的實際需要，做更仔細，更合理的選擇。

這不能不說中醫藥在防病治病的同時，在健康養生方面為人類所做的又一重大貢獻。

食品藥性化就是把我們平常作為飲食用的東西，進一步進行寒熱溫涼，四氣五味方面的區分。這些區分，廣泛、明確地體現於《神農本草經》之中，這是歷史，不要顛倒。比如，人們日常吃的肉中，狗肉是最熱的，入心經；羊肉入肝

經;牛肉最中和,入脾經;豬肉入腎經,陽氣虛的人吃了豬肉容易腹脹腹瀉。家禽裏,雞肉比較熱,鴨和鵝是水禽,性比較涼。懂得了食品的藥性特點之後,人們便在吃法上進行了有意思的加工。

比如,南方人喜歡吃鹽水鴨,北方人吃烤鴨、吃烤鵝。鹽水鴨醃製時還加進了許多熱性的佐料,烤鴨與烤鵝製作時也加入許多辛香熱性的佐料,如此醃製烘烤之後,鴨與鵝原有的寒性自然相對地解除了。可見不論南方還是北方都在食用鴨、鵝時對水禽的寒性做了相似的矯正,變寒涼為溫熱,成為南北方人人皆可以接受、共享的品牌美食。

在沒有出現雞精、味精這些調味品的時候,中國人烹飪所用的調味品都來自天然植物,而且大多數都是中藥。比如,大茴香、小茴香、高良薑、肉桂、蓽茇、草果、草荳蔻、丁香、砂仁、花椒、乾薑、山柰、生薑、白荳蔻、白胡椒、黑胡椒、陳皮、紅荳蔻等,都是中藥,而且都屬於熱性的,是具有辛香走竄,溫中開胃功效的中藥。

由此聯繫到糖尿病的形成與治療。西醫講到糖尿病,總是從遺傳因素上,從吃高碳水化合物上做解釋。我們不妨回顧一下中醫治療消渴的經驗。

陳修園在其《醫學實在易》中說:「上消白虎中承氣,下消腎氣丸可貴,趙氏治腎統三消,地黃丸料桂五味。」這其中的白虎湯、承氣湯,都是治療上焦和中焦實熱太過的名方,也是以往治療糖尿病早期的常用方。

從辨證的角度上看,20 世紀 60 年代之前的糖尿病,實熱太過者居多,20 世紀 80 年代以後的糖尿病,濕熱偏重者居多。不論實熱,還是濕熱,這裏的熱從何來,值得中醫思

考。我們不否認西醫的遺傳之說，也不否認中醫的體質因素，但是長期偏頗的飲食習慣，不可忽視。人們天天吃飯，吃了幾十年，為了味道、口感的原因，食品中加進了大量的佐料，這等於在每天的食品裏，額外加進了一包辛香暖胃的中藥。麻辣火鍋裏一次加入的川椒，不少於一劑大建中湯裏川椒的用量。如此堅持，久而久之，日積月累，經過三四十年，能不積熱留濕，置人於病嗎？

年輕時曾看過一本名叫《海上仙方》的養生小書，開卷的第一句說：「淡食多能補」。這裏的淡，肯定不是膏粱、厚味。有一次講養生，有人問到如何預防糖尿病，我回答說：糖尿病習慣叫作富貴病，多是花錢買來的，貪心賺來的。要想預防糖尿病，首先要管住自己的嘴，千萬不要遷就了舌頭，傷害了胃口。五十年前人們追求吃飽飯，三十年前人們追求吃營養，現在人們比賽吃得香。吃得香靠什麼，靠調味品，靠辛香暖胃的中藥來瘋狂地遷就自己舌頭上的味蕾。結果是吃進去許許多多積熱留濕的中藥，到頭來把中焦脾胃搞壞了，把糖尿病買來了。這是不懂中醫中藥之理惹的禍，是不會吃飯和亂吃藥惹的禍。

講到食品藥性化，我們再看看家禽蛋。雞蛋的性味比較平和，開水煮，用油炒，加水蒸成蛋羹，人們都愛吃，常吃無妨。吃鴨蛋就不能這樣了，很少有人把生鴨蛋當作雞蛋那樣水煮、油炒。鴨蛋性味偏寒，多數是做成鹹鴨蛋或者是松花蛋。做松花蛋，最主要的一種材料是石灰，把石灰與佐料一起混合為泥，包起來不幾天，松花蛋便凝固了，熟了。因為石灰在中藥裏，其性味是大辛大熱。

水果中蘋果性味平和，老少皆可常用。橙子、橘子偏

溫，柿子偏寒，梨子偏涼。吳鞠通《溫病條辨》治療秋燥的溫燥一證，有一方叫桑杏湯，其中用到雪梨皮。秋末冬初因溫燥口乾而咳者，老百姓常用冰糖雪梨水作為飲料，就是這個道理。

我們講食品藥性化，就是要告訴人們，雞、鴨、魚、肉、蛋、水果，各自都有藥性之偏，對病後調理在飲食宜忌方面，無疑是更為有益的提示。食品藥性化經驗和知識的不斷積累，中醫在病後調理與康復、養生方面的貢獻，是值得我們認真領會，如實推廣，不可偏廢的。

2. 藥品食品化的問題

前面講到，中藥發展的前後經歷了三個階段：神農嚐百草時代為中藥的起始階段，地道化觀念的形成為中藥的成熟階段，而食品藥性化則是中醫藥理論基礎上的食品科學化階段。食品藥性化是推進食品科學合理使用的一大進步，而藥品食品化，則是誤導人們拿藥品當作食品來吃。

從中藥發展進步的三個階段來看，藥品食品化無疑是中藥學發展的大倒退。

我們這個時代，全社會都在關注養生。但是不少人全然不顧食品藥性化的科學意義，盲目地拿藥當飯吃，對於知識爆炸，科學發展的現代化社會而言，不能不是一個令人難堪的污點。這種現象，首先來自香港。一百年來，香港的大街小巷，名貴藥材和名貴食品並列經營的店鋪無處不在。以名貴藥材哄抬名貴食品，以名貴食品襯託名貴藥材，給人形成了藥材就是食品，食品就是藥材的強烈誤導。

香港人習慣煲湯，把各種有滋補功效的藥材放進湯煲，全家人進餐時，不論老幼一起拿藥當作湯飯來用，這就是典

型的藥品食品化現象。老百姓對於滋補藥的認識很簡單，完全沒有益氣、養血、滋陰、壯陽的概念，見補藥就認定可以滋補，見人家用我也跟著用。至於四氣五味，升降浮沉，五藏六府，氣虛、血虛、陰虛、陽虛等，一概不知不問。如此亂補，豈能不適得其反？

　　香港的這種現象，首先是商家驅動。以盈利為目的，為了賺錢，不顧其他。第二是醫家誤導。沒有經驗的中醫，昧著良心的中醫，估計都幹過這種事。第三是富人開路。有錢了，想拿錢買健康，幾乎演變為一種現代社會的普遍現象。第四是百姓盲從。看到富人用，藥店賣，為了健康，就把養命的錢，濫用在藥材上。這種勞民傷財的行為，最後遭殃的是中醫。中藥食品化以後，社會上還要中醫開方幹什麼？

　　現在不論到內地哪一家藥店，包括全世界走紅的北京同仁堂，藥店最顯眼處，都擺滿了名貴藥材和各種補養湯包。你若問那些店員能治什麼病，不是說保健養生，就是說提高免疫力。古往今來的中醫經典醫籍裏，哪一本書中見過「提高免疫力」五個大字。很多人花大價錢買回家，吃過一段之後沒什麼感覺，就換一種品牌接著再買、再吃。因此對待這個問題，需要我們認真加以澄清，若任其繼續蔓延下去，國人身體受損，中醫形象敗傷，我們要這種現代化究竟何用！

　　早在 1993 年，曾有大人物問到我：「保健品的出路何在？」我直言不諱地答了四個字：「還藥於醫」。1996 年《中國科技日報》約我寫稿，我以《保健食品熱的原因、危害與出路》為題，寫了一組連載的文章。後來又寫過《保健品的定義及其若干理論研究》一文，著重從理論上做了一些求證，一同收錄於《中醫復興論》一書。其核心是希望向人們

澄清藥就是藥，不是食品，它是醫生治病的武器，是不可以隨便拿到社會上鼓惑人們亂用的。每一位有責任心的醫學工作者，都應該把科學的道理和養生的智慧，實實在在地向民眾交代明白，而不是誘惑人們拿藥當飯吃。

2002 年在香港期間，我受人之邀，做了一次養生保健講座。講座中有人提問說：靈芝可吃不可吃？我說：靈芝在《神農本草經》裏有記載，有五種靈芝之說，但是後世用在處方裏的，極少極少。講靈芝可以抗癌，可以提高免疫力的話，出於近來這幾年，我本人對此不能理解，中醫的典籍裏也沒有記載。至於問「可不可以吃」，據我多年來透過文獻的間接觀察，現在認定為靈芝的這東西，煮不爛，嚼不碎，沒有效，出於治病的願望，最好還是不吃。同時，我引用了孔子在《論語》中的一段話：「康子饋藥，拜而受之。曰，丘未達，不敢嘗。」說的是別人把藥材贈送給孔子，他禮貌地收下了，接著孔子實事求是地說：孔丘我不懂得中醫中藥知識，我不敢隨便亂用。孔子真不愧為萬世師長，他的話天衣無縫，正確的道理盡在其中。所以我引用孔子的話，作為對提問者的回答。

在這裏，有必要回顧一下醫家前賢在這些問題上的看法。《新唐書》有一段話：「人無故不應餌藥，藥有所偏助，則藏氣為之不平。」因為藥性有寒熱溫涼之偏，所以藥有所偏重，濫用則可能造成藏府功能紊亂。張從正在《儒門事親》裏講：「凡藥有毒也，非止大毒、小毒謂之毒，雖甘草、人參，不可不謂之毒。久服必有偏勝。」就是說，甘草、人參也不能天天吃，經常吃，吃的久了藏氣必有不和，為什麼花錢買病呢？

李時珍在《本草綱目》裏講：「藥之五味，隨五藏所入而為補瀉，亦不過因其性而調之。」就是說，藥既然是調理藏府不平和而用的，那麼陰陽自和之人，你吃它幹什麼？張從正在《儒門事親》裏還有這樣一段十分精闢的話：「庸醫之治病，純補其虛，不敢治其實，舉世皆曰平穩，誤人而不見其跡。」吳鞠通在《溫病條辨》裏講了另外一點：「用藥治病者，用偏以矯其偏。以藥之偏勝太過，故有宜用，有宜避者，合病情者用之，不合者避之而已。」說的是有了病才吃藥，沒有病，就離藥遠一點為好。

葉天士《臨證指南醫案》裏有這樣一段話：「夫以利濟存心，則其學業必能日造乎高明，若僅為衣食計，則其知識必終囿於庸俗。」可見我們要濟世活人，就應當用這樣的心態來要求自己。如果只是為了自己的生計考慮，只想從病人的兜裏往出拿錢，那就流於庸俗之徒了。

這些話，青年中醫應該牢記，經常以此提醒自己。而對於我，回顧醫家前賢，也是為了與大家共勉。

✚ 三、養生要略

養生是當代最熱門的話題之一。那麼什麼叫養生呢？從字面上講，養生，就是保護、調養生命力的思路與方法。這裏講的「生命力」，是指人對自身的自組織、自調節的能力。習慣上也叫做人的自我修復能力。按照人的定義，「人是理性動物」。

世界上的一切生物，包括植物、動物皆有自組織、自調控、自修復的能力。這種能力，人當然也有。人有理性思維，所以人的自組織、自調控、自修復的能力則更複雜、更

完善、更高級，這便為中醫學的產生，奠定了堅實的基礎。

從這種意義上講，整個中醫學，就是保護、調整、激發人體的自組織、自調控、自修復能力的醫學。簡言之，中醫就是保護、調整、激發人的生命力的醫學。所以，中醫本身就是一個研究大養生的專門學問。我們下面講的養生，應該是小養生，即保護、調養生命力的思想與方法。

（一）關於立足養生三大觀念的問題

從以上說明中知道，我們這裏討論的養生，是中醫學中的一個部分。整個中醫可以說是大養生，這裏講的養生則叫小養生。既是中醫的一個部分，養生就必須服從中醫學的基本觀念。中醫學的基本觀念有三：天人相應觀，整體系統觀，動態平衡觀。小養生的這一部分內容，是可以也有必要向民眾普及、宣傳的，因此在把這一部分養生內容普及、宣傳給民眾時，必須遵循中醫學之道，必須以上述三條基本觀念為指導。「養生方法要略」，我們將以這三個基本觀念為指導，講一些養生的具體方法。

（二）養生方法要略

1. 人應當遵循天地四時變化的規律，以養生

人與天地相應，所以養生要遵循四時的變化規律。在四時規律中有常也有變。常，是如何順應的問題；變，是用人類的智慧去調整的問題。對於常與變，對於順應和調整的問題，都是應四時養生的內容。這方面，《素問·四氣調神大論》、《素問·上古天真論》、《素問·陰陽應象大論》、《素問·生氣通天論》講得很多，我們這裏就不多講了。

《素問・上古天真論》講到四時養生時，關於真人、至人、聖人、賢人養生的方法和內容那一部分，建議有興趣的人可以熟背下來，反覆吟誦，反覆體會。那裏藉真人、至人、聖人、賢人之詞，從不同層次上講了大醫養生的原則和觀念，為人們提供了廣博的理解空間。

2. 關於知人身之常，方可以談養身的問題

　　所謂知人身之常，還是前面所講的人道之人的基本內容。也就是說，我們應該理性地順應生、長、壯、老、已的基本規律，瞭解中醫成熟的理論知識。中醫的理論知識，都是從人的生命過程中來的，從生活的常識中總結概括的。中醫學其實並不神祕，要記得不要忽視和脫離生活常識。中醫是保護生命力的，生命力就體現在生命、生活之中。

　　在人的生、長、壯、老、已這五個階段，醫學上所做的工作，應該說是相當有限的。天生一命，醫生基本管不了；天死一人，醫生最終還是攔不住。醫生的作用其實只在長、壯、老這三個階段。這三個階段醫生所能做的，則比較明確。第一，青少年成長時期，幫助做到健康成長。第二，中壯年時期，幫助做到保持旺盛。第三，老年階段，幫助做到延緩衰老。把這三個階段養生和治療做好了，病人的痛苦減輕了，生命的這一根「橡皮筋」藉助於醫生的作用而拉長了，這就叫作健康與長壽。在這三個階段，醫學所能起的作用，就是幫助人調整氣血陰陽和五藏的不平衡狀態，幫助人恢復天然的自我修復機能。

　　《素問・上古天真論》關於「七七八八」的論述，也屬於知人身之常的範疇。從養生角度上講，順應人們在生命各個階段的常態以養生、以調理，這一大原則不可逆。倘若在

老年階段，其衝任、肝腎已虛衰，這個時候若用峻補之法企圖把腎氣再補旺，不僅是不可能的，而且是錯誤的。

不論中醫還是西醫，都要理性地認識醫學的作用和價值，不要過分誇大。在養生過程中，我們可以向民眾普及和宣傳的，主要是：節食飲、慎起居、適寒溫、戒嗔怒、法於陰陽、和於數術、不妄作勞這一些方面的常識。勸勉病人認識和確立天人相應、整體系統、動態平衡這三大觀念，以及這裏所提到的幾方面的常識，使生命在不斷的運動過程之中，保護自有的生命力，保持自然的健康狀態，這是在「知人身之常，方可以養生」方面所能夠做的。

至於人身之變，那是醫生的責任，不屬於向民眾普及和宣傳的內容。現在生活條件好了，民眾普遍重視養生，這是好現象，但其中誤區不少。

講到養生，往往食療與養生混為一談。食療屬於病後康復範疇，是在醫生指導下，針對個體化病人的具體要求而實施的康復方法。不能把食療的藥物當作食品，並渲染包裝誇大之後，直接交給人民大眾隨意亂吃。這樣做不僅造成了不必要的浪費，而且是對民眾，對醫學不負責任的做法。我們需要強調，不要把食療與養生，個體與群體，醫生職責與民眾支配這三方面關係混淆了。

（三）養心是運用理性智慧的自我調養

需要指出，這裏講養生要略，養心和心養是人生高層次的智養，應當受到醫學界與全社會的高度重視。養心，就是保護和維繫理性思維的正常狀態，使精神情緒保持在平靜、自然、愉快的狀態之中。心養，就是用智慧之心，去調養身

體。如果說養心和心養都是高層次的智慧養生，那麼心養比養心，應該更高出一籌。

中醫常常講兩句話，藥補不如食補，食補不如神補。就是說，慢性病或者康復期間需要補養，食補比藥補好。因為人本身有自我修復機能，這個階段如果他會吃，吃他應該吃的，吃得合理，對於康復與調養一定會有很好的作用。食補是一個好方法，但與神補相比，食補在物質層次，神補在精神層次。從人們發病的原因分析，七情是導致發病的主要內因。所謂精神，當然包括七情在內。

養心的高層次的智慧從哪裏來？從哲學和人文中來。台灣哲學家鄔昆如在談到哲學的功用和價值時有一句總結性的話：「定位宇宙，安排人生。」這句話我們可以稍加修正一下，理解為「認識宇宙，安排人生」更準確一些。認識宇宙，對中醫而言就是確立天人相應的觀念，認識「人以天地之氣生，以四時之法成」的自然法則。對一個人而言，如能從哲學的宇宙觀出發來認識天地之大道，就能夠確定正確的人生方向、道路。安排人生，就是自己管理好自己，選擇合理的工作與生活。明確自己的人生應該做什麼，怎麼做，就是一種哲學智慧。

從中醫上講，養心或者心養，就是我們最常說的「精神內守，病安從來」。一個人懂得養心和心養，就可以做到自己的精神內守。精氣內守，神無耗散，氣血通暢，五藏平調，人就不會生病。在這裏，養心是一種技術，一種方法；心養是以通明大道之心來養護生命，也就是以道養生，當然是更高層次的養心了，所以這裏稱之為心養。《素問·上古天真論》裏的至人、真人、聖人、賢人，應當屬是我們學習

養心，邁向心養的楷模。所以養心是術，心養之道，這是養心和心養之間的區別之處。

說到養心之術，比如意守、吐納等，都是養心的好方法。人們常常把太極拳作為一種鍛鍊身體的方法，太極與一般的體育鍛鍊明顯不一樣，它形神俱練，而重在養心。楊氏太極拳總論裏提到的十大要領：沉肩墜肘、虛靈頂勁、含胸拔背、寬腰、分虛實，上下相隨、內外相合、相連不斷、用意不用力、動中求靜。前五條是練太極拳前的準備要點，後五條是練太極拳過程的要點和最終效果。

動中求靜，是十大要領的要領，點出了太極拳形神俱煉，而重在養心的特點。所以太極拳應屬中國特色的形神兼顧的養心之術，也是最值得推崇的中醫養生方法之一。

討論心養之道，不要忽視中國哲學與基督宗教，其中所講的道理彼此相通，都非常珍貴。我們在前面講到中醫學科學定位時，曾經提過人類的文化經歷了兩次高峰。中國的儒、釋、道以及基督宗教的聖經，都出現在第一次人類文化高峰。如果說中國文化的根是儒、釋、道，那麼西方文化的根就是《聖經》，是基督教的教義。

1993 年，佛學界出版了一種刊物，名叫《禪》。在首發式推出的第一期《禪》裏，有一篇討論「儒、釋、道三教合一」的文章，其中在討論儒、釋、道相互關係的時候說：中國的儒學主要是講社會倫理學的，是以入世之心討論入世之事的。意思是說，儒學是從入世的前提出發，研究入世的事、道理。人面對紅塵，人與人應該遵守什麼樣的倫理或「遊戲規則」，以達到和諧相處的目的。如果每個人都能夠做到仁、義、禮、智、信，或者孝、悌、忠、信、禮、義、

廉、恥「八德」所要求的規範，這個社會自然就和諧了。

《禪》在那一篇裏講到的道，就是老子的道德經五千言所代表的道家學說。道家的核心，是以出世之心來討論入世之事的。所謂出世之心，是站在自然、天地的角度之上，來看入世之事，講入世之事。在《道德經》裏，德經的那一部分，可以視之為以道為前提，對入世之事的一些體會。老子的道，講的是萬事萬物的總原理，總規律，其中的德，是以出世之心來討論入世之事的。所以總體上看，道家比儒家高出一籌，是站在出世的更高境界，來看人生紅塵之事的。

《禪》在那一篇裏講到的釋，指的是佛家，認為佛家是以出世之心來討論出世之事的。出世之心，這一點與道是一樣的。但是佛家追求嚮往的不是世界上的事，而是外世之事。它的追求目標是超越人生的苦惱，到達西方的極樂世界。

中醫所關心的喜、怒、憂、思、悲、恐、驚七情的太過與不及，如果能用佛家和道家的心態來面對，那麼人生的大多數矛盾與困惑，就自然而然地化解了。

《道德經》的一段話，一百多年來總被人們所曲解。原話說：「兩國相鄰，雞犬之聲相聞，老死不相往來。」人們往往批評說：這是小國寡民思想。其實是以今天的歷史觀，去看兩三千年前的事情所形成的誤解。春秋戰國之前，中國是封建的諸侯分封的社會，分封的諸侯國家很多，與現在960 萬平方公里 14 億人口的國家概念，完全不同。國和國之間，「雞犬之聲相聞」，是講諸侯國之間相互距離很近；「老死不相往來」，是講諸侯國之間彼此血肉相親，沒有仇恨，沒有兵刃相見的戰亂之爭。

老子在這裏陶醉的，是一種美麗平靜的田園風光，一種和諧共融的社會環境。生活在那種社會環境中的人，七情太過與不及的心理疾病，自然不會多。這種生存環境不僅令老子陶醉，現實社會中的我們有誰不嚮往呢！

　　我們講到心養，其實以上講的儒、釋、道的哲學思想，才是人人達到心養目標的智慧之源。擁有儒、釋、道心養智慧的人，生活在老子所陶醉的生存環境裏，一定像壽星生活在天堂一樣，到那時候，醫生就該轉行了。

　　1993 年我在法國巴黎期間，華人社團請我講養生。當時講了從儒、釋、道的角度理解人生，面對人生，尋求健康長壽之後，我在總結時說：如果我們每一個人都能夠具有「站在矛盾之上看矛盾，站在是非之外看是非」那麼一種超脫，我們就可以獲得「心明似鏡，心靜如水」那麼一種心境。就像王安石在一首詩裏所講的，「不畏浮雲遮望眼，只緣身在最高層」。有了這種心境，從中醫角度看健康問題，就會取得「既明且平，何病之有」的效果，這才是真正的心養。從這個意義上講，真正的養生，是中華民族的優秀文化孕育的那種心境，這是保護健康的最好方法。

　　一位學者曾經講過，「健康的文化是身體健康的重要保證」。這種說法太好了，可惜這些年，我們把中國傳統裏健康的文化丟失得太多了。

　　本章關於病後醫囑、病後調理、養生概要，我們就講到這裏。

　　20 世紀 80 年代以來，保健養生的高潮，一浪高過一浪。從保健食品、保健藥品、保健品、營養品，到中醫足療、按摩，養生、康復，各種產品與名目，花樣翻新，不一

而足。這種現象從根本上講，與近年來的中醫有相似之處。正如前面所講的，中醫科學化、現代化、標準化、規範化、科技創新、與時俱進、中西醫結合、中醫西化等，各種口號震天響，而學術深層最基本的「中醫我是誰」、「我是怎麼來的」，卻很少有人關注。在保健養生上，許多最基本的概念問題，至今沒有從科學的角度給予界定。

這種科學原理不清楚，轟轟烈烈大發展的現象，隨著經濟規則的驅使，在中國愈演愈烈。其中有幾個基本概念問題，不管人們是否重視，不管是否有人反對，出於科學工作者的良心，我們無論如何都需要加以澄清。

1. 關於保健與養生

保健一詞，最早來自蘇聯。20 世紀中國農村的「保健站」，縣一級的「婦幼保健院」，其中的「保健」一詞有兩層意思，即疾病的預防和治療。20 世紀末世界衛生組織提出的「2000 年人人享有衛生保健」提法中，「保健」一詞也是這兩層含意。所以不論預防還是治療，都應該是醫生參與的醫事活動，而不應該是脫離醫師與醫事性質的純商業活動。而 20 世紀 80 年代以來的保健品熱、保健食品熱、保健藥品熱的背後，真正的熱，熱在市場，熱在經濟利益。醫生與醫事，在很大程度上被誤導了。

因此出現了一種怪現象，這些商品的有效性和益處被講得天花亂墜，但到了消費者手裏，誰也不知道自己該用不該用，可用不可用。它雖然因為大眾性商品的名義，將其從醫生與醫事管理體系之中分離出來，但卻因老百姓不懂用，醫學科學壓根兒不認同，因而轟轟烈烈的廣告宣傳與轟轟烈烈的大發其財之後，在中國造成了轟轟烈烈的資源浪費與轟轟

烈烈地破壞中醫的形象和聲譽。

什麼叫養生呢？養生一詞來自中醫，其本意是養護、調養人體自有的生命力。「生命力」，是一切生物自有的自我調節、自我修復的能力。中醫沒有走向對人的局部器官、組織研究的道路，中醫從一開始就是在天人相應、整體系統、動態平衡的觀念基礎上，而形成的保護、激發、調理人體生命力的醫學科學。

按此道理，養生也是醫生參與的醫事活動。固然，中醫養生的常識與道理，應當適度地向民眾進行普及教育，宣傳提高，但在保健品、保健習慣與陰影的影響下，養生的普及教育，在一定程度上蛻變為誘導民眾拿藥當飯吃。把中醫藥領域裏已經成熟的「食品藥性化」原則，扭曲為「藥品食品化」。形成了民眾「一不知藥性，二不知病情」情況下的亂吃藥、亂吃補養品的弊端。在浪費醫藥資源的同時，最終敗壞的是中醫，傷害的是民眾。這一現象，正成為中國傳媒的一大景觀，當認真加以甄選，予以整頓。

2. 關於營養與調養

嚴格地講，營養是源於西醫的一個概念。比如，人體營養的六大要素（脂肪、蛋白質、碳水化合物、礦物質、維生素、食品纖維）。調養是中醫治療學的概念。

「調」是調理，根據中醫理論上認為的氣血陰陽、五藏六府功能的異常，進行調理，使其恢復正常。

「養」是養護、補養，根據氣血陰陽、五藏六府其中某一方面、某一藏府功能的不足，進行必要的養護，補養，使其恢復正常的平衡狀態。

所以調理與養護，都是針對不平衡狀態的治療，不能任

其不懂中醫理論與臨床的人，像吃五穀、吃肉類那樣，當作營養品亂用。

營養品是食品，調養品是藥品；營養品可由民眾掌握，調養品必須醫生決定；營養品講究合理搭配，調養品講究處方配伍嚴謹，針對病機準確。

造成社會上對營養與調養概念不清的問題，原因在醫學界自身。本質上是對中醫科學定位的疏忽，造成的中西醫概念的相互混淆。嚴格地說，這是違反科學的現象。

3. 關於「藥食同源」混同為「藥食同功」的問題

藥食同源，是對藥與食的生產來源講的。《本草綱目》裏的藥物，皆是自然資源，這與食品來源於自然界，是同一回事。人工栽培的藥材與農民種植的糧食，藥農採集的人參與農婦挖回的野菜，同樣是一回事。從來源而言，講藥食同源，無可厚非。然而 20 世紀 80 年代以來，藥食同源被人為地誤解為藥食同功，這是十分錯誤的。

在各種保健品的廣告宣傳中，藥食同功進一步被曲解為亦藥亦食，可藥可食，那就大錯特錯了。於是科學的「食品藥性化」，就被曲解為偽科學、假科學的「藥品食品化」了。試看今日的大小藥店亦藥亦食、可藥可食混亂現象，試看人參、鹿茸、阿膠、冬蟲夏草的可悲下場，無處不顯示著金錢對醫學科學的顛覆，無處不顯示著中醫中藥在藥品食品化濁流中的敗亡。

4. 關於保健品、保健食品、保健藥品與中醫補養藥的問題

當保健、調養、營養、養生、食品藥性化、藥品食品化這些概念澄清之後，中藥自身的問題，與借中藥名義而來的商業炒作問題，就可以予以澄清了。基於上述我們建議：

第一，保健品、保健食品以及藥膳餐飲，應當徹底取締，明令禁止。

第二，保健藥品，本性是藥。屬於西藥原料生產者劃歸西藥，屬於中藥原料生產者劃歸中藥補養類中成藥，不符合醫藥標準者予以撤銷。

第三，中藥的補養藥包括兩種。補養類中藥材，堅持「還藥於醫」的原則，由醫生處方中使用，不得以營養品單獨銷售；補養藥中的中成藥，由醫藥部門專業經營，按規定銷售、使用。

第四，全面終止藥品食品化的誤導，按照食品藥性化的原則，在病後康復與防病養生中，在醫生指導下正確使用。

藉養生之名曲意杜撰，有意炒作，違背醫理，誤導民眾，褻瀆科學的報刊圖書，應在專業部門的配合下認真查處，以淨化醫藥市場，維護中醫中藥的科學形象。

這裏講的這四個概念問題，固然有中醫自身的問題，但主要是經濟潮流下忽視中醫科學，管理引導失策，市場原則錯用的問題。經濟不是一個籠統的概念，支配和衡量經濟的指標也不僅僅是錢，各個行業有各自內在的規律和規則，科學和科學管理才是支配和衡量經濟的金指標。

講到這裏，我們只能說一句埋在心裏的憂傷：希望一百年來疾病纏身的中醫學，不要在不正當的經濟利益衝擊之下暗暗地走向消亡。

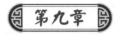

從 A 型流感看中醫外感病的防治

中醫辨證論治的臨床技術體系，包括外感病與雜病兩大類，外感病之外的內、外、婦、兒等方面的疾病，皆為雜病討論的範疇。由於西醫外因決定論的侷限性，2003 年 SARS 的肆虐，2005 年人禽流感的出現，使中醫防治外感病的優勢重新受到了人們的普遍重視。

2009 年春的 A 型流感出現之時，本人正在香港醫院管理局培訓青年臨床中醫。基於 SARS 和人禽流感的經歷，基於長期的臨床實踐，本人第一堂培訓課，就是在討論中醫防治外感病的特色與優勢的基礎上，關於 A 型流感（H1N1）防治的內容。2010 年在北京中醫藥大學舉辦中醫臨床辨惑專題系列講座時，第九章又講了這一內容。

A 型流感出現之初，因為這種病毒先致豬發病，而後再傳給人，所以不少國家地區早期的報導，均將其稱之為「豬流感」。看到這個病名，令人頓生難堪。豬病傳人，便將人的病以「豬」命名，這在現代文明的社會裏，可謂有失風雅了。

幾天之後，各種不同的說法相繼出現。香港稱之為「人類豬流感」。更多的則有「美洲流感」、「北美流感」、「墨西哥流感」、「2009 大流感」等。也許墨西哥人有一些特殊的情緒化反應，還將這次的流感稱之為「國家恐怖主義」。一個多月後的 2009 年 5 月，世界衛生組織將其定名為「A型流感（H1N1）」。

A 型流感病名紛呈的情況表明，人類在遭受病毒肆虐的同時，又一次承受著心理上的病毒恐怖。這一次病毒恐怖起於北美，比起 2003 年的 SARS 和 2005 年的禽流感，來勢更猛，波及範圍也更廣泛。

　　2005 年，本人在《太乙天符年人、禽流感的中醫學解析》（《浙江中醫藥大學學報》2005 年第 6 期頭條）一文中說過：「上帝派病毒來，來醫治人們的忘記」。在過去的五六年之內，急性病毒性外感病三次降臨，在帶來全世界人心恐懼的同時，每次都光顧到中國，這其中必有緣故，也耐人尋味。平心而論，對於形下性的西醫來說，至今缺乏治療病毒性疾病的特異性藥物，這原本是不足為怪的。而對於形上性的中醫來說，過去的五十多年，幾乎是中國大踏步「中醫西醫化」的五十多年，把中國中醫與自身發展的歷史，人為地切斷了；中醫曾經有過的輝煌，也隨之淡忘了。

　　接連三次的病毒性疾病，我們需要認真反思，同時需要醫治中國人對於中醫的數典忘祖。但願由 A 型流感的降臨，能夠幫助中國人恢復對中醫特色與優勢的記憶。

一、2003 年 SARS 防治的回顧

　　2003 年以內地和港、台為主要疫區的 SARS 肆虐，給人們留下了許許多多的記憶與啟示。

（一）撞擊人心的病死率

　　據相關資料顯示，2003 年 SARS 的病死率，平均為 12%左右。而在醫療條件相對較差的內地，病死率為 5.9%；在醫療條件相對優越的台灣為 12%，香港為 17%。那一

中醫
臨床辨惑

年，SARS 最先在廣東出現時，由於尚無統一的行政措施，病人可以在不受任何干預的情況下，自我選擇中醫醫院或者西醫醫院接受治療，因此病死率反而不高，僅為 3.6%。廣東 SARS 接近尾聲的時候，當年 3 月 12 日香港才出現首例病人。如果香港能夠在廣東防治經驗的基礎上，及時採取中西醫配合的防治方式，相信病死率不會是全世界發病地區之最高。這一教訓至今仍讓香港人記憶猶新，依然心有餘悸。

（二）SARS 肆虐北方的轉折點

2003 年 4 月，SARS 在內地的北方地區開始蔓延。由於管理上的原因，中醫沒有能夠及時介入治療。SARS 疫情急遽擴散，病死率居高不下，舉國上下人心惶惶，宛如大禍臨頭。5 月 8 日，國務院新任命的衛生部部長、國務院副總理吳儀主持召開中醫專家會議，在聽取專家意見的同時，當即做出了中醫參與 SARS 治療的決定。決定的當天，就有多個中醫專家分隊進入臨床第一線，很快煞住了 SARS 的勢頭。不到兩個星期，即 5 月 20 日左右，整個北方 SARS 的疫情便得到了有效控制，很快轉入疫情尾聲。

這一迅速轉折的事實，引起世界上許多國家和地區的高度重視，紛紛對中國的中醫中藥改變了看法。

（三）罕見的「三個零」

在整個 SARS 治療過程中，最罕見、最值得慶倖的是「三個零」。那一年，廣州中醫藥大學第一附屬醫院前後收治了 45 例 SARS 病人。病人完全是在本人自主選擇的情況下，進入該醫院接受治療的。最後取得的治療效果是：病人

零死亡，醫護人員零感染，病人零轉院。病人全部治癒，醫護人員中沒有交叉感染，而且沒有一位病人因病情複雜而轉入其他醫院，這是當年在 SARS 期間，各疫區不曾見到的。

這裏特別值得一提的是病人零轉院，這家附屬醫院絕不是把病情輕的病人留給自己，把病情重的病人轉到西醫院。這樣的治療結果，不言而喻地證明了中醫治療 SARS 的卓越療效。至今談起這一事實，一種油然而生的驕傲之意，仍然隱隱約約湧動在心頭。

（四）SARS 令中醫學術走出歷史的谷底

在 SARS 肆虐時，中醫以無可辯駁的臨床療效，向世界展示了中醫的特色、優勢和價值，引起了國內更多人對中醫的關注。2003 年 11 月，在北京香山召開的專題討論中醫基礎理論發展的科學會議上，我見到鄧鐵濤老教授時，他按捺不住的興奮，對我說的第一句話就是：「SARS 必將讓我們的中醫走出發展的低谷。」我們接著交流了 SARS 給我們的啟示：中醫的基礎理論是臨床的生命線，我們這一次拿出療效給社會看，給老百姓看，就是那些主觀上想「西化中醫」的人，也要接受這個事實，承認中醫基礎理論體系的科學性。這幾年，國內中醫的發展，充分證明了這一點。

SARS 之後，在吳儀副總理領導衛生部工作期間，多次在多種場合強調：要重視中醫，特別要發揮中醫的特色與優勢；要按照中醫內在的自身規律發展中醫。最近幾年，中醫在國內的整個形勢大有改觀，主要表現在兩方面：一方面，社會對於中醫的需求越來越高；另一方面，政府對於中醫的發展越來越重視。2009 年元旦以來，從國內不斷傳來了令

人興奮的消息。

2008 年在討論國務院醫改方案時，有人說，中國的醫療體制改革如果忘記了中醫，那必然是徹底失敗的改革。2009 年 3 月，衛生部陳竺部長在談到「健康中國 2020 戰略規劃」時強調，中醫藥在其中占有重要的地位，是一個核心的部分，同時指出，這是中國衛生事業中的長期發展規劃，與醫改相輔相成。

2009 年 4 月 6 日，由國務院批准的《國家中醫藥管理局主要職責內設機構和人員編制規定》（即「三定」方案），進一步突出了「加強促進扶持中醫藥和民族醫藥的發展」。「三定」方案規定，把自 20 世紀 50 年代以來的，與發展中醫擺在並列位置上的中西醫結合，放在國家中醫藥管理局內設的「醫政司」管理。這對於正確貫徹「中西醫並重」的衛生工作總方針，對於推進中醫與西醫並存並重，共同繁榮學術發展，對於提倡中醫與西醫以臨床相互配合為重心的醫療實踐，無疑是一項明智而重要的調整。

這一重要調整，體現了國家《憲法》關於「發展現代醫藥和我國傳統醫藥」規定的精神，也體現了我國政府在醫療體制改革上的決心和勇氣。

2009 年 4 月 21 日，在中央關於「要堅持中西醫並重的方針，充分發揮中醫藥作用」的精神基礎上，又頒發了《國務院關於扶持和促進中醫藥事業的若干意見》。《意見》就扶持和促進中醫藥事業發展的重要性和緊迫性、指導思想和基本原則，以及許多具體內容和要求，都做了全面的部署。

這次 A 型流感一出現，國家衛生部和國家中醫藥管理局於 2009 年 4 月 24 日，及時向全國發出了《關於在醫療衛

生應急工作中充分發揮中醫藥作用的通知》。今天在香港舉辦的這次講座，是 A 型流感肆虐以來，香港醫院管理局中醫部組織的全港第一次關於中醫防治的學術講座。這與 2003 年 SARS 期間的情況相比，是新氣象、新舉措、新局面。

二、中醫外感病防治的基本觀念

（一）哲學智慧把中醫推向理論醫學的台階

2005 年 1 月，本人與德國 M.波克特先生應邀在國家科技部訊息研究所舉辦的一次報告會上，M.波克特先生曾以《中醫是成熟的科學》為題，發表了他對中醫的看法，以及對中國中醫發展的期盼。他認為，「中醫是成熟的科學，而且在兩千五百年前就達到了成熟科學的水準」，他的演講如雷貫耳，與會者為之大振。

換一個角度說，中國的哲學在兩千五百年前，就已經把中醫推上了理論醫學的台階。因為中醫研究的「人」，涉及「天道」、「人道」、「個體化之道」三個層次。這裏的「道」，即規律、原理、法則的意思。把這些規律用在發病的角度上，疾病的形成應該包括相應的三個方面：其一，天地（自然）的大規律與人類疾病的關係；其二，人類生命的共同規律與人類疾病的關係；其三，每一個人的個體特點與他本人發生疾病時的關係。以上三方面，是西醫所沒有涉及或研究不足的。所以從哲學理論上來看，應當說，中醫是認識人類生命的一種大智慧。

把這些哲學理論上的大智慧，運用於具體的人、具體的

疾病的預防與治療，便形成了中醫防病治病的臨床技術體系與經驗。就整個中醫學體系而言，它包括了理論（科學）體系、技術體系與經驗三個層次的知識內容。因此，中醫防病治病的過程，就是在中醫學理論指導之下，運用中醫的臨床技術，或者臨床經驗的過程。

這些基本觀念與理論問題，我們這裏不便做太多的闡述，但是有三點需要予以正視：其一，中醫是人類醫學史上歷經了兩千多年實踐檢驗的醫學；其二，中醫是全世界傳統醫學裏，唯一成熟的醫學，它已經具備了完善的理論體系，而不僅僅是一種簡單的經驗醫學；其三，中醫是形上性的醫學科學體系，「天道」、「人道」、「個體化之道」，指的就是人的最基本的形上屬性。

基於歷經了兩千多年實踐檢驗的、唯一成功的，而且屬於形上性醫學的這些本質特點，我們在這次甲型流感的預防與治療中，完全可以更好地發揮出中醫的防治特色與優勢。

令世界感到恐懼的病毒性疾病，在中醫的理論上是如何認識和理解的呢？

（二）人與病毒是敵我關係，也是共生關係

在中醫來看，人和病毒、細菌既是敵我關係，也是共生關係。僅就病毒、細菌可以致人於病，人也可以免疫病毒、細菌這一點而言，人與病毒雙方的確是敵我關係。但是，若就《黃帝內經・保命全形論》關於「人以天地之氣生，以四時之法成」這一說法而言，在「天地之氣」、「四時之法」中，也包括病毒與細菌在內。所以病毒與細菌，也是天地自然的一個組成部分。所謂共生，指的就是這種特定的關係。

我們應該看到，人與病毒、細菌之間的共生關係，是一種「水能浮舟，亦能覆舟」的關係。

《金匱要略》第一篇裏說：「夫人稟五常，因風氣而生長。風氣雖能生萬物，亦能害萬物，如水能浮舟，亦能覆舟。」這裏的「風」，包括了自然環境中的風、寒、暑、濕、燥、火六氣。人既然是「天地之氣」所生，「四時之法」所成，那麼自然環境中的六氣，就是人之所以能夠生、之所以能夠成的必然條件。這正如惲鐵樵先生所說的「《內經》之五臟，非血肉的五臟，乃四時的五臟」。既然「人稟五常，因風氣而生長」，那麼在中醫藏象理論裏就必然有四時、五常、六氣為特點的重要內容。因此在中醫看來，人的生命與四時氣候變化，有著須臾不可分離的密切關係。這就是「水能浮舟」的意思。

「亦能覆舟」，則正好相反。四時的風、寒、暑、濕、燥、火六氣，如果太過或者不及，就表明四時變化的反常。反常情況下的風、寒、暑、濕、燥、火，中醫便將其稱之為六淫邪氣。

從中醫發病學的角度上看，六淫邪氣是致人於病的外來發病因素，統稱為外因。關於四時六氣變化的反常現象，《金匱要略》上進一步這樣分析說：「有未至而至，有至而不至，有至而不去，有至而太過。」這四句話，從時間演變的先與後，講了四時變化反常，即太過或者不及的兩方面表現。前面一個「至」，指的是時間或季節，後面一個「至」，指的是反常的六氣。

從春季的寒與溫的變化來講，這四句應該這樣說：春季未到而天氣溫和，春季已到而天未溫和，春季已到而寒氣不

退，春季剛到而天氣太熱。在這種反常的寒熱變化之中，人若不能做到既知常又達變，做不到因變而適其寒熱之變，那就難免要發病。這就叫「亦能覆舟」了。

這裏需要強調，我們不能用西醫對待病毒和細菌的觀念，理解中醫在外因上所說的六淫邪氣。也就是說，風、寒、暑、濕、燥、火六淫，應當立足於疾病過程之中，根據病情的不同屬性特點，來認識來理解。否則，我們就會把六淫與西醫所講的病毒和細菌等同起來，進而把中醫的外因等同為西醫的致病因子，這樣，中醫便會遠離自我，從而陷進西醫「外因決定論」的歧途。

倘若進一步分析，中醫病機這一概念，包含了發病原因、疾病性質、疾病發展趨勢三方面要素，所以病因實際上是歸屬於病機的，或者說，應當把病因放在病機之內來理解。這樣，就與疾病的屬性特點相互呼應，相互聯繫了。假如有人把中醫的病因等同於西醫的外來致病因子，那就請你拿出一粒風、一顆寒、一袋暑、一杯濕、一瓶燥、一寸火，讓眾人來看看。這樣講，人們也許該明白了吧。

既然外來的六氣有「浮舟」、「覆舟」的二重性，那麼離開了疾病現場的具體病人，六淫便是無所謂有，無所謂無的了。這一點，如果我們站在哲學、形上學的角度上，把風、寒、暑、濕、燥、火視之為類比概念或者抽象概念，而不是把它誤認為具體概念或者實體概念，就不會在病因的問題上，陷進西醫的「外因決定論」裏去了。

在唯物質論的文化背景之中，我們的頭腦可能很難一下子轉過來，轉到中醫的特色上來。但是在這一原則問題上，是不轉不行的。這個問題貌似簡單，實則是一個複雜而又至

關重要的學術問題。

我們同時應該看到，沒有病毒、病菌就沒有人類免疫系統。這就是說，病毒與人之間，也是一種共生的關係。

按照水能浮舟，亦能覆舟的觀點，病毒、細菌對於人，也具有二重性。世界上如果沒有病毒，沒有細菌，那就沒有人類不斷完善、相對健全的「免疫系統」。這裏說的免疫系統，是借用西醫的概念講的，在中醫來講，稱之為「生命力」最為恰當。

在人的整個生、長、化、收、藏全過程中，也包括了病毒和細菌的作用在內。正是因為病毒與細菌致人於病，也才逐漸使人類的免疫系統健全了起來。從病毒和細菌產生的時間而言，應該說，病毒和細菌的出現，遠比人類要早得多。至於醫學的出現，那是很晚以後的事了。

中醫學的形成過程裏，人們不可能不感知到病毒細菌作用的存在，只是中醫從臨床疾病出發，以「內外因相互作用而為病」的理論，把包括病毒和細菌在內的「六淫」，統統稱之為外邪罷了。至於一個人在疫情出現之時，他自己病還是不病，那是內外因相互消長關係的問題，是中醫在發病理論上討論的內容。在內外因的問題上，中醫緊緊抓住「邪正消長」四個字，這其中顯然包含了內因與外因、邪與正，相互作用、相互消長的二元關係。如果只把病毒、細菌視為敵人，不考慮內因和正氣，那就不是中醫的思維了，而且變得太簡單、太幼稚了。

所以，病毒、病菌可能致人於病；病毒、病菌也是人類免疫系統形成、完善的動力。這一點，不論從中醫角度上講，還是從西醫角度上講，都應該這樣看待。有了這一基

礎，我們要講的 A 型流感的預防與治療，中醫與西醫的共同話題，就會多一些了。

我們還應該看到，邪正共生關係的最佳預期，是「陰平陽秘」的狀態。這一觀點，應是中醫預防與治療外感病的重要指導原則。

《黃帝內經》講：「陰平陽秘，精神乃治。」所謂「陰平陽秘」，即「以平為期」、「陰陽自和」的健康狀態。用《中庸》的話講，就是「中」與「和」的狀態，也是「致中和」思想所預設的最佳目標。

對「陰平陽秘」用一個比較容易理解的方式加以形容：如果把陰比作為「0」，把陽比作為「1」，那麼「陰平陽秘」即是 0 與 1 之間，陰陽各 0.5 的平衡狀態。這個絕對的平衡狀態，可以理解為《中庸》所指的最佳狀態的「中」。如果陰陽相消長在 0.4 至 0.6 的範圍之內，即可以理解為《中庸》所指的僅次於「中」的「和」。將「中」理解為絕對的平衡狀態，那麼這裏的「和」，就應該理解為相對的平衡狀態了。在哲學的觀念裏，絕對與相對，「中」與「和」是有差異的，但在動態的生命過程裏，「中」與「和」皆可以視為「陰平陽秘」的健康狀態。

按照《內經》在《生氣通天論》裏所講的「人以陽氣為本」的精神，生命過程裏的陰平陽秘狀態，也是人以陽氣為本前提下的陰陽自和狀態。人以陽氣為本的思想，源於《周易》關於「變易」的思想。陽氣動，就是陽氣變，陽一動，人們便感知到靜的存在。先有動，再有靜，這才有了陰陽，才有了對陽氣為本的理解。陽氣為本的精神，習慣上也用「陽主陰從」來表達。所以「陰平陽秘」，也就是在「陽主

陰從」的邪正消長過程中，機體基本處於動態平衡的相對健康狀態。

回到我們要討論的 A 型流感來看：如果人體在「陰平陽秘」的狀態中，人和病毒相接觸時，即可以經過「和」到「中」的動態變化，以不發病為前提，平安自然地產生抗體。這種不受疾病之苦而預防 A 型流感的結果，是理想的最佳預期，這是中醫「陰平陽秘」思想觀念及其由這一觀念而來的預防疾病的智慧，這對於 A 型流感流行中的絕大多數人來說，是不費力氣，不動干戈即可以做到的。

使人群達到這個預期，可以說是醫學家的責任，也應當說是人類固有的生命力。這種固有的生命力，不論中醫還是西醫，尤其對中醫工作者而言，是絕對不可忽視的。因為這不僅是數千年臨床實踐證明了的道理，也是 SARS 和禽流感期間人所共知的事實。

在治療 A 型流感時我們尤其應該看到，人與病毒之間既是放我，也是共生的關係，也表現在疾病過程中邪正消長的相互關係中。

為了進一步說明外感病過程中陰平陽秘和邪正消長的相互關係，我們不妨聯繫 2003 年的 SARS，再回憶一下。下面舉一些具體數字，以做說明。

其一，2003 年時，香港人口 680 萬，SARS 期間發病人數 1755 人，占總人口的 0.025%，也就是一萬人中，平均有兩個半人發病。這個比例，應該說不算高。

其二，在 2004 年 4 月 12 日，香港大學袁國勇發表的一項研究表明：透過隨機抽樣的方法，檢查化驗了若干香港人的 SARS 抗體存在的狀況，然後根據檢出的 SARS 抗體比例

推算出，2003 年全港感染 SARS 病毒者約為三萬五千人。但是，2003 年全港 SARS 的發病人數為 1755 人，發病率占全港感染病毒者的 5%左右。這就是說，有 95%的人在直接感染病毒之後，並沒有發病。所以可以認定，他們是在保持人體「陰平陽秘」的狀態下，未經疾病之苦而獲得 SARS 抗體的。這表明中醫「陰平陽秘」和「邪正消長」的學說，是科學的、翔實的、可靠的。

其三，2003 年 SARS 之後，本人所在的香港浸會大學對患過 SARS 的病人，進行後期關懷性的詢訪與調理。在對五十多位 SARS 病人的詢訪中發現，不少於 70%的病人，發病之後病情相對較輕，在缺乏特效藥的情況下，3 天之內緩解，體溫恢復正常，隔離調護期滿之後出院。這個比例，與後來多地關於 SARS 期間患者病情輕重報導的比例，基本一致。從中醫邪正消長的關係看，對於病情較輕的解釋，無非是兩種：一是感邪較輕，二是正氣較旺。所以，如果中醫能夠早期介入，予以及時有效地治療，70%病情較輕的人群比例，必將會大幅度提升。

上述事實表明，從醫學研究而言，醫學家欲全面掌握 SARS 的預防、傳染、發病、治療、控制、搶救等一系列內在規律，更應該關注的是三個問題：一是 SARS 流行中未病的 99.75%；二是感染病毒而不發病的 95%；三是發病後病情較輕的 70%以上。

這三種人群，無一不代表著「絕大多數」這樣一種比例關係。而且說明，人類醫學要想掌握外感病防治的內在規律，必須關注和研究這裏的三個絕大多數。

與西醫不同，這裏的三個絕大多數始終是中醫學關注的

重心，因為中醫學從一開始，首先關注的是人，然後才是病。天道之人、人道之人、個體化之人綜合起來代表了整體的人，同時代表了人之常態，知人之常，才可以知人之變。因為整體的常態裏，內含著 SARS 預防、傳染、發病、治療、控制、搶救的內在規律。認清了絕大多數人所彰顯出來的整體的常態人內含的防病治病的規律，遵照這一規，擴大人群中整體的常態人比例，不僅是降低發病率的積極方法，而且對於病人的治療方向與思路也會更加清晰。在回顧中醫防治 SARS 的優勢時，我們常說，「中醫治染病中的人」、「西醫治人身上的病」。SARS 之後，這兩句形象的對比與總結，成為被老百姓接受的口頭語了。

（三）以病毒為本與以人為本

在外感病的發病上，持多因素相關性的觀念還是外因決定論的觀念，在外感病的防治上，是以人為本還是以病毒為本，這是中醫與西醫在認識和處理外感病時的明顯區別。

首先我們必須明確，病毒是致病的相關因素，而不是決定因素。

所謂外因決定論，是指西醫在討論傳染病的發病原因和治療目標時，往往把病毒和細菌作為致病的決定性原因來看待，治療傳染病、外感病的主要目標和方法，就是滅菌、抗毒，認為只要把入侵體內的病毒和細菌殺滅了，治療的主要目標就達到了。因此，西醫用抗生素或抗病毒藥治療傳染病或外感病，從發病初期到疾病痊癒，也就是疾病的初期、危重期、恢復期，藥物的品種可能有更換，但滅菌、抗毒的治療原則不會改變。這種針對外來病毒和細菌，從頭到尾一抗

到底的治療原則與方法，正是西醫外因決定論的表現。

　　為什麼西醫守住外因決定論不放呢？這是西醫研究對象與研究方法所決定的，不會變，也變不了。當西醫打開人身整體，進入組織、器官水平的時候，西醫這門醫學就與心身合一的整體生命意義上的人，徹底地告別了。在外感病中，人體及其體內的細胞，是細菌與病毒的被侵者，而細菌與病毒，是進攻者，侵略者。在這種觀念之下，消滅敵人，就是保家衛國。

　　與此相反，以人為本，國富民強，就可以抗敵於外，邪不可干，這正是中醫的專利，是西醫所不能理解的。

　　20 世紀上半葉，西醫在外感病治療上的進步，主要表現在細菌性疾病的有效治療，關鍵是抗菌、滅菌類藥物的不斷發明和廣泛使用。首先是磺胺類藥物的廣泛使用，以後則是不斷問世、不斷淘汰、不斷更新換代的抗生素。但是，在病毒性疾病的防治上，西醫至今沒有殺滅病毒的特異性藥物可用。這就使外因決定論變得一籌莫展，也使人類的病毒恐懼症在當代愈演愈烈。究其原因，應當歸咎於形下性的西醫生物醫學自身無法克服的侷限性。

　　這一點，本人在香港浸會大學期間開設的「中西醫比較」一課裏，從哲學、從科學史、從人類生活史上做了詳細地分析，這裏就不另說明了。

　　中醫從天、地、人、我諸多因素的相互關聯中，尋求具體疾病的病機特徵，這是中醫學的天然優勢。在中醫看來，任何疾病的發生，都是多種因素綜合作用下的結果。這一點，我們習慣稱之為多因素的相關性。所謂天、地，就是自然界，是人所存在的客觀環境。而這裏的人，指的是人類之

人，整體之人，心身一體之人，總而言之，是以生命力支撐地活著的人。這裏的我，是個體化的人，個別、具體的我。

病毒在傳染病、外感病的發病中，僅僅是多因素相關性中的一個因素。一個因素，遠不是多因素相關前提下的群體因素。所以一個因素在中醫看來，不能視之為傳染病、外感病發病的決定性因素。這裏講的天、地、人、我，可以大體分為外與內兩大類。而每一類之中，又可以分解出許許多多與疾病相關的因素來。

中醫是以廣闊的視野，開放的思維為前提，遵循多因素相關性的理念，在對諸多疾病相關因素的理性思維中，準確把握臨床病機而立法、用方。因此，多因素相關性是中醫的天然優勢，是對西醫單因素決定性進行形而上的補充。而今全世界防治 A 型流感，所缺的正是中醫獨有的優勢。

其次，我們再來談談正氣存內，邪不可干。

有了以上的觀點，我們可以這樣說：細胞是病毒的被侵者，而不能說人是病毒的被侵者。這句話的意思是，病毒進入一個細胞，導致該細胞壞死，最後使整體層次上的人的病情不斷加重。而人不是病毒的被侵者的原因是，人是由器官、組織、細胞構成的，細胞只是人的整體層次以下的局部。我們前面講過，一個陰平陽秘之人，就是一個生命力旺盛的，有新陳代謝能力的戰鬥群體。這個群體由天、地、人、我諸多要素組成，因此對病毒才有充分的免疫力。為什麼整體層次以下的細胞雖然受病毒感染了，而 95%以上的人卻不發病呢？因為這個人是中醫認為的陰平陽秘之人，天、地、人、我合一之人，這樣的合一之人才可以把病毒免疫在自身之內。

面對 A 型流感的肆虐，人們如果看到了這一點，對病毒就不會那麼恐懼了。如果全世界有一天認識到了這一點，起碼是世界衛生組織認識到了這一點，世界範圍的病毒恐懼症也就會不治而自癒了。

再次，我們談談邪之所湊，其氣必虛。

邪氣，是指干擾正常生命的不正常因素；而正氣，是指「天道」、「人道」、「個體之道」在人生命過程中，綜合統一而形成的生命力。這個意思我們在前面已經講過，這裏不再贅述。

其氣必虛的「虛」，可以從兩方面理解：其一是正氣不足，生命力低下的意思；其二是人體氣血陰陰失調，有外來邪氣的可乘之機。《黃帝內經》在其《百病始生篇》裏說：「風雨寒熱，不得虛，邪不能獨傷人」。這裏的「虛」，即包括上面兩層含義。「此必因虛邪之風，與其身形，兩虛相得，乃客其形」。其中的「兩虛」，指的是外因與內因兩個方面。或因生命力低下，或因氣血陰陽失調，兩個方面發病上相互契合，才會發生疾病。所以外因與內因，無一不成，唯一不成，必須兩者相互影響，才會致人於病。

從發病學上看，中醫強調人為本，邪為標，這是重視內因的觀點，或者可以說是中醫的「內因決定論」的觀點。這與哲學的內因決定論觀點一致，而與西醫的外因決定論，恰好相反。

（四）魚與塘，同時並重，缺一不可

在討論外感病時，有一句有趣的哲言，值得我們思考。「一條魚死了，應從魚身上找原因；一塘魚死了，則應從魚

塘上找原因」。這裏的魚與塘，是一種比喻，藉以說明發病的個體與群體的比重關係，也可以藉以說明局部個體發病與大面積流行的原因。面對今天的 A 型流感，如果病毒僅僅侵犯了少數幾個人，不必大驚小怪。如果同時引起許多人發病了，就是疫情問題，而不是個案問題，就要從魚塘或管理上找原因了。從 SARS 到禽流感，全世界發病人數儘管成百上千，但是嚴格地講，還很難說它是「塘」的問題。倘若定性為全世界範圍的疫情，也許尚待討論。

這裏仍然借用魚和塘的關係來講，可以說，中醫的塘和西醫的塘不一樣。西醫的塘小，而且是不可琢磨的；中醫的塘大，但有範圍、有規律，可琢磨、可思量，而且經受了兩千年的成功實踐的檢驗。西醫把病因緊緊地盯在病毒上，但是病毒究竟在哪裏呢？雖然人們可以籠統地認為病毒在周圍環境，但是環境本身是一個十分模糊的空間概念，是一個無邊無際的外界。若要消毒，那只有在人們自己預設的空間裏進行，而且是捕風捉影式的消毒。如此一來，面對預設的環境，不論採取何種方法抗擊病毒，其效果只能是不抗擊感到心理恐懼，抗擊也未必感到心裏踏實。把一個看不見的病毒，放在一個不可琢磨的環境裏，主觀的一舉一動，或大或小，既失理，也無度。比如，2005 年禽流感期間，由於候鳥由北往南大舉遷徙，中國北方邊界有人出主意，砍伐森林十數里寬，開設防病毒南下的一條寬廣的防衛帶，這不只是捕風捉影，實乃達到了愚不可及的地步。

中醫的理論，建立在天、地、人、我之上，若預防流感，只需兩條即可：其一，觀天時之順逆，知太過與不及；其二，因天時之變，進行自我調節。這兩條注意到了，天下

人人都可以達到內在正氣的自我平衡。所以說，中醫面對著的，是一個理性與實踐相統一的大環境。這一個理性與實踐相統一的大環境的成功建構，來自於形而上視野的人與環境相和諧的哲學大智慧。比起西醫所講的環境衛生來，其意義完全不可同日而語。

三、中醫對 A 型流感病機的思考

雖然在今天的講座之前，我們還沒有在臨床上治療到過太多的 A 型流感病人，但是遵循中醫的相關理論以及發病地區的相關報導，對於 A 型流感發病之後的病機特點，其實已有相當的認識基礎了。以下幾點，供大家參考：

其一，2009 年是太陰濕土司天，太陽寒水在泉之年。因此本年的氣候特點，可以用「濕」和「寒」兩個字來概括。因此濕與寒，很可能是 A 型流感初起的主要特徵。

其二，2009 年春季的氣候有一些反常，大體可以用「春寒」二字概括其特點。大寒之後，是每年「一之氣」的兩個月。這兩個月是厥陰風木當令，故氣候忽冷忽熱的現象十分明顯。每一次氣溫下降時，不是天寒多雲，就是陰雨綿綿。這一氣候反常的特點，長江、黃河流域如此，香港、廣州也如此。雖然我國不是 A 型流感的首發之地，但春末的寒濕特徵，不容忽視。

其三，為什麼 A 型流感首先會出現在豬身上？因為豬在「五畜」裏屬水，為水寒之性。在日常的肉食裏，豬肉性最涼，入腎經；牛肉性平和，入脾經；羊肉性偏熱，入肝經；狗肉最熱，入心經。這是中醫在食品藥性化的前提下所做的歸屬。這裏似可根據豬的寒濕之性，作為相關性的一種

參考。

其四，據有關報導，Ａ型流感病人早期主要的表現為：怕冷、發熱、頭痛、肌肉痠痛、喉病、咳嗽、身體乏力等。這些情況與《傷寒論》麻黃湯「八證」的「頭痛，發熱，身疼，腰痛，骨節疼痛，惡風，無汗而喘」相近；與大青龍湯證的「太陽中風，脈浮緊，發熱惡寒，身疼痛，不汗出而煩躁者」以及「傷寒，脈浮緩，身不疼，但重，乍有輕時」相近；與《溫病條辨》濕溫初期的三仁湯原文的「頭痛惡寒，身重疼痛」，也有相似之處。概括起來說，凡是外感病初期，身體有疼痛或痠痛，或骨節疼痛，或一身困重者，就其病機而言，不是屬寒，就是屬濕。習慣上將六淫外邪按陰陽屬性分為兩大類：「風統溫熱」與「寒統燥濕」。即六淫中，風邪與溫、熱為一大類，寒邪與燥、濕為一大類。所以，濕寒之邪都屬陰邪。因此Ａ型流感初期出現典型的肢體疼痛，就不難理解了。

其五，從 SARS 到 Ａ型流感，對於人們搭乘飛機往來於世界各地的「飛機傳播病毒」的問題令世人甚為恐懼。但是，同一架飛機內，人群相互之間的傳染往往並不明顯。至於走出機艙之後被查出患有 Ａ型流感的原因，大體有二：一是患者登機前為流感潛伏期的病人；二是機艙內溫度調控過低，長時間旅途勞累與休息不足，有些人可能免疫力下降，在途中驟然發病。後者的情況，似乎可能性更大。連續一二十個小時空調下的寒涼小環境，或者正是影響人身陰平陽秘的直接原因。這種情況，也與前面四方面原因，頗相契合。

多因素相關性，是中醫解釋發病、診斷疾病的原則。把

以上幾方面因素綜合起來，Ａ型流感初起以寒濕為其發病特點，是有可能的。如果 Ａ 型流感初起得不到有效治療，往後可能向《傷寒論》的陽明病或者《溫病條辨》的中焦病轉化，那不是濕熱，就是濕溫了。這些推斷，可供大家參考。在疾病開始流行的第一時間內，只要我們能夠進入現場觀察三五個病人，相信對這一場 Ａ 型流感預防、治療、搶救等，一定會成竹在胸。至於來年的流行趨勢，相信隨著夏季的來臨，這場 Ａ 型流感將不會持續太久。從中醫運氣學說的觀點看，本年是又一個太乙天符年，大暑之後可能出現的暑溫或濕溫，是需要人們加以提防的。

四、以人為本的智防與智養

Ａ 型流感的防護，首先從人做起。這裏的防，就是預防；護，不是醫院的護理，而是自己保護自己。中醫的觀點是以人為本的智防與智養。所謂智防與智養，就是在中醫理論指導下，用中醫的智慧去預防 Ａ 型流感。下面從八個方面，談一些防護方面的理論與方法。

（一）知天知時，主動調適

我們要學會知天、知時的主動調適。地球感冒了，人調適寒溫最重要。人要主動地調適，以補天時之偏，因此穿衣應當隨時、隨處增減，切勿違逆天時，切忌汗出當風、汗出冒雨。

這個時候香港、台灣及內地南方地區，要特別注意儘量減少使用空調。2003 年 SARS 期間，本人曾多次撰文呼籲，要靈活使用空調，建議室外氣溫在 25 度左右時，儘量

不使用空調降溫，若必須使用空調降溫，限於當天氣溫上線以下的 5～7 度。例如，當室外最高溫度是 30 度時，室內溫度可控制在 25～23 度之間，不宜再低。否則，內外溫差太大，人在其間往來，一步之差，一季之別，一步在夏天，再一步就是秋天，這與天氣忽冷忽熱，室外溫度大起大落豈不一樣了嗎。

2003 年 SARS 期間，香港醫院病房的溫度，按以往規定的 20 度不變，而 20 度正是病毒繁殖的最佳溫度，有人建議加強病房的通風，醫院不予理會。

這種人為地製造反常的室內環境小氣候問題，應儘早改變，合理安排。如果身體不健壯，室內的空調機就會把人體這一血肉的「空調」搞壞，而令人病倒。

（二）遠膏粱厚味，重飲食結構

《黃帝內經》裏說：「膏粱之變，足生大丁。」所以，合理的飲食結構，應當是重要的養生原則之一。

這個時代，社會上常見的現象是營養過剩，因而導致體內既積熱又留濕，形成胃腸壅滯。所以必須告誡世人，要特別強調合理的飲食結構。要讓人記住，尤其香港人要記住，我們處在一個營養過剩的時代，一個在飲食上貪婪色香味的時代，我們面臨的不是營養問題，而是科學的膳食結構問題。

2003 年，解放軍 301 總醫院營養科趙霖教授，提出合理飲食結構的「一、二、三、四、五」，很有參考價值。一個人一天的飲食結構，按其種類與攝入量計算，大體如下：一百克蛋或肉，二百毫升奶，三百克穀物，四百克水果，五

百克蔬菜。這一飲食結構模式，可以按個人的具體情況，或者參照年齡、性別等情況，從飲食的比例上去安排，也許更合理一些。

合理進食，要特別強調不可以藥為食，尤其不可濫用補氣助陽的補養。人參、黃耆、鹿茸、冬蟲夏草等藥物，都是中醫所用的補氣助陽藥，而非隨意服用的營養品。《黃帝內經》認為：「氣有餘便是火」。中醫所講的陽虛和氣虛的關係是：氣虛是陽虛之微，陽虛是氣虛之甚。也就是說，過分的氣虛，就是陽虛；輕度的陽虛，就是氣虛。所以，濫用助陽的中藥，比濫用補氣的中藥對人更有害。如果常常濫用補氣助陽的中藥，必定導致體內積熱太過。積熱太過必然容易留濕，進而造成濕熱鬱蒸，流連不解。這是自己花錢買疾病，怎麼能叫進補呢？

2003 年 SARS 期間，我在香港聯合醫院見過一位年僅34 歲的病人，病情十分嚴重。從他家人口中得知，患者發病前一週，買了幾支上好的高麗參，天天服參湯，希望能提高免疫力預防 SARS，結果不治身亡。這是違背《黃帝內經》「氣有餘便是火」這一明訓的典型教訓，希望人們引以為戒。

（三）起居勞逸，貴在適度

按照《素問‧生氣通天論》「陽氣者，煩勞則張」的理論，如果過於勞累緊張，壓力過大，必致陽氣煩勞，裏熱過盛。今天的白領一族，大多勞累加身，尤應戒慎。西醫方面有一個經驗性說法：人的大腦占全身重量的四十分之一到三十分之一，但大腦對營養物質與氧氣的消耗量，占全身的三

分之一以上。當今的白領一族，望能從中領悟到合理使用大腦的重要性。

（四）養神與養身，同等重要

亞里斯多德說：「人是理性動物」，《黃帝內經》把七情視為主要的致病因素，所以養機體與保心神，兩者缺一不可。

所謂的養神，就是勿令我們的精神情志過分勞累。要適當地調節，善用自己的理性，以智慧調養心神，達到七情平和，無太過，無不及。《黃帝內經》裏關於真人、至人、聖人、賢人的養生之論，為我們列舉了高下不同的養生之例。真人的境界非常人所能及，但傚法賢人的智慧以養心神，應該是可以做到的。

「常宜心靜如水，其實即是健身」。中醫認為，五志過用則容易造或種種內傷雜病。一個人如果喜、怒、憂、思、悲、恐、驚七情過用時，就可以因過用而化火。我們臨床看到的許多失眠的病人，就是因為用腦太過，導致陰虛內熱。《傷寒論》中的黃連阿膠湯，就是針對這一類陰虛內熱的典型方劑。內熱太過，則機能自亂，同樣容易招致外邪。所以，「常宜心靜如水，其實即是健身」，這句話裏的中醫道理，望人們早些悟透為佳。

（五）多一些戶外活動

人們常說，生命在於運動。春季多幾次踏青，夏季多一些運動，也符合中醫四時養生的精神。青少年多爬山，中壯年多走路，老年人多散步，讓氣血通暢一點，當屬預防春夏

感冒的一劑良藥。

（六）注意個人環境衛生

個人與環境衛生，是一種生活常識和習慣。A 型流感肆虐之時，個人與環境衛生，尤須注意。這方面社會上宣傳很多，我們就不重複了。

（七）保持三通，則內無鬱熱、外邪不入

三通即大便通，小便通，氣血通。這既是防護的目的，也是具體的措施。三通就象徵著人體自我調控的相對正常。大便通，指每天至少一次的正常排便。小便通，指不黃、不赤，以清白為主，且排泄暢通。氣血通，最典型的象徵是經常有汗。在香港，常常在治療外感病或一般傷風感冒中遇到一些病人，醫生建議服完中藥之後，再喝點熱湯，躺在床上出些汗，有些病人卻說自己經常不出汗，原因是長期生活在空調的小環境，而且溫度調得很低，在那個溫度環境裏，從早到晚不可能出汗。不經常有汗，則意味著營衛氣血不通，這在亞熱帶地區的香港，顯然是一種違逆天道的病態現象。

《金匱要略》講：「若五藏元真通暢，人即安和。」強調三通，也是「五藏元真通暢」的主要象徵。如果人的小便不利，大便不通，應該排除的廢物不能及時排出體外，關了大門，燻蒸自己，長此以往，怎麼能不病呢。所以在外感病防治中，大便通，小便通，是特別需要關注的重要方面。

（八）切莫忘記知天、知地、知人、知我的養生大道

在現代化的社會與生活條件下，人類的驕傲與愚昧，已

經到了非醫治不可的時候了。人們在享受自己創造的現代化生活的時候，已經離天地、離自然很遠了。我們把自己困在很狹小的環境裏自我陶醉，這是當代的一種社會病。

應該說，養生是運用生命科學常識的一種藝術。健康的生命本身，有一種內在的力量，我們把它稱為生命力。人體的生命力，就包含這種自然的藝術在內。這種藝術的最大特點，首先是回歸到生命的自然常態。所以身體的健康，應當順其自然，順應生命自然而然的狀態。健康的文化科學知識，是人們身體健康的基本保證。一個人要想順其自然，就要從知天、知地、知人、知我的基本常識做起，用我們的智慧對待正常的生命過程。

中醫的養生之道，是人類健康的知識寶庫。我們經常講讓中醫走向世界，這就要求我們中醫自己，首先別忘了祖宗留下的這些優秀的文化。

2004 年 4 月，當時的衛生部一位領導問我對 SARS 的防治怎麼看？

我說：中醫在 SARS 期間發揮了很好的作用，SARS 也拯救了中醫，我們應該把中國的《傳染病防治法》改一改，把中醫的防治寫到傳染病防治法裏去。

今天講 A 型流感的防治，我們又想到了這一點，要用法規的形式來保護中醫在防病治病上的特色與優勢，不能總讓中醫再提心吊膽，去救死扶傷了。這一點內地還遠遠沒有做到，香港更是如此，令人遺憾。

五、A 型流感治療的基本思路

關於 A 型流感的治療思路，以下主要講四個方面：

（一）剿滅病毒與助人一把

中醫在臨床上治病的原則，從根本上講就是救人一把。中醫看不到病毒，也沒有圍剿病毒的藥物。西醫看到了病毒，同樣沒有針對病毒的特異性藥物，到今天為止，西醫還沒有一種藥物，可以直接進入受病毒入侵的細胞裏，把病毒消滅掉。因此，圍剿病毒的願望，不應是病毒性疾病治療的理想做法。

中醫的助人一把，就是把治療病毒性疾病的目標，一如既往地集中在人身上。針對人體氣血陰陽失調的病理狀態，把它調整到陰平陽秘的健康狀態上來。這樣，體內的病毒的活性就自然而然地被人的生命力滅掉了、免疫掉了。

我們簡單地對比了中醫與西醫在治療病毒性疾病中的不同之後，就會明確地認識到，在 A 型流感的防治上，放開手腳，讓中醫在第一時間進入臨床第一線，發揮好「助人一把」的優勢，無疑是最明智的選擇。

（二）中西醫配合，優勢互補

西醫治療外感病，基本上是一病一治，多毒一藥。比如 SARS 期間使用利巴韋林、類固醇，從始到終，一用到底，不曾改變，也無藥可變。儘管西醫有初期、中期、重期、恢復期的階段劃分，但它只有病情或病程的含意，沒有治療的意義。它不會像中醫那樣，有太陽、陽明、少陽、太陰、少陰、厥陰的六經分治；有衛、氣、營、血四個階段的病機分類。這一次 A 型流感的防治，香港西醫界提倡使用的抗病毒藥物是特敏福，也是多毒一藥老思路下的另一種藥物選

擇。其實，特敏福是以往常用於治療肝病的抗病毒藥物，另外一些病毒性疾病也用它。如果從特異性、敏感性來看，那就不太好講了，不得已，也總得選一種藥吧。

中醫治療外感病，總原則還是辨證論治，根據病程不同而病機各異，因此治療的總體思路，仍然是多機、多法、多方、多藥。不論從《溫病學》入手，還是從《傷寒論》入手，都是這樣。不同疾病在不同的演變過程中，邪正消長的關係總是在不斷變化的，臨床病機必然時時在變。病機不同，治療方法就不同，僅《傷寒論》就有 397 法，113 方。中醫辨證的理論是成熟的、體系化的，治療上的立法、選方、用藥是豐富靈活的。A 型流感的防治如不發揮中醫的主力作用，那是最佳醫學資源的最大浪費。中西醫配合，西醫的優勢，主要是危重病情況下參與搶救，在一般情況下配合營養支持療法與相關對症治療。

（三）成功的外感病診療體系

《傷寒論》與《溫病學》是中醫防治 A 型流感的知識庫、思想庫、武器庫。

所謂知識庫，是指它在理論上已經給我們講清楚了，而且經歷了近兩千年的實踐檢驗。所謂思想庫，是指辨證論治，與它的理論體系是不能分開的。所謂武器庫，是指《傷寒論》與《溫病學》記載的方藥，已經足夠我們使用了。所以，一旦出現感冒流行，相信靠中醫現有的知識庫、思想庫、武器庫，完全可以獲得良好的治療效果。

問題在於我們的中醫會不會，我們的社會讓不讓使用這些知識庫、思想庫、武器庫了。

（四）抓住三陽、治在太陽

中醫治療外感病，關鍵是一個「早」字。而醫生能力的大小，就在能不能在「早」字上做出好文章。《傷寒論》分六經辨證，而太陽病的內容，占全書總量的一半。可見張仲景最能抓住「早」字，是在「早」字上一舉成功治病的典範。2003 年 SARS 期間，本人提出治療上的「三個第一」，今天看來，照常適用。

其一，把握好表證（即太陽病）治療第一關。病在太陽、陽明、少陽時，是人體正氣旺盛的「三陽病」階段。一定要把握好機會，不要等到了「三陰病」階段才去治療，那就太晚，甚至會忙亂而無功了。2003 年 5 月我在香港聯合醫院參加會診時，病房裏躺著的近二十個病人，其病情幾乎全部陷於《傷寒論》厥陰病的那一最後階段，治療起來就很難了。所以在三陽階段，首先要把握好表證（即太陽病）治療第一關。

其二，要把握好散寒解表、芳香宣透第一法。散寒解表，是針對寒閉營衛的治療原則；芳香宣透，是針對濕鬱在經的治療原則。故「散寒解表、芳香宣透」這八個字，可以概括 A 型流感的治療大法。當進入疾病現場之後，再視每一個病人的具體情況，做一些具體調整。這裏只講原則，也僅供參考而已。

其三，選擇好臨床起手第一方。治療任何一種外感病，都要力求做到一方下去，病情立見轉機，或者藥到病除。在《傷寒論》桂枝湯、麻黃湯的「方後注裏」，既向我們明確交代了一劑藥煎成之後，分幾次服，也向我們交代了若一劑

盡，病好了，後面的藥就不必服用了。這一方面說明方藥用準了，療效一定很迅速，另一方面也說明外感病就是急性病，急性病的治療關鍵，是要做到選擇好臨床起手第一方。中醫肯定能夠治療急性病，重要的在於能不能把握好。所以我們強調一定要學好經典，而且要「做一輩子臨床，讀一輩子經典」。這樣，人人都可以做到選好起手第一方，取得藥到病除的效果。

六、新的醫學啟蒙的開始

從 2003 年 SARS 的肆虐，2005 年人禽流感的出現，到 2009 年春的 A 型流感，在短短的六七年內，人類幾度遭受病毒肆虐，幾度陷於恐懼之中。在慌忙地應對之後，更需要人們的冷靜思考。

這是警鐘，也是啟示，而且隱隱覺得一場人類醫學的新啟蒙，正在向我們走來。

（一）上帝讓病毒來，來醫治人們的忘記

從 2003 年到 2009 年，在 6 年時間裏，我們經歷了 3 次世界性的病毒恐懼。中國有沒有成功的治療方法？有沒有成熟的醫學理論體系？我們的回答是：有。但是在 SARS 期間，連中國自己都把中醫邊緣化了。後來果斷安排中醫介入，SARS 很快就下去了。

這樣的優勢，為什麼不能很好地發揮呢？所以這才說：上帝讓病毒來，來醫治中國人的忘記，這是對中國人的懲罰，也是對世界醫學的啟示。無論如何，我們需要從中學得聰明一點了。

（二）中醫的世紀救亡初見成效，新的啟蒙還剛剛開始

本年是「五四」運動 90 週年。「五四」對於中國來說，既是一次救亡運動，也是一次啟蒙運動。從那時起，我們吸納了西方近代科學與民主，這是五四救亡與啟蒙的重點。遺憾的是，「五四」的啟蒙沒有像西方文藝復興那樣，從古希臘文明的基礎上復興。

「五四」時期的「全面反傳統」、「砸亂孔家店」，讓中華民族優秀的傳統文明（文化、科學）飽受其苦，長期一蹶不振，至今難以復甦。所以在當今，我們面臨著一個新的文化啟蒙，這就是對中國傳統文化與科學的啟蒙。

在文化多元，科學多元的新的背景之下，我們要回顧歷史，回顧過去，尤其是要認真回顧我們的祖先是怎麼走過來的，認真回顧長期以來我們丟掉了、毀壞了中國傳統文化裏那些最優秀的瑰寶。

中國自西漢以來，在經濟上持續一千七百多年，雄居世界第一，靠的是什麼？所以這一次啟蒙，我們將其稱之為新的啟蒙，這一次的啟蒙，當然也包括中醫在內。我們要復興與發展中醫，但「中醫我是誰」、「我是怎麼來的」，這兩個源頭上的問題，我們交出合格的答卷了嗎？如果沒有，那正需要這樣一次新的啟蒙。

這幾年中醫發展的形勢是令人振奮的，是前所未有的。相信這是一個好的開端，一次新的啟蒙的開始。

第十章

辨證論治理論思維與腫瘤的防治

腫瘤病是醫學上近幾十年來突出的疑難疾病，這既是一個老課題，也將是今後較長時期內的新課題。當今國內外在腫瘤的治療上，成功與希望固然不少，誤區與困惑仍然很多。本人在中華中醫學會負責學術交流多年，以往討論和交流中醫防治腫瘤，多是在中醫體系之內講特色，講優勢，不可避免地存在著一定的侷限性。

本人在香港工作期間，從東西方哲學史與科學史的比較研究入手，開設了「中西醫學比較」課程，先後為浸會大學、香港大學、香港中文大學中醫專業的學生多次講授了這一課程。因此，我們今天討論腫瘤的防治，儘量站在中西醫並重的角度，以中西醫比較為前提，以中醫辨證論治的理論思維為重點，談一些中醫治療腫瘤的思路和方法問題。

攻克腫瘤防治的難題，需要中西兩種醫學在基礎科學層面並存並重、共同繁榮，在臨床技術層面的相互配合、優勢互補。這是中西醫並存的中國，最有希望在腫瘤防治上取得突破，做出貢獻的基本條件與優勢。

一、近代腫瘤發病率為什麼持續攀高

我們這一代人，親身經歷了腫瘤發病率逐年攀高的過程。20 世紀 60 年代前後我們還年輕，雖然長輩從業中醫的人不少，但是對腫瘤和癌症這些病名卻感到很陌生，只是偶爾聽到過。20 世紀 80 年代以後，腫瘤便成為社會無人不

知、無人不曉，聞之令人毛骨悚然的疾病了。

「癌」字也可寫作「嵒」，這個字漢字中早就有，不過人們對癌症、腫瘤這些病名的高度重視和恐懼，是從近代「不治之症」的說法中逐步形成的。到今天為止，對於腫瘤的預防治療、交流討論，基本上是以西醫學術界為主體，在西醫的生物醫學範疇內進行的。對於近代腫瘤發病率迅速擴大、持續攀高的問題，需要從以下幾個方面來考慮。

（一）從時代與社會因素的思考

從「嵒」的出現可知，癌症、惡性腫瘤，過去早已出現了。中醫文獻裏乳岩、失榮這些疾病，與現在的乳腺腫瘤很相似。至於近代的日漸攀高，這裏舉一個人所共知的例子。

國內的十年「文化大革命」，是全民族的一場大災難。那時候，老百姓中有多少人成為冤魂屈鬼，一時難以計算清楚。但是我們熟悉的當時中央高層領導人中，罹患腫瘤的人之多，就足以令人震驚了。

周恩來總理是腫瘤，當時的中央四號人物陶鑄是腫瘤。有赫赫戰功的元帥級軍事將領中，彭德懷是腫瘤，賀龍是腫瘤，陳毅也是腫瘤。從人們容易理解的原因講，社會環境太險惡，太複雜，黑白顛倒，是非混淆，精神鬱悶，心理壓力極大，這些方面的因素，應該是確定無疑的。林彪事件之後，當年隨著倒台的四個主要骨幹中，黃永勝和邱會作不久都得了腫瘤。「文化大革命」的結束，是以「四人幫」的徹底倒台為標誌的。在四人幫裏，首先得腫瘤的是王洪文，接著是張春橋，後來還有江青。

當然，我們不應該以上述兩組小樣本為標準來說明腫瘤

的發病率，這兩個「四」的樣本的確太小。但是這些情況可以說明，由於社會的變遷，人們生活、工作環境的變化，使其精神受挫，心情不佳，或者其中的有些人本來就是易患腫瘤的「癌症性格」等，不能不是腫瘤發病率攀高的重要相關原因。對於普通老百姓來說，在我們欣賞現代社會物質文明不斷進步的時候，關於腫瘤發病率攀高的原因，有一點是不應當忽略的，這就是現代社會的急遽變化，無情競爭，對人們精神情志方面的巨大衝擊。

現在社會的文明，是以經濟文明和現代科技文明為代表的。隨著社會的急遽變化，出現了方方面面的無情競爭。我們在香港聽到年輕人喊得最多的是，競爭與壓力太大。在這種情況下，人人都緊繃著神經，人人都非常緊張。物質豐富的時代，誘發了物慾橫流的世風，每個人都希望有自己比較寬鬆的生活環境和生活條件，人人都怨自己少，有人常恨他人多，物質多少的那本賬，常常掛在心頭，由此帶來的精神痛苦賬，往往顧不上去考慮。這種以物質為唯一目標的貪婪追求、無情競爭，已經成為當代人心理壓力過大，精神世界貧困而導致腫瘤的一個主要原因。

我們面對著香港的高樓大廈，不由自主地想到了《舊約》裏講的關於巴比爾塔的記述。現代人重新在世界上築起了巴比爾塔，又要與上帝比試高低。香港的建築當然很高、很美、很現代，但是香港最高的建築與香港地盤上的大帽山相比，又算什麼呢？香港的大帽山在中國的大山脈中，又算什麼呢？當代人類慾望的惡性膨脹，比起《舊約》裏所講的，顯得更過分。

現代人類隨著電子時代的無奇不有，其狂妄自大簡直像

在地球上建天國，要與天堂比優劣，這已成為當今這個時代最為顯著的特點了。因此從社會和時代的因素上講，生活在當代的人，物質生存品質無媲美好，心理生存品質卻未必幸福。這與腫瘤發病率攀高不下，不能沒有關係。

（二）文化與情志（心理）因素的思考

按照亞里斯多德給人下的定義：人是理性的動物。人與動物不一樣的最大區別，是人有理性，有理性思維的能力。理性不僅使我們能夠不斷地認識世界，而且能夠在人的智慧基礎上合理地支配和改造、更新自己。合理、正常的理性思維為人們帶來喜樂和平安，非理、超常的思維為人們換來了痛苦和懲罰。在經濟繁榮的社會，人人都感受到壓力很大，這正是痛苦和懲罰的有力證據，容不得人們否定與懷疑。

從表面文明的背後看，人人感覺到壓力大，除了個人的慾望之外，還有一個以智慧為基礎的心理或者情志的問題。這裏的智慧，指的是一個人的人文素養，尤其是哲學基礎上的對萬事萬物發生、發展、運動、變化規律的明察能力。明察能力的大與小，代表著一個人智慧的高與低。而一個人智慧的高與低，決定著一個人心理與情志的愉悅與痛苦。正因為人與人智慧上有差異，所以人與人在同一事物的態度上，表現出明顯不同的心理與情志上的差異。

中醫在判斷一個人的疾病時，十分關注這個人情志的太過與不及，並不關心這個人情志背後智慧的差異。研究中醫學，不能不明白此理。

我們今天所處的這一歷史時期，最大的缺憾是人文哲學的空前貧困。人文哲學是一個社會和諧與文明的基礎。哲學

貧困，導致人們智慧滑坡；智慧滑坡，導致人們對社會複雜現象的應變能力下降；應變能力的普遍下降，導致心理、情志變化普遍的太過與不及；心理、情志變化普遍的太過與不及，恐怕是疾病（或者腫瘤）普遍攀高的重要因素。所以疾病（或者腫瘤）普遍攀高，本質上是當今這個歷史時期文明程度不高的一種表現形式。

在我們生活的這個社會，對哲學和人文的冷寞，這是被人們普遍忽視的大問題。現代社會，就人與人的精神生活來說，相互接觸似乎很廣泛，但又表現得十分膚淺，又缺少真誠。人們普遍感到心靈孤獨、空虛，為找不到可以交談的朋友，找不到可以交談的機會而困惑。

人心靈上的空虛和孤獨，表現在社會層面上，就是人文道德的敗壞，普世價值的崩潰。因此在這種情況下，人的情志，人的七情與心靈，就會越來越感覺到不堪重負，甚至難以自己安慰自己，無法給自己找到精神上的去處。

遠在老子那個時期，儘管社會經濟生活比較貧困，但老子所講的「兩國相鄰，雞犬之聲相聞，老死不相往來」，卻是令人嚮往的。兩國相鄰，雞犬之聲相聞，卻無兵刃相爭，相安無事，悠閒自得，那是何等的和諧，何等的平靜，何等的舒適？在現代社會，人們早已看不到這種景象了，相互的和諧和自我的安撫，幾乎成為一種求之難得的奢侈品。

長期在香港工作的經歷，讓人享受到一種普通人在普通生活中的平靜與安寧。香港是一個法制健全的社會，是一個道德相對文明的社會。儘管有許多社會問題，比如，財富分配不公，富的極富，窮的極窮，但是人文環境相對好許多。今天討論腫瘤病的攀高，這也是我們必須認真面對的。

（三）機體與遺傳因素種種

近代腫瘤發病率為什麼持續攀高的第三個原因，需要從現代醫學做一些回顧與反思。現代醫學治療腫瘤，基本上是在生物醫學範疇，面對腫瘤和治療腫瘤的。

常常有人從遺傳的角度上解釋腫瘤，我們以為，遺傳僅僅是生物醫學裏的一種學說。遺傳對於腫瘤的發病，不是決定因素，而是相關因素之一。眾所周知，在疾病與遺傳的關係中，包括顯性遺傳與隱性遺傳。這就是說，上一代有腫瘤病人，並不意味著下一代人人都是腫瘤的必然患者。如果說遺傳與近代腫瘤攀高有關係的話，那只是表現在顯性遺傳的相對變多。是什麼原因導致顯性遺傳的比例升高？這顯然不是遺傳學說自身可以回答的問題，還需離開遺傳，回到社會和心理範疇裏找答案。

現代的生物醫學裏講到，影響腫瘤的發病，與人體的一對基因有關。這一對基因，一者稱之為原癌基因或者致癌基因，一者稱之為抑癌基因。這就是說，一種基因在體內所起的作用，是促使健康的細胞變成腫瘤細胞的；另一種基因恰恰相反，它是抑制健康的細胞變成腫瘤細胞的。這一基因說，給了我們一個很好的啟示：體內抑癌基因水平下降，或者原癌基因相對活躍，人體就容易表現出腫瘤病。

那麼，導致體內抑癌基因與原癌基因關係失衡的背後原因是什麼呢？又是什麼原因導致社會性的基因關係失衡，而形成社會性的腫瘤發病率的居高不下呢？顯然，基因說同樣不是產生腫瘤的決定因素，也只是相關因素之一而已。從因果律上看，即從見果而知因這個意義上講，基因說最多是一

種現象，一種表現在深層的現象。

從中醫角度看，腫瘤的發病與天人相應應該沒有多大關係。換句話說，天地的四時氣候，以及人的生、長、壯、老、已，這一些因素對一個人是否發生腫瘤並無直接、主要影響。由此來看，腫瘤的發病，只能從中醫致病的內因方面去找。內因最主要的，當然是七情與七情的太過和不及了。說得直白一點，主要是人的自作聰明、自以為是，自己糟蹋自己所造成的。前面提到的「腫瘤性格」，指的是一種個體性格特質，與這裏講的內因七情，應該是相互關聯的。

腫瘤發病的年輕化趨勢，我們可以把它視作為自然對人類的警告。或者可以說，是生命規律對人類的警告。人對自我心身的自我毀傷，並不完全與年齡大小成正比。如果人類在物質豐富、世風日下這種現實情況下不知收斂，不努力學會聰明地面對人生，面對自己的生活，腫瘤發病不斷攀高這種形勢，還會一發而不可收拾。

（四）腫瘤是人類忘記天、人、物、我之道的結果

從中醫角度上看，腫瘤是人類忘記天、人、物、我之道的結果。這裏所講的天、人、物、我，是宗教的提法，也與中醫的天人相應基本一致。這裏所講的天，指的是天道之人的天，也就是人受天道影響的那一部分因素。人，是人道之人，是整個人類生命的共同規律和特點。物，是與人生活直接相關的客觀事物，屬於客觀物質環境方面。個體之人，也就是我，就是每一個人的個體差異。所以天道之人、人道之人、個體之人和客觀物質環境，是中醫臨床上思考腫瘤病防治時必須遵循的理論框架。

亞里斯多德說，人是「理性的動物」。歐洲近代的另外一位哲學家叔本華說，「人是天生的形上動物」。形上之說，源於《周易・繫辭上》：「形而上者謂之道，形而下者謂之器」。從整體的角度出發，人在不作解剖的前提下，遵循原來的形上天性，研究他為什麼生、為什麼長、為什麼變、為什麼消亡，這就是研究整體的人運動變化的全部原因與內容。於是便找到了天，找到了天人之間的關係，這就叫作人的形上天性。

「人是理性動物」和「人是天生的形上動物」所強調的，都是人的形上性特性。由此看來，東西方對人的根本特性的認識，是一致的。從《聖經》的觀點看，也是這樣的。

《聖經》上說：上帝造了萬物，把他所喜愛的萬物的世界交給人來管理，人是上帝最愛的動物。所謂「理性」，主要指人可以認識自然，認識世界，認識社會，包括認識自己的能力。也就是說，人可以認識他與天地之間的關係，認識他與天地的形上之道。其中一個重要方面，就是人的理性和人的思維活動。從中醫的角度上講，這種理性和人的思維活動，產生人的七情，是人的七情之本。疏忽了人的七情，沒有把人的七情納入醫學研究的範疇之內，這是西醫生物醫學的一大缺失。

儘管 20 世紀 70 年代恩格爾提出了生物、心理、社會三種醫學模式，但到現在，西方的生物、心理、社會三種醫學模式，仍然是三種相互並列的醫學分枝。從科學發展的角度看，它沒有，也不可能像中醫那樣，將三者從基礎醫學科學層面，融入統一的體系之中。世界上唯獨只有中醫，將生物、心理、社會三方面醫學內容，融為一體，成為必須與西

醫並存並重的醫學科學體系，成為世界範圍內唯一的基礎科學與臨床技術體系完整、成熟的醫學科學體系。

現代醫學是把生物醫學作為防治腫瘤的主要學說，而中醫是研究形上的人而形成的醫學科學，所以在談到腫瘤防治的時候，就不能不提到形上性的中醫。

為了認識中醫與西醫各自在防治腫瘤上的優劣與特色，我們將在中西醫防治腫瘤的方法和習慣上，進行一些比較和思考，以期從形上的中醫學裏，為防治腫瘤探索出一條新的思維與出路。

✚ 二、當代中、西醫治療的方法、習慣及其質疑

（一）關於西醫治療腫瘤三板斧的問題

西醫從生物醫學的思維習慣治療腫瘤的武器和方法，人們常常把它稱之為西醫出手「三板斧」。這就是手術切除、化學藥物療法、放射元素療法。當大量的癌細胞匯聚在一起形成明顯腫瘤時，不管它長在什麼地方，一經發現，先行手術切除。手術切除之後，再用化學藥物追殺游離在體內的癌細胞。或者手術切除後，針對原發的腫瘤病灶部位，以放射性元素療法，把殘留的癌細胞殺掉。這「三板斧」，都是針對既成的腫瘤形體或腫瘤細胞來的。

至於這一患者自身發生腫瘤的真實原因是什？或者發生腫瘤的這一患者身體內環境與正常人有什麼差異？需要針對這一患者產生腫瘤的身體內環境做什麼調理性治療？這些都不是西醫學術體系自身所要研究，或所能研究的問題。

從總體上講，西醫這三種代表性的治療方法，是治標不

治本，治果不及因的。這是被實踐證明了的，無可辯駁的事實。因而隨著轉移與復發，導致了絕大多數患者的不治身亡。至於少數獲得臨床治癒的患者是否是根治病因之後的必然結果，西醫在這一點上就像腫瘤產生的原因一樣，至今仍然是在對一個一個相關因素進行簡單的探索之中。因此腫瘤至今被人們視為不治之症，對於腫瘤的擔心與恐怖在社會上愈演愈烈。

中國中醫科學院老專家陸廣莘前幾年在香港鳳凰電視台作講座的時候，提到了腫瘤病治療上的「三死」之說。一是聽說腫瘤降臨，家人害怕，病人更害怕，被腫瘤「嚇死」。二是放射療法和化學抗癌藥物對身體正常組織器官造成大面積破壞，病人最終被放療或化學抗癌藥物的毒副作用「毒死」。三是由於治療過程中的毒副反應，消化系統功能摧殘殆盡，病人吃不下東西，因而被稱之為「餓死」。

陸老先生的說法，聽起來令人毛骨悚然，但並非不是事實。這種治療，與西醫在外感病治療中「剿滅細菌、病毒」的思路相同，社會上流行的說法，叫作「治果不治因，治病不救人」。這與中醫「以人為本」、「治人以治病」的思想來說，可謂大相逕庭。

西醫治療腫瘤「三板斧」的侷限性，早已引起了社會的廣泛質疑。我們將從幾個方面，進行一些簡單的分析與討論。

比如，無視因果關係，治「果」而擱置「因」的問題。放療與化療，都是針對腫瘤細胞已經形成之後，所採取的措施。原癌基因和抑癌基因，二者故有的平衡關係為什麼會出現失調？原癌基因和抑癌基因故有的平衡關係始終相對正

常，多數人不患腫瘤的原因是什麼？對於這些質疑，現代醫學並沒有深入反思。腫瘤細胞的出現，都是原癌基因和抑癌基因平衡關係失調之後的結果，而放療和化療面對的都是這一結果，都不可能面對這種平衡關係失調的原因。

亞里斯多德在《形而上學》裏談到因果率時，把事物所以變化的原因分為內因和外因兩大類，包括四方面相對具體的因，即形式因、質料因、動力因、目的因。站在中醫角度來看這兩大類，四方面相對具體的「因」：「形式因」是從天人相應的角度，看疾病發生發展的原因；「質料因」是從人體內在特點的角度，看疾病發生發展的原因；「動力因」是在外界客觀力量的驅使下，所形成的疾病發生發展的原因；「目的因」是病人得病之後，醫生透過治療，對疾病進行干預，使疾病回歸到健康狀態的那一個因，即藥物的治療作用。這四個「因」的揭示和調理，概括了中醫對所有疾病認識和治療的全部內容，全部過程。相比之下，西醫對腫瘤的認識與治療，從頭到尾，都是忽略因果關係，治果而沒有治因，這是西醫自身存在的侷限性。

中醫治療強調的是「治人以治病」，而西醫的放療和化療顯然是「治病不治人」。所謂治病不治人，就是西醫治療的靶點和目標，集中在消滅體內既成的腫瘤實體和游離於身體各處的腫瘤細胞。西醫也會對人體採取一些營養支持、對症治療方法，但是對腫瘤實體和腫瘤細胞產生的形上性內外因不關注，不關心；西醫明知「化療」有很大的毒副作用，但是無可奈何，不得不用。

有人說，化療是「殺了一個該殺的，同時殺了一片不該殺的」。還有一個比喻，就像一個農夫，在自家的田園裏既

鋤雜草，也毀禾苗，最後的結局如同戰場上施用毀滅性的「焦土戰術」那樣，落得個敵我兩亡。

儘管這種治療方法對病人整體造成了嚴重的毒副作用，但化療至今仍在使用。這種源於西醫自身理論與臨床侷限性的治療方法，對腫瘤患者所造成的摧殘及後果，有時比消滅腫瘤細胞所帶來的正面作用，要大得多。產生自身侷限性背後的深層原因，是西醫學的理論觀念與臨床實踐脫離因果律的必然結果，而且這種結果是西醫學術本身不可避免、不可克服的。因而使西醫對於腫瘤的治療，不可避免、不可克服地走向了治療腫瘤初始動機的反面。

對於放療，人們也有一個形象的說法，叫「消滅敵人，不計成本」。當同位素射線從四面八方穿向瘤體的時候，好像在人群裏射殺強盜一樣，子彈從人群中一路穿過，殺出了一條血路，最後也射殺了強盜。

其中究竟殺死了多少無辜，這是必須從醫學的終極目的上認真反思的問題。如果一時找不出更好的方法，能不能刀下留人，明智地停下放療不用呢？

（二）因循西醫之轍的中醫用藥三習慣問題

20 世紀 60 年代以後，面對西醫治療腫瘤上的種種弊端，以及西醫自身不可克服的侷限性，本來應當採取科學、理性的積極態度，發揮中醫學形上性的獨到優勢，實行中西醫臨床優勢互補。然而十分不幸，中國的中醫正好也從 20 世紀 60 年代起，陷於近代科學主義的泥淖，被置身於「中醫西化」的歧途。這種不幸，嚴重地阻撓了中醫按照自身內在的科學規律健康發展，也使中醫在防治腫瘤上的優勢難以

發揮，走了一條「廢中醫所長，取西醫所短」錯路，這就是因循西醫之轍，出自主觀想像的中醫用藥三習慣。

中醫在治療腫瘤上的三種習慣是，習慣用中藥裏活血化瘀，軟堅散結，清熱解毒這三類藥物，作為防治腫瘤的常用藥。為什麼說「因循西醫之轍」呢？因為西醫臨床上的手術、化療、放療三種治療方法是瞄準瘤體和腫瘤細胞的，是瞄準果而不是針對因的，而中醫的三種習慣用藥，也是從西醫這一臨床思路上來的。

為什麼說「出自主觀想像」呢？因為腫瘤的診斷來自於西醫，西醫的理論觀念與臨床思維是形下性的；中醫的理論觀念與臨床辨證論治思維是形上性的，以上三種用藥習慣不是中醫的理論觀念與臨床辨證論治思維方法派生出來的。所以這三種用藥習慣，自然出自於主觀、經驗的想像。

這三種用藥習慣的形成，有其一定的時代特徵。它形成於 20 世紀 60 年代，那是中國如火如荼的「文化大革命」的特殊時期。那時候，一方面中央以群眾運動的形式號召全國醫務人員以無產階級的革命精神，「努力攻克治療腫瘤、老年慢性支氣管肺炎、流行性感冒、肝炎四大難關」。另一方面全國在開展「赤腳醫生運動」的同時，又展開了轟轟烈烈的「中草藥群眾運動」，以全民總動員的形式貫徹「四自」方針，在全國範圍內推廣中草藥的自產、自種、自製、自用。中醫治療腫瘤的三種習慣用藥，就是在那種特定的歷史時期，在群眾運動中催生而成的。

首先是「活血化瘀」療法在腫瘤治療上的運用。活血化瘀的專題研究，是那時候中西醫結合研究最突出的重大成果。活血化瘀研究走紅於「文化大革命」初期，全民「攻克

腫瘤」的號召在後，出於「文化大革命」的高潮時期。國家以群眾運動的形式，號召全國中醫工作者以無產階級的革命精神治療腫瘤，人們必然一窩蜂地想到了活血化瘀這一重大成果。所以用活血化瘀藥治療腫瘤，也就在那個特殊的時代裏，一夜成為舉國上下的治療腫瘤第一用藥選擇。

在這裏，我們需要回顧一下中醫裏的血，是什麼含義。《內經》上講：「中焦受氣取汁，變化而赤，是謂血」，可見中醫血的生成，與西醫所講的血的生成，顯然不是一回事。中醫認為，心主血，肝藏血。意思是血為心所主，血受藏於肝，在肝的疏洩、調節作用之下，血布散於全身上下內外。從中醫理論出發思考活血化瘀，從藏府角度上講是離不開心和肝的。問題在於人們用活血化瘀藥物對腫瘤進行治療時，會不會從中醫理論的心和肝這一角度去思考呢？談到病機上的血瘀，中醫認為血瘀不是原因，而是結果。人體產生血瘀的原因很多，就肝來說，先有氣滯，而後才有血瘀。另外，氣虛推蕩無力，濕熱壅阻不通，邪熱凝聚不散，痰濕留連不解等，都可能造成血瘀。還有，寒主收引，寒邪太重，寒邪凝聚也可以造成血瘀。因此在講到血瘀和活血化瘀的時候，如果忘記了中醫基礎理論，忘記了《至真要大論》所講的「伏其所主，而先其所因」，那就不是中醫了。

當醫生把治療腫瘤與活血化瘀方法對號入座地聯繫在一起時，頭腦裏所想的與中醫基礎科學體系，與中醫辨證論治的臨床技術體系，已經完全脫離了。這時候醫生頭腦裏所想的，顯然是把西醫診斷的腫瘤，想像為血之瘀，再以替換概念的行為將中醫的活血化瘀方法，嫁接到腫瘤的治療上來。相信今天依然用活血化瘀方法來治療腫瘤的醫生，頭腦裏一

定是這樣想的。

　　其次是軟堅散結在中醫治療腫瘤上的運用。軟堅散結原本是針對瘰癧、癭瘤治療的一種方法。在中醫的文獻裏，瘰癧、癭瘤生於頸項，為有形的結節，有時也把這種結節稱之為痰核。然而在臨床上西醫講的腫瘤，往往不是在體表，而且有形結節東西不一定都是腫瘤。如果把西醫的腫瘤與中醫的瘰癧、癭瘤等同起來，那麼中醫用來治療瘰癧、癭瘤的軟堅散結的那些藥物，就應該用來治療今天的惡性腫瘤。顯而易見，這是遵循西醫思維路向，憑著想像而來的。

　　再次是清熱解毒在治療腫瘤上的運用。在腫瘤的治療過程中，中醫在臨床某個階段，也有使用清熱解毒的可能，那是由中醫辨證論治的臨床需要決定的，並非所有的腫瘤從始到終都必須用清熱解毒的藥物。

　　20 世紀 60 年代以來，從當年的中草藥群眾運動，到後來的篩選抗腫瘤藥物的相關報導，半邊蓮、白花蛇舌草、草河車、龍葵等中草藥，曾被列入有抗腫瘤作用中草藥系列。這些中草藥就其性味而言，多屬於清熱解毒類的藥物。於是這些尚處於早期階段的經驗層次上的報導，就在全國動員攻克腫瘤的環境裏，被人們一次次哄抬。

　　這種哄抬趁著腫瘤發病率持續攀高的緊迫形勢，不斷被人們在臨床中擴大使用。久而久之，以西醫抗腫瘤的名義，以中草藥的招牌，以清熱解毒類的理由，逐步成為中醫臨床治療腫瘤的一種習慣。它游離於中醫辨證論治理論思維之外，不需要遵循君臣佐使之類的用藥法度。它不屬於西藥的藥理學體系裏的藥物，時而以抗腫瘤之名，時而以中醫藥之名，廣泛地出現於治療腫瘤的臨床之中。

上述因循西醫之轍的中醫用藥三習慣，至今還在持續。
對此我們應當靜下心來，用中西醫科學研究的態度與方法，
認真地對待這些問題。

✚ 三、見瘤不治瘤

按照中醫辨證論治理論思辨的臨床技術體系，我們將中
醫治療腫瘤的思路與方法，用五個字來表述：見瘤不治瘤。
這樣應該是中醫防治腫瘤的特色與優勢的準確概括。

（一）關於見瘤不治瘤的思考

面對當代腫瘤發病率攀高的現實，從中醫形上性的醫學
特點出發，發揮中醫的長處。中醫治療腫瘤的出路，應當從
辨證論治的原則著手，在調整患者機體內環境上，凸顯自身
的臨床優勢。為了避免與西醫治療腫瘤的思路相混淆，所以
我們將中醫治療腫瘤的思路，概括為「見瘤不治瘤」。

這裏所說的「見瘤」的「瘤」，是西醫臨床診斷的結果，
是西醫生物醫學臨床所見，而不是中醫的臨床診斷。既然西
醫的生物醫學診斷結果告訴我們了，這一事實我們應該承
認，必須尊重。

那麼「不治瘤」是什麼含義呢？這正是中醫應該正確面
對的問題。當西醫把腫瘤這一事實擺在我們面前的時候，中
醫從腫瘤患者身上看到了什麼呢？中醫看到的是病人整體層
次上的證候。只有表現在病人整體層次上的證候，才真實、
完整、準確地反映著腫瘤病患者此時此刻機體的內環境。

如何察知患者機體內的環境及其內在的本質特點呢？那
就必須回到中醫的辨證求因、求機，審因、審機論治的軌道

上來。而審證求醫、求機，審因、審機論治，就是對中醫臨床過程完整的表述，也是對「見瘤不治瘤」的解釋。

　　見瘤不治瘤之說，是在前人的啟示下提出的，不是我們自己的發明。20 世紀之初，在討論中醫的辨證論治不同於對病治療，不同於對證治療的時候，學術界就曾經有見疼休止疼、見咳休止咳、見痰不化痰、見炎不消炎的說法。不論某一種病，不論單一的證，中醫均須透過全面的四診，在辨證中明察病機之後，針對病機立法、遣方、用藥。我們強調見瘤不治瘤的意思，就是在中醫自身理論體係指導下，按照臨床辨證論治的理論思維原則，選擇準確有效的治療腫瘤的方法。如果把這種說法用另一句話來解釋，那就是：由辨證論治以調整腫瘤患者機體的內環境。腫瘤患者機體內環境調整到「陰平陽秘、邪不可干」的正常狀態的時候，將是原癌基因與抑癌基因的不平衡狀態在患者體內失去存在的環境與條件的時候。隨著體內原癌基因與抑癌基因平衡狀態的重新建立，新的腫瘤細胞不再滋生，既有的腫瘤細胞將逐步凋亡，患者體內的腫瘤自然不復存在。這就是我們從中醫上所說的，見瘤不治瘤的真正含義和最終目的。

　　一個人違逆天人之道、違逆人類的生存之道，長期錯用或者亂用自己身體與情志的情況之下，就會造成身體整個內環境的破壞。面對社會上腫瘤發病率攀高的事實，中醫應當思考這一事實背後的另一種事實：為什麼社會上還有超過腫瘤患者若干倍的更大的人群，並不發生腫瘤病呢？既然我們相信天比人大，人應當遵從天道，那麼我們就應當同時相信人比病大──醫學工作者與腫瘤患者，都應該從健康人身上發現和學習防治腫瘤的新知識，新智慧。這一點，與我們前

面討論的「病毒面前，以人為本」的道理，完全一樣。人將自己機體內環境的平衡關係破壞了，於是腫瘤便乘虛而來了。因此，我們著手對腫瘤患者身體內環境進行調整，內環境調好了，在某種意義上講，就有可能把患者體內抑癌基因與原癌基因的不協調關係恢復到平衡狀態。這就是我們所倡導的，中醫在腫瘤治療上的基本思路。

從這個意義上講，我們寧可說腫瘤是一種內科慢性病，或者老年慢性複雜病，也不要把腫瘤打入「不治之症」的行列。畢竟，調整內環境是中醫的根本，也是人類健康永遠的希望。

必須看到，腫瘤的治療的確是一個非常複雜的課題。腫瘤病人一般都是首先在西醫那裏報到，西醫治療結束之後才可能來到中醫的診斷桌前。所以在中西醫並存的情況下，大家應該坐下來認真地討論中西醫各自治療腫瘤的優勢和特點。現在的狀況是，在腫瘤的防治上中西醫至今處於背靠背、各幹各的局面。我們不禁要問，明知兩種醫學各自具有臨床優勢，為什麼不主動開創中西醫臨床配合的新局面、新格局呢！中國是世界上唯一存在中醫與西醫兩種醫學科學體系的國家，中國的中西醫應當在相互平等、相互尊重的前提下，實現中西臨床的相互配合，優勢互補。否則，既是對醫學科學資源的破壞和浪費，更是十足的對病人不負責任的態度和行為。

（二）醫患同防同治的「治人以治瘤」第一課

醫患同防同治的「治人以治瘤」第一課，指的是醫者在治療腫瘤過程中，與病人第一次深入地溝通與交流。這一課

的核心，就是將中醫治療腫瘤的思路與希望交給病人，幫助病人樹立起戰勝腫瘤的信心與勇氣，以期結成醫患同防同治的聯盟。在第一課裏，主要講的內容是，從原癌基因、抑癌基因的相互關係中，人們應該得到的啟示與智慧。

從多方面的醫學報導中我們可以知道，每一個人的體內每天都會有成千上萬個腫瘤細胞出現，因為人體抑癌基因的作用，因此不可能成為腫瘤病患者。這個原理，我們要向病人說清楚。儘管現在腫瘤的發病率很高，但為什麼絕大多數人不得這種病呢？這是因為抑癌基因與原癌基因的相互關係處在相對平衡的狀態。是什麼原因把這種狀態打破了呢？首先是病人自己不會生活，自己不會善待自己。如果透過醫學上的治療，幫助病人調理好身體的內環境，然後病人以健康的方式善待自己，病人的抑癌基因與原癌基因的相對平衡關係，就有可能得到重新恢復。因此重新恢復平衡的那一天，就是腫瘤從身體上徹底消除的開始。

西醫關於兩種基因的這個說法，從另一個側面證明了中醫的基礎理論的科學性，中醫與病人都應當堅定信心，相互合作。兩種基因間的相互關係，與中醫講的陰陽之間的關係非常相似。中醫是調整人體五藏六府各方面的陰陽關係，以達到防病治病目的的醫學，所以調整人體的內環境，有利於原癌基因與抑癌基因關係的平衡。這一點是肯定的，是經過努力一定可以達到的。

第一課的第二點，是我們從一個盡人皆知的社會現象中，引出的戰勝腫瘤的哲理。

「文化大革命」後期，國家上層領導中為什麼不少人患上了腫瘤呢？四人幫倒台後，為什麼另外一些人跟著患上了

腫瘤呢？當然，「文化大革命」中老百姓中患腫瘤病的人也在激增，只是不大引人注目而已。「文化大革命」之後，有不少受過嚴重衝擊而堅持下來的人，後來都是人所共知的長壽老人，患腫瘤的人很少。盡人皆知的鄧小平享年 92 歲，周恩來的夫人鄧穎超享年 89 歲，「文化大革命」中第一個被打倒的原北京市市長彭真享年 90 歲，30 多歲身體多病而且一直受排擠的陳雲享年 90 歲。其中的原因，值得人們思考。最令人敬重的是鄧小平，他在「文化大革命」中到多次遭受的迫害，在「文化大革命」之後，是他把中國引向改革開放的坦途，一生歷盡艱辛，卻成為享年 92 歲高齡的長壽老人，說明他是一位智慧、膽識、境界、胸懷非同凡人的人。在人們的傳說中，他有一句在遭受迫害被打倒時自我調侃的話：「天塌下來了，有高個子頂著，管我老鄧什麼事？」這句話儘管是傳說，但也應該是他性格中的真情實話。是對他胸懷博大，為人坦蕩，榮辱不驚，凡事舉重若輕，拿得起放得下的真實寫照。你要打倒，我當百姓，如果站起來，原來怎麼幹，現在還怎麼幹，他就是這樣的人。

我們給病人講這些，就是希望病人能夠像他那樣胸懷坦蕩，遇事不驚，正確面對眼前的疾病，滿懷信心和希望，積極配合臨床的治療。同時也希望病人能夠真正體會到，一個人灑脫與不灑脫，豁達與不豁達，既是會不會生活的態度問題，也是想不想戰勝疾病的觀念與方法問題。把這些話講給病人，提醒他從此變得灑脫一些，提醒他從此放逐自我，回歸天性，病人自然會逐步振作起來，逐步樹立起腫瘤可治的信念，這對於腫瘤病的治療，很有好處。從中醫的理論上看，七情的太過與不及，是導致疾病的重要因素。一個人從

裏到外都變得自然而然，造成疾病的七情內因，必然會得到明顯的減弱。七情的太過與不及不存在了，因七情而來的腫瘤病也就有逆轉之機了。講清這些道理之後，病人往往就會放下包袱，積極地配合我們的臨床治療。

第一課要講的第三點，是以普世價值、至理哲言，提升患者的人生境界。

《中庸》講到「致中和」的時候，首先舉的就是七情方面的例子。《中庸》裏說：「喜怒哀樂之未發，謂之中，發而皆中節，謂之和。」意思是，一個人自然而然的不動七情，是最佳狀態的「中」；七情有節制，不過用，是正常狀態的「和」。

台灣佛家星雲法師往人前一站，他的面容展現給眾人的，就是《中庸》裏的「中和」二字。大喜大樂，大憂大怒，都是七情過用的反常表現。所以與腫瘤患者討論七情的自我調節，也是與腫瘤病人討論戰勝疾病的哲學道理。

一個人真正做到放逐自我，回歸天性，還要靠普世價值觀和至理哲言，來提升他的人生境界。這固然很難，卻是最為關鍵的一條。當代的人文和哲學倒退了，什麼信仰都沒有了，許多人只相信自己，相信錢，相互之間爭財富，爭地位，爭奪一切自己想要的東西，這幾乎是相當長的時期內，占據一些人精神世界的「鬥爭哲學」的老常態。這不僅影響了社會的進步，而且對人的身心健康也產生了極大的破壞性的作用。所以防治腫瘤時，我們在第一課裏一直把轉變或者提升一個人的人生境界，作為交流的核心內容。當人們真正處於無奈的時候，往往也是他脫胎換骨，立地成佛的時候。

儘管醫生的目的僅僅是防病治病，但是這第一課做好

了，對一個人來講，往往是心身並治的關鍵之舉。儘管本人不是專職從事腫瘤防治的醫生，臨床上從頭到尾治療腫瘤的機會也相當有限，但是這方面體會卻是令人銘心刻骨的。為此願與同仁們分享。

在這一課的基礎上，再配合一些有益於調心養氣的傳統運動，比如，打太極拳、練氣功、做八段錦等。這些都是非常有意義的，對於防治腫瘤有良好效果的重要方法。我們把這些傳統運動方法稱之為，「以中和為中心、以平衡為目的」的調心養氣的運動療法。

（三）審證求機以調整患者機體內環境及其臨證舉隅

透過四診，抓住腫瘤病人身上具體的脈、舌、色、證，說起來簡單，實踐中並不那麼容易。按理說，四診所發現的脈、舌、色、證，當然是越多越好，但在治療腫瘤過程中令人感觸最多的，往往是無證可辨。造成這種無證可辨的原因，大體有兩方面：

一方面是受西醫診斷的影響太深。對西醫影像學檢查，對各種生化檢驗等客觀指標確信不疑，對中醫的四診客觀性心懷疑慮，總覺得中醫臨床診斷主觀性太強，甚至懷疑中醫基礎理論與臨床技術的科學性。以致臨床中打不開中醫四診的視野，抓不住四診本應見到的脈、舌、色、證。

另一方面是一代一代的中醫工作者理論與臨床基本功不過硬，四診的把握不全面，對病機的認識必然不自信。當中醫在臨床上心裏只揣著西醫那張「片子」的時候，自然就越發覺得中醫在腫瘤治療中無證可辨。所謂的無證可辨，其實是視而不見，見猶不見。這是中醫臨床理論思維衰退後，自

我遮羞的一種說法而已。在這種情況下中醫對腫瘤的治療，必然侷限於西醫診斷基礎上的中醫經驗性用藥了。

四診在臨床上往往丟失最多的、最可惜的，是望診。如果對形上性的中醫，從理論到辨證論治都能掌握得很好，他一定會體會到臨床中最重要的，是望診。病人來了，中醫定眼一看，他的體質特點，心理狀況，疾病表現，以及患者在社會上的富貴貧賤，榮辱逆順，忠厚奸佞等，就大體知道七八成了。在這一前提下，接下去的問診、切診，治療的方向和目標也就基本確定了。臨床四診中，為什麼望診被人們丟掉的最多？就是因為哲學貧困，因為做醫生的人文底蘊不夠，因而不能深刻、透徹地認識人。這是醫生本身很大的問題。做好望診，從理論上講，要提高我們的人文哲學水準，有了這個基礎，才能真正地認識人。

醫生的眼睛不是攝影機，醫生的耳朵不是錄音機，支配眼睛耳朵的是大腦。大腦裏積累了豐富的人文哲學的訊息量，有這樣大腦的人，才有資格成就為一名合格的臨床中醫師，才能在識人的基礎上識病。

認識人關鍵是認識人的心，認識人的內心世界，這樣才能抓住他在七情六慾上罹患疾病的主要因素。所以望診功夫提升後，在臨床實踐中就會有捷徑可走。

前面談到提高人文哲學素養時，曾經提到年輕中醫應當認真地看兩遍《紅樓夢》，讀者進入人物內心世界的時候，各種人物在你的思維裏就活靈活現起來，這是認識人，積累人文知識，提高人文素養的一種方式。

我的啟蒙老師柴浩然先生早年曾教給我們另一種方法，他說：閒下來時，你們不妨站在自家的大門口，注視大街上

每一位過往行人面部的神色形態，看多了，自然就會有所體會。他開玩笑地說：如果哪一天你們從人群中發現神色形態完全相同的兩個人，請你們把他們帶到我這裏來，咱們一起討論觀察，看他們是否完全相同。

在一個訓練有素的臨床中醫那裏，病人走進門，三五秒鐘的抬頭一望，這是一個什麼樣的人，他可能得什麼樣的病，病情的輕與重，醫生就會有一個大體的把握。接下來的問、聞、切診，就是有目的、有準備的四診合參，以及進一步對疾病治療的綜合思考。

中醫辨證，應該在審證求機上做到不厭其煩。就是說，抓到了四診的脈證，對於其病機的分析和概括，頭腦裏要在四診與病機之間進行反覆多次的推敲琢磨，以期做到對病機的判斷準確無誤。臨床上要時時牢記中醫的「多因素相關性」這一根本原則，切忌對四診涉獵的太偏、太少。四診涉獵的臨床證候越廣、越多，病機的判斷便越趨於準、趨於一。四診涉獵的臨床證候越偏、越少，病機的判斷便越趨於亂、趨於多。前面說的關於腫瘤治療的三個習慣，就是對「多因素相關性」這一根本原則的疏忽，沒有把握好四診與病機之間「多」與「一」的根本關係，所以形成了治療原則脫離臨床病機指導的嚴重問題。

既然中醫面對的人是天道之人、人道之人、個體化之人，所以每個人的背後，都有一大堆與他眼前疾病相關的因素，因此在臨床的診斷上強調多因素相關，並時時提醒自己不要陷入單因素的決定性歧途。單因素決定性，是年輕中醫最容易犯的一個毛病，看到一個症狀，就要給這個症狀做出病機解釋，那怎麼行呢？年輕中醫一定要牢記，多因素相關

是中醫理論與臨床的基本原則，按照這一基本原則有效地預防臨床辨證的以偏概全傾向，就能夠保證臨床病機診斷上的準確與可靠。

有了前面的幾條，在腫瘤病的臨床上選方用藥時，才能做到當守則守，當變則變。病機未見明顯變化，貴在守住方藥不變，病機已見明顯變化，貴在靈活調整方藥。腫瘤病病程較長，若把眼睛盯在病體或腫瘤細胞上，中醫的辨證論治思維便枯竭了，不變了，選方用藥上難免膠柱鼓瑟之誤。若把眼睛盯在病人身體內環境上，中醫的辨證論治思維便開闊了，靈活了。只有以改變腫瘤病患者身體內環境為目標，就可能發揮中醫辨證論治思維的特色與優勢，就可能在選方用藥上做到當守時能夠守得住，當變時能夠變得好。

所謂見瘤不治瘤，就是透過調整病人身體內環境，改變人體滋生腫瘤的內在環境與條件，促使瘤體與腫瘤細胞逐步走向消亡的治療原則。

在治療腫瘤的過程中，醫生一定要充分理解患者以命相托的心情，一定要以敬畏生命之心，信守患者的以命相托。不可用未經深思熟慮的方，不可用不負責任的藥，也不可濫用其他安慰、敷衍性治療方法。每一個腫瘤病人求我們診治，都是在萬般無奈之下懷著急切的心情，兩手托著一條性命來求我們救治的。肩負救危扶傷重任的醫生，一定要懷著對生命尊重的態度，面對以命相托的每一位病人，認認真真地看病。

以上的討論，是長期以來治療腫瘤病的一些體會。體會的核心，即謹守中醫的理論與臨床原則，在辨證論治中著眼於調整腫瘤患者的身體內環境。這裏有一位病人，也算一個

故事，一個青年中醫治療腫瘤病的故事，與同仁共同分享。

有一位病人，呂××，男性，香港人，年齡 73 歲。2006 年初身感不適，到一家醫院求診，確診為原發性肝癌，5cm×5cm 大小。西醫覺得這麼大年齡，體質不是太好，建議最好不手術。西醫放棄其他治療，病人只好找中醫來治療。

接診的中醫師叫房××，畢業於香港浸會大學中醫藥學院，從事中醫臨床一年餘。他按照調理患者身體內環境的原則，堅持以中醫辨證論治的思維與方法進行治療，其間曾與本人有過討論與交流。鑒於未經西醫手術的大型原發性肝癌，在一般情況下中醫很難接觸到，我建議他作為重點觀察案例，全身心地投入，謹慎地思考，大膽地用藥。經治一年左右，患者病情穩定。2007 年 5 月，房××帶病人前來求教，當時正值香港濕熱盛極之季，觀其脈證，認為病人下焦濕熱比較重，遂在《傷寒論》豬苓湯的基礎上加減。至 2007 年 8 月末，本人離開香港時，把這位病人又交給了房××，建議他抓住病人的身體特點和疾病演變特點，把病人完整地作為一個內科病人來對待，不要受西醫肝癌及大小變化的影響，大膽地進行治療。

2008 年 7 月，我從台灣講學回到香港時，他特意把病人帶給我看。當時患者色脈如常人，按其腫物，略比以前有所縮小，不痛不脹，飲食二便正常，病人與家人都很高興。當時囑其患者適當運動，注意飲食、睡眠，勿太累，勿馬虎，認真接受房××醫生的中藥調理治療。

一位 70 多歲的老人，患晚期肝癌，西醫放棄手術治療，服用中藥三年餘，病情穩定，生活如常，而且還籌備與

家人一起到歐洲與亞洲等地旅行。應該說，患者身體的整體狀況和生存品質是很不錯的。儘管患者的腫瘤還在，然而沒有擴大，並似有縮小之勢。2011 年詢訪，患者仍健在，生活起居如常。一位高齡老人，帶瘤生存五年餘，健康愉悅地生活著，這無疑是中醫治療的意義所在。

這個病人讓我意識到，只要能抓住中醫辨證論治的基本原則，年輕的中醫大夫也可以治好危重病人。

（四）早發現、早治療是發揮中醫臨床優勢的重要環節

本人從事中醫臨床近五十年，以中醫內科、婦科、兒科臨床為多，其間經治的腫瘤病人也不算少。不過，中醫在臨床上很難遇到不做手術，不做化療或放療，直接找中醫醫治的病人。多數情況下，中醫所接診的腫瘤患者不是病到晚期，就是西醫療法用盡，病情十分複雜的病人。幾經說服之後，主動放棄化療與放療，以中醫中藥為主進行治療的病人，雖然有，但不多。這種情況，常令人感到十分無奈，十分難堪。中醫總是跟隨在西醫的化療與放療之後，既不像調理西醫的毒副作用，又不像針對腫瘤有的放矢的治療。很難為中醫爭取到站在第一線直面腫瘤患者本來的身體內環境的機會，對真實的腫瘤生存環境進行針對性的積極、主動治療。因此，如何打破這種被動局面，抓住早期病人，早一點調整他的機體內環境，這是今後如何發揮中醫治療腫瘤特色與優勢的方向與方法的大問題。

希望早發現、早治療，早日促使中醫介入腫瘤的治療，應該成為我國防治腫瘤的一個重要的戰略轉移。儘管中醫自身的學術西化的問題，臨床治療經驗化的問題同樣需要努力

地克服，盡快地復興、自強，但是我國在防治腫瘤上無視中醫特色與優勢的問題，無疑是國家醫療事業發展戰略上一個十分嚴重的失誤。

這裏從三個方面，討論腫瘤的早發現早治療問題。

1. 早在腫瘤病發病之前

早發現、早治療，最好早在沒有發病之前。也許有人會問，既然沒有發現腫瘤，那麼早在發病之前是什麼意思？在中醫臨床四診之中，我們很容易發現有一些人，很可能是腫瘤病的敏感者，即腫瘤病的易感人群。前面我們提到的「腫瘤性格」，大多是那些言談舉止、生活習慣、思維方式等方面，或行為拘謹、多愁善感之人，或生性急躁、動輒暴怒之人。《靈樞·陰陽二十五型人》一篇討論的內容，對於臨床上體會各種不同特點的人，具有十分重要的理論價值。把理論與臨床結合起來，對於早在沒有發病之前認識和重視腫瘤易感人群，頗有意義。在腫瘤發病之前，應當調理治療的，當然不是腫瘤病。但是在面對其人求治其他疾病的時候，有一定素養的醫生會從其「腫瘤性格」中有所感悟的。中醫調理他的其他疾病，同樣，是在整體綜合性調節的前提下，調整他體內環境。這樣就有可能在他產生腫瘤的先期，就已經將他自身的內環境調整好了。

另外，一個人在腫瘤發病之前，西醫臨床上會檢測出了一些敏感性的生化指標，這對中醫治療是一個很好的提示。抓緊這一時機，積極採取中醫治療，自然就是更可靠的治在腫瘤發病之前了。比如，肝炎和肝硬化病人，如果他的甲胎蛋白（AFP）高起來，儘管腫瘤沒有出現，但這是進行早期治療的很有幫助的根據，如果中醫能夠抓住這個機會，對於

病人而言，那就是十分幸運的了。

2. 早在腫瘤發病之初

中醫治療腫瘤，要十分關注發病之初的病人。這個時期，病情不重，也不複雜，而且受其他治療所造成的毒副作用的干擾也比較少，這時候採取中醫的整體內環境調理治療，其難度要小得多。早在腫瘤發病之初，關鍵是搶在西醫手術治療和放療、化療之前。搶在手術治療之前，需要中醫具有堅實的理論與臨床功底，需要有與西醫比試高低的足夠勇氣；搶在手術治療之前，需要病人有放下手術治療的足夠決心。經驗和中醫理論告訴我們，沒有手術，沒有放療、化療的早期病人，中醫治療起來應該方便得多。倘若到病情已經惡化，或者病人已經失去信心，身陷絕望的時候再找中醫，必然使醫患雙方形成很大的精神心理衝擊，這種衝擊，必然直接影響到中醫辨證論治理論思維的效果。

在腫瘤發病率攀高的近代，中醫參與腫瘤病的治療，往往是兩種情況：一是跟在放療、化療之後，治療或緩解其毒副作用產生的後果；二是西醫定性的腫瘤病晚期，才想到請中醫來會診、參與，目的在於或妄想追回生命，或藉以安慰生命。但願這種局面，今後能夠逐步得到改善。

3. 西醫的早發現，是對中醫十分有益的提示

西醫早期的檢查指標和診斷，既是對中醫必要的提示，也是中醫治療的目標，對於全神貫注地展開辨證論治，避免臨床理性思維的疏忽，很有益處。中醫在臨床上見到病人的時候，一般都是開口問一句：你覺得怎麼不好？這一句開口問裏，包含著兩層意思：一方面，中醫希望病人把他最典型、最痛苦之處，或者最突出的問題告訴我們，這是臨床問

診的基本內容之一；另一方面，醫生會從病人那裏獲得一個臨床辨證、思考的中心，即辨證的核心證候。即便是西醫上已經確診的腫瘤病人，中醫依然希望病人將自身最敏感、最突出的病情或感覺，首先講出來。因為西醫的診斷是腫瘤在組織、器官、細胞層次上的診斷，而中醫的證候是局部的腫瘤病與活著的人，相互作用、影響之下表現在整體層次上的結果。人與腫瘤病相互作用下的證候，與局部結構上的腫瘤病，所揭示的疾病內容與層次完全不同——中醫的證候中包含著人的作用與影響在內，西醫的局部診斷中只見病，不見人；而人既可能罹患腫瘤病，也可以抗禦腫瘤病。所以腫瘤病在同一人的不同階段或者不同人的同一階段，病人的感覺或證候本來是不同的。西醫診斷依據的是臨床影像與生化檢驗指標，中醫的診斷是臨床辨證思維基礎上的病機判斷。即使病人說出他是腫瘤，中醫還是要動員自己所有的四診能力，在病人身上審察自己所要的全部證候，包括病人對自身感覺的陳述，這對中醫臨床來說是診斷病機中必須的。

病機診斷不準確，選方用藥便無憑據。對於腫瘤的治療，既要尊重西醫的檢查指標，又不被這些指標和診斷印定眼目，放棄或干擾中醫臨床辨證思維的展開。這是本人在治療腫瘤病，以及與西醫臨床配合過程中的深切體會。不過，我們更期待的，是中西醫之間真心誠意的臨床配合。

✛ 四、中醫治療腫瘤中值得思考的問題

（一）中醫在治療腫瘤中的無奈與難堪

中醫在治療腫瘤的臨床中，有許多令人的無奈與難堪的

隱痛。這種感受，相信西醫比中醫少得多。凡是治療過腫瘤的中醫，大概都可能會有這種無奈與隱痛。這裏簡單講幾點，與一大家討論。

1. 無可奈何的配合與不合

在我國，經西醫診斷為腫瘤病的絕大多數患者，都會主動地找到中醫的門上尋求治療。然而人人都知道腫瘤病是嚴重威脅民眾健康的疑難病，人人都知道西醫治療腫瘤存在著嚴重的毒副作用，但是在高喊中西醫並重口號的同時，卻很少有人關心中西醫在相互平等、相互尊重的基礎上，面對面共同討論優勢互補的防治腫瘤病的課題。

中醫與西醫工作者都知道，自己面對的腫瘤病人的背後，同時還有一位西醫或中醫，但是為同一位患者治療的西醫與中醫之間，卻心照不宣地背靠背，不溝通，不見面。如果在挽救生命這種神聖使命的促使下，中西醫兩種療法的並用，解釋為人們呼喚的中西醫配合，那麼我們沒有理由任其違背醫學良知、無可奈何的配合如此不合地長期存在。

人所共知，我國雖然把中西醫並重作為國家衛生工作的總方針之一，而至今的事實是「西醫在朝，中醫在野」。在腫瘤病的治療上，中醫的尷尬與無可奈何，是西醫與老百姓想像不到的。

人得了腫瘤之後，病人與家人全亂了方寸，明知要進行手術與化療，還要求救，四處求醫，八方問藥。常常一個病人，同時求助於幾位中醫，左一堆中藥，右一堆保健品。面對病人亂用藥的現象，既要全神貫注地辨證求機，認真仔細地選方用藥，又擔心病人在亂中服用所處之方，反增其亂；有時明知某些治療方法以及單方、驗方並非所宜，但是直言

相告又難免「文人相輕」的非議與誤解；有時覺得病人放棄化療與放療為好，但又覺得「放棄」二字不宜出自中醫口……這些情形，不能不使人尷尬和無奈。

對於腫瘤這一疑難疾病的防治，發揮中醫與西醫各自的長處，是中國獨有的特色與優勢。本人一直認為腫瘤病防治上的中西醫臨床優勢互補，應當稱之為「中西醫配合」，而且這種配合應當是高級的中醫與高級的西醫之間，在相互尊重、相互平等的基礎上，有計劃、有組織地逐步展開。但是我國奉行的「中西醫結合」，既不是中西醫兩種學術理論體系的融會貫通，也不是中西醫臨床優勢互補的相互配合，而是以西醫學為主體前提之下的中醫西化。而且這種中西醫結合名義下的中醫西化，是由學了一些西醫又學了一些中醫的「西學中」人員獨攬的。儘管歷史與事實已經充分證明，「西學中」為主體的中西醫結合，是完全失敗了的夢幻——它既沒有把中西醫兩種學術理論體系融會貫通，也沒有把中醫的理論特色與臨床優勢繼承下來。

我們主張的中西醫臨床優勢互補的「中西醫配合」，常常被「西學中」人員所獨攬——傳統型的高級中醫與高級西醫兩者之間有計劃、有組織的中西醫配合，直到今天還沒有真正見到。這種情形，也不能不使人尷尬和無奈。

在「中西醫配合」治療腫瘤機制未形成的情況下，我國腫瘤病防治上最大的問題是盲目和過度治療。一是西醫手術、化療、放療方面的盲目和過度使用，一是中藥、西藥、單方、驗方、絕招、特技以及抗腫瘤藥、保健品的盲目和過度使用。本人在腫瘤病病人面前，既希望有所研究、有所突破，但又害怕接手治療腫瘤病。難度大、變數大是一方面，

更重要的是因為過度治療造成的亂局。在這種亂局裏，有腫瘤病本身的問題，更多的卻是手術、化療、放療的毒副作用，以及多種藥物過度使用所造成的全身性氣血逆亂、邪盛正衰的複雜局面。這種一團亂麻般的複雜局面，統統以中醫證候的形式，擺在中醫的臨床四診之中，那些縱有豐富辨證論治理論思維能力的臨床中醫，也要翻江倒海、挖空心思地認真推敲一番，才可能琢磨出頭緒來。倘若中醫不能從亂麻般的複雜局面中理清頭緒，以亂治亂，病必不治。

本人遇到腫瘤病人前來求治，假如患者與家人通情達理，在治療上能夠合作配合，我常常先給病人講一遍前面所說的「醫患同防同治的治人以治瘤第一課」，接著向病人詳細說明什麼藥可用，什麼藥少用，什麼藥不用。然後再以治人以治瘤為方向，以調整患者機體內環境為目的，辨證論治，步步推進。費盡九牛二虎之力後，偶爾也會取得滿意的臨床效果。然而中醫所面臨的這種尷尬、無奈和繁重的腦力勞動，相信從事醫事管理的人以及身為腫瘤專家的西醫，是不會想到，不會理解的。

2. 討論一下腫瘤治療中延長存活、減少痛苦的問題

談到腫瘤的治療目標，現在常見的說法有二：一是延長存活；二是減輕痛苦。這其實是茫茫然沒有目標的兩句空話。什麼叫延長存活？這是按照什麼樣的數學方程式，計算出來某一位病人的生命延長的時間呢？不治療、不干預能活多久，治療、干預之後能延長多久，這時間是如何來計算的呢？計算的標準、方法回答不出來，延長存活就是空話。所謂的減輕痛苦，最多是在病人病重的時候，或者惡性腫瘤疼痛發作厲害時服用一些止痛作用強的，包括麻醉性的止痛藥

以減少疼痛。除此之外的其他痛苦，在治療中如何評估，又怎麼稱之為減少呢？正是這種茫茫然的說法，在一定程度上放任了許多治療腫瘤的不當行為。

在香港工作時聽到有人說：一個中醫臨床水準不重要，只要有膽量打出專治腫瘤病的招牌，只要他口頭上掛著延長存活、減輕痛苦兩句話，便病源不斷，盈利不菲。這一說法，並不為過。

當今腫瘤病治療的現實是，西醫西藥的毒副作用太大，中醫中藥的水準參差、管理不到位，中西醫之間的相互配合、優勢互補未得到發揮，人群中談癌色變的心理恐懼極強，把腫瘤視為不治之症的看法根深柢固，而藉專治腫瘤而牟利的不義行為無人過問。因此延長存活、減輕痛苦之說，既像是對病人的心理安慰，也像是醫學界自我開脫、掩蓋缺陷的藉口，又像是過度治療、亂吃藥、浪費醫藥資源的根據，更像是慫恿牟取不義之利的通行證。

本人以為，這兩種茫茫然沒有目標的空話，最好不要再重複了。倘若能夠公開的、有組織的在中西醫平等的條件下，展開高水準中西醫之間的臨床配合，相信是中國發揚中西醫兩種醫學的特色與優勢，取長補短，提高腫瘤防治效果的明智選擇。

3. 關於名目繁多的保健食品、保健藥品的問題

病人感到無救的時候，往往是各路神仙紛紛出籠的時候，名目繁多的保健食品和保健藥品，便應運而生。關於防癌、抗癌保健品和保健藥品的問題，前面已經討論過了。

至於解決、處理的辦法，除了科學地管理之外，這時候需要的標準和原則，就是良心的標準，道義的力量。

4. 講一講「脫胎換骨、重新做人」的問題

在腫瘤病防治上最讓人無奈和隱痛的，主要還是病人。從腫瘤病的發病年齡上看，四十至六十歲的中老年人為高危人群。儘管有些腫瘤病在發病年齡上表現出年輕化的趨勢，但基本上仍以四五十歲的人罹患者為多。

《黃帝內經》中講的節飲食，審起居，適寒溫，戒嗔怒，發於陰陽、和於術數，正氣存內、邪不可干等思想，需要每一個人明智地理解，全面地奉行。尤其恣情縱慾，為所欲為，貪得無厭，喜怒如常，以致長期精神逆亂，是自己蹂躪自己的身體，自己破壞自己身體內環境的不明智行為。可以說，長期精神逆亂這一點，也是導致一個人發生腫瘤的不可忽視的內在原因。

中醫臨床認為，腫瘤病的發病往往與多虛、多瘀有關，多虛、多瘀是人至中老年階段的普遍趨勢。虛，是氣機虛衰；瘀，是血氣不通。外在的風、寒、暑、濕、燥、火，內在的氣、血、痰、火、濕、食，久而久之，皆可形成氣機鬱滯。時日既久，由氣及血，往往因氣機鬱滯而成血脈瘀阻。所以精神逆亂之人，適逢多虛、多瘀之年，是腫瘤病攀高不下的兩大危險信號。而長期精神逆亂，當屬腫瘤病發病上首要的危險信號。所以我們在「醫患同防同治的治人以治瘤第一課」，就是要求病人從此脫胎換骨、重新做人，至少不要再自己殘害自己。

其實，多數病人得病之後，就病論病者多，對發病原因思考很少。即使有人想到致病因素，也多拘泥於西醫的流行說法，很少有人從中醫形而上的理論源頭上去考慮，很少有人從自身的生活方式及精神情志方面尋找原因。這也是長期

防治腫瘤病過程中，最為無奈之處。人們狂熱追求、欲壑難平的現代化，與人們極為害怕的腫瘤發病率攀高不下，如何在這二者之間找到平衡，這才是值得人們共同深思之處。

講到最高處，腫瘤病首先是一種社會文明病，它是社會物質文明與精神文明斷裂現像在人類身心健康上的典型表現。甚至可以說，這是上帝對人類驕傲、瘋狂的懲罰。人們精神情志調理的理論與實踐內容很多，這裏不便贅述。但願人們能夠重視精神文明的素養，做好脫胎換骨、重新做人的準備，因為這是防治腫瘤病最為重要的一條。

（二）建議在腫瘤後治療上，慎用、少用或者停用化療與放療

治療腫瘤，本人有一個觀點，慎用、少用，最好停用化療和放療這些療法。理性地從醫學科學的角度上，對中西醫的理論與臨床進行全面的比較，分析各自的優勢與特色，相信完全可以為腫瘤的防治，逐步理出一個合理的方案來。從形上性的角度上看，中醫治療腫瘤病所針對的，是形上之人，整體之人。而形上之人、整體之人，大於形下結構之人及其構成人的部分。

中醫認為「人以陽氣為本」。根據形上、整體之人變化著的脈、舌、色、證，調動和調整人體陽氣的進退出入，由此調理好一個人身體的內環境，這就是形上、整體之人，大於結構之人及部分的根本優勢。再說，人的生命是以數十年為計的，人身的細胞，包括腫瘤細胞的生命是以月為計的。人體內環境調整到正常狀態之後，腫瘤細胞生存的大環境就不存在了。隨著腫瘤細胞的不斷凋亡，腫瘤病將會隨之逐漸

康復。這一形上性醫學的大原理、大優勢，不可忽視。儘管中醫防治腫瘤的實踐經驗需要不斷積累，但是形上性中醫的大原理是不會改變的，而且不容我們繼續忽視下去的。

「原形限制原質」之說，是亞里斯多德在《形上學》裏所講的一個最基本的原理。聯繫中醫來看，所謂原形就是整體的人，形上的人；所謂原質就是構成人的局部或部分。用「原形限制原質」的意思來講，整體的人、形上的人，本來就可以管理好自己身體內的器官、細胞。與此相反，體內的器官、細胞離開了人身整體，離開了形上的大環境，它便存活不下去了。據此，細胞只能在人體大環境中存活，它必然要接受這個大環境的調控和管理。這就是亞里斯多德關於「原形限制原質」的原理在醫學科學上的含義。

我們這裏是用通俗的語言，來說明「原形限制原質」這個最普遍的原理的，相信大家不難明白。西方亞里斯多德所講的這一原理，與我們前面講到的《周易》關於形上與形下的關係，完全一致。而且前面講到的病毒入侵到身體的細胞之後，一個陰平陽秘之人，可以把病毒免疫在自己的身體之內，同樣是「原形限制原質」的最好說明。與我們這裏所講的關於腫瘤病的防治，其原理也完全一致。

從上述討論中，我們應當明白，在人類治療腫瘤病的問題上，需要人們重新改變思路與方向。一言以蔽之，這就是：治標不如固本，消滅腫瘤細胞不如調整人體內環境。

中醫面對著腫瘤病人，即使一位醫生在初診中暫時辨別不清患者的病因病機，那是用不著擔心的。只要我們時時從中醫基礎科學體系與辨證論治臨床技術體系的主體思維出發，總會不斷推動我們自覺、準確地把握病因病機的。當我

們對於腫瘤患者的病因病機準確把握之後，治人以治瘤的固本大法，必將牢牢在握。然而，西醫在治療腫瘤的時候，總是把治療的靶點瞄準在瘤體上，瞄準在腫瘤細胞上，這就注定了西醫治療腫瘤中不可避免的侷限性。

也許有人會說，西醫也是講因果關係的。比如，人身長腫瘤，是因為身體內有腫瘤細胞；體內產生腫瘤細胞，是因為人體基因變異。其實，這不是真正的因果關係，而是不同解剖水準上所見的不同現象。這些都是果，而不是決定性的因。如果進一步追問到導致基因變異的原因什麼，這原因在西醫來說，就回答不上來了。所以，西醫不可能從整體層次上解釋人體生命的因果關係，西醫便抓不住腫瘤產生的真正本質。因此西醫治療的「三把斧」，只能是治標不治本之法。中醫在腫瘤的治療上，其首要目標不是切除腫瘤，不是殺死腫瘤細胞，而是要改變腫瘤細胞出現的整體內環境，以達成腫瘤細胞不再出現的最終目標。從這個意義上講，化療和放療不僅是治標不治本，而且由此帶來了大面積的誤傷健康組織、器官的毒副作用。所以我們建議，最好慎用、少用或者停用這種只治標又傷本的放療、化療方法。

我們相信，只要中醫能夠把自己的真經唸好，發揮自身優勢，真正做出成績來，目前這種只治標又傷本的思路與方法，總會徹底改變的。

第十一章

從產後缺乳看中醫婦科的臨床優勢

產後缺乳是近三四十年來相當普遍的問題，而且醫療條件比較好的城市產婦中尤其多見。20 世紀 80 年代，本人在北京中醫藥大學附屬東直門醫院婦科工作時，產後缺乳者約占 30%以上。當時醫院籌備設立中醫產科病房，科室同仁們討論中醫產科優勢時，不約而同地提到產後缺乳的中醫預防與治療。當代提倡母乳餵養，產後缺乳的比例卻依舊有增無減，一些地方報導，竟達 50%以上。

因此，我們在舉例討論中醫臨床辨證論治時，在婦科方面舉產後缺乳為例，有其一定的代表性。

產後缺乳，是指產後乳汁不下或者乳汁雖下，但下之甚少，不足以新生兒吸食。20 世紀 60 年代，全社會營養條件甚差，然而產後缺乳在婦科病裏所占比例很小，為什麼當代國內的生活條件越來越好，產後缺乳現象卻一直居高不下呢？婦人由懷孕到產後，是一個特殊的階段，其特殊性在於，這一階段體內的氣血陰陽與藏府功能，皆處於急遽變化之中。尤其是氣血陰陽的消長變化，與產後母乳的多少有無，關係更為密切。產後缺乳的客觀原因也很多，有社會原因，有臨床問題，也有產後調護不當等因素。為此本章圍繞這些方面，對產後缺乳進行一些討論。

一、關於中醫婦產科的幾個理論認識

為了說明產後缺乳的問題，這裏需要對中醫婦產科的理

論問題，從以下五個方面加以說明。

（一）女子以血為本，氣與血的關係是中醫婦產科的 立論之本

　　氣與血的關係，實質上相當於陰與陽的關係。中醫藏象理論裏，其中一個主要方面，就是關於氣血陰陽的消長變化。按照《素問·生氣通天論》的主旨觀點，氣血陰陽相互之間的關係，可以用「陽主陰從」來概括。所以講到氣與血，也就是「氣主血從」，或者是「氣為血之帥」的意思。

　　什麼叫陽主陰從呢？《素問·生氣通天論》裏講：「陽氣者若天與日，失其所則折壽而不彰。」意思是天與日，統帥著地與月，如果屬陽的天與日的作用失常，屬陰的地與月將難以維繫。

　　討論陰陽的消長變化，應當從陽主陰從的觀念上來理解，同樣要從氣主血從，氣為血之帥這個觀念上來理解。這與《周易》關於「太極生兩儀」的道理也一樣。在陰陽處於靜止無變化的狀態時，叫作太極，太極動則生兩儀，兩儀即是陰陽，標誌著生命的起源與存在。而生命的出現，來於陽氣的動，因為陽氣的動，則覺察到了陰的存在，才有陰陽的區別可講。至於陰陽的消長變化，自然也是陽主陰從，陽進了，就意味著陰退了；陽退了，就意味著陰進了。

　　我們所觀察到的陽動陰靜，看到的實際上是陽的表現，看不到陰的狀況，我們是根據陽進或陽退來推測陰陽之間的關係的。這是在理解陰陽消長關係的時候，必須理解透徹的一個基本觀念。

　　陰與陽表面上看是對立的，但是這種對立僅僅是指陰陽

兩種不同屬性的相互對立，而不是指運動、消長過程中的陰陽對立。《黃帝內經》關於「陽消陰長，陽殺陰藏，陽化氣，陰成形」論述，都是站在以陽氣為本的前提下，站在陽的進退消長這個角度上，看陰陽之間運動、消長、變化的關係的。如果把陰陽的關係簡單地理解為相互對立的關係，中醫學的道理便完全講不通了。

我們今天講婦產科，講氣血的時候，首先需要把這一觀念在頭腦中加以釐正。

在這個前提下，血生於氣，氣為血之帥，氣行則血行，氣滯則血凝，這些理論問題，就容易理解，容易看透了。

（二）婦科以氣血辨證為主的問題

習慣上講，中醫有幾大辨證體系。八綱辨證、六經辨證、衛氣營血辨證、三焦辨證、臟腑辨證，還包括經絡辨證、氣血辨證等。婦科、產科，是以氣血辨證作為辨證的主要思路的。

氣的寒、熱、虛、實統率著血的寒、熱、虛、實，這一觀點，是從陽主陰從角度上衍生出來的。也就是說，臨床以氣血辨證，辨彆氣血的寒、熱、虛、實，其實是氣的寒、熱、虛、實統率著血的寒、熱、虛、實。

以血為本與陽主陰從，這兩個提法並不矛盾。婦科以血為本，這是從形與質的角度上說的。

血的寒、熱、虛、實，根於氣的寒、熱、虛、實，這是從運動、消長、變化的角度上說的，所以這兩個關係是相通的，並不矛盾之處。

藏各有陰陽，藏各有氣血，因此講氣血，自然內連著五

藏。這一點，我們在第二、三章討論藏象學說時，有比較詳細的論述，希望前後參照。

以上是我們在討論婦產科疾病的時候，首先需要重新溫習的兩個理論上的基本概念。

（三）關於正常的孕婦驟然轉變為多虛多瘀的產婦的問題

由正常的孕婦，驟然轉變為多虛多瘀的產婦，這是我們本章討論產後缺乳時，首先要明確的氣血陰陽大轉化的問題。

怎麼看由懷孕到產後這一變化過程呢？婦人在生產過程中，發生了一個驟然轉變，這就是由正常的孕婦驟然轉變成多虛多瘀的產婦。也就是說，在小孩出生之前，這個孕婦是相對健康的，否則不可能由十月懷胎到順利分娩。當分娩之後，在驟然之間，隨著小孩落地的一剎那間，她就有可能朝著一個多虛多瘀的產婦轉變。

在以往的婦產科的教科書上，不曾提到由健康的孕婦到多虛多瘀產婦之間的驟然轉變，及其轉變之中氣血陰陽的變化形式。

首先討論虛。分娩之時，虛從何而來？既然是正常的孕婦，為什麼驟然之間會變虛？變虛的直接原因，就是在生產過程中精、血、津液的大量流失。這一流失，造成了產婦氣血陰陽平衡失調。生產時流失最多的是汗液，從嬰兒一落地，產婦便開始大量出汗。

從病機的角度上講，生產時強力努責，耗傷其陽，生產時精血流失，耗傷其陰。陰陽兩者不能相保，所以汗出綿綿。因此，汗愈多，則虛愈甚，虛愈甚，則汗愈多。

《金匱要略》婦人三篇講到產後病時說：新產婦人有三病：一者病；二者病鬱冒；三者大便難。產後血虛，因此容易病；如果感寒，可能出現鬱冒；如果汗出多，津液耗傷太多，可能出現大便難。這三個病裏，有兩條涉及了產後精、血、津液流失問題。可見產後精、血、津液耗傷太多，是產後多虛的重要原因。而虛中有陰血偏虛，也有陽氣偏重。造成陽氣不足者，常有以下幾種情況：

　　第一，素體陽氣不足；

　　第二，生產過程中的努責太過，努責耗氣；

　　第三，汗多氣亦傷；

　　第四，血脫則氣無守攝，這也是氣虛之人最常見的一種狀況。

　　產後血虛也不少見。如果明顯地表現為血虛，往往與素體的陰血不足有關。另外，汗多則容易傷津，傷津液可能就會出現燥熱而耗傷陰津。如果以往並無陰血不足，那就可能是陽氣相對偏旺，這樣的人，會因脫血而造成氣孤陽旺。這是陰血偏虛常見的表現與病機特點。

　　接著討論瘀。分娩之時，為什麼會造成瘀呢？這裏所講的瘀，指的是血瘀。產後隨著胞宮的排空，馬上就會有一些離經之血接連不斷地排出。離經之血，先多後少，臨床上稱之為惡露，一般持續七八天方淨。離經的惡露，即是瘀血，是應該排出的，惡露的排出，應該以從速淨盡為好，如果排不盡，就是瘀血不去。

　　產科裏對於惡露從速淨盡上，有一個說法，叫瘀祛而新生。也就是說惡露去除乾淨之後，新血才能產生，身體才能儘快恢復到正常狀態。所以惡露不能速淨，是產後造成瘀的

原因之一。

另外，產婦分娩之後，緊接著要分泌乳汁去餵養嬰兒。如果乳絡不通，也象徵體內多瘀。有些初產婦乳絡發育不良，或者一些經產婦曾有過乳絡、乳汁不通的病情，新產之後更需要留意通乳的問題。乳絡不通，從生理上象徵易瘀，在治療上也兼從瘀治。兼從瘀治就是希望由通經活絡的治療，儘快轉變乳絡不通的宿疾，使得產婦能夠分泌出足夠多的乳汁。

既然產後有多虛多瘀的趨勢，所以在孕婦到產婦的驟然轉變過程中，醫生要做到胸有成竹，認真面對。

（四）關於從以血養胎驟然轉變為以乳養嬰的問題

這裏首先要注意「驟然」二字的理解與把握。在十月懷胎中，胎兒的長養靠的是母體的血，靠的是孕婦以血養胎的自然生理功能。

嬰兒娩出之後，還要靠母親來長養，接下來靠的不是母血，而是要靠母親的乳汁了。母親要由懷孕期間的以血養胎，轉變為以乳養嬰，這一轉變必須在驟然之間完成。這一驟然，要限定在 12～24 小時之內，最長不能超過 3 天。越往後，效果便越差。同時，在這一驟然轉變中，還要克服在生產過程中所出現的多虛。這就需要產科醫生抓緊時間，儘快幫助產婦妥善完成這一轉變。

為了進一步理解驟然轉變的緊迫性，我們從中醫的整體角度，討論完成驟然轉變的五個方面的必要條件。

一是水液運行要正常。因為沒有足夠的液體，是不可能有充足的乳汁的。保持產婦正常的水液代謝，是至關重要

的。

二是多產出更需多攝入。產婦需要大量的產出乳汁，就必須大量的攝入水液。如果把乳汁比作營養液，那麼水就是營養品的溶液。營養豐富的現代人往往只想到雞鴨魚肉，只顧讓產婦吃進大量的營養食物，而不知道這時候喝水比吃更重要，實在是一個大誤區。

三是氣血陰陽與藏府調攝如常。在氣血陰陽與藏府調攝正常的時候，產乳應該是不成問題的。這一階段有可能多虛多瘀，需要醫生去關注，看看她身體內在的環境怎麼樣，有沒有由藥物調理產婦身體內環境的必要，這是產科醫生的責任。西醫的產科往往疏於此理，這時候中醫一定要當仁不讓，迅速補上才是。

四是勿因寒涼傷陽，阻遏陽氣。這本屬於護理方面的事情，但當代國內外西醫的產房裏，對此普遍重視不夠。中醫「人以陽氣為本」的思想，與此相通，中國老百姓也明此理，不得有失。

五是精神調攝，勿使氣滯。人的乳房在足厥陰肝經循行之處，產婦乳絡的開通有賴於肝的疏洩作用的推動。倘若在產婦多虛多瘀的時刻，因情懷不暢而致肝氣鬱滯，往往最易引起乳絡不通而致缺乳或無乳。

如果在這一過程中，具備以上幾個條件，應該說這個驟然轉變是會順利完成的。我們把相關的幾個因素加以綜合，在孕婦到產婦的轉變過程中，需要關注與調理方法，大體概括為五個方面：補虛、多飲、化瘀、溫陽、悅神。

這五個方面，除了大量飲水之外，主要的是調理產婦身體內環境的問題，中醫關注與調理的這五個方面如果都能夠

做好，絕大多數產婦都會妥善度過上述兩種驟然轉變，不致出現產後缺乳或無乳。

這五個方面西醫產科在理論與實踐上，並不甚關注。因此解決當代產婦缺乳者增多的問題，必須依靠中醫的理論與臨床，以補充西醫產科的不足。

（五）圍繞兩個轉變，重溫名家名言

金元四大家之一的朱丹溪講過：「產後必大補氣血為先，雖有他證，以末治之。」朱丹溪著重強調了虛的問題。產後首要注意大補氣血，即使有其他證該，也都應該放在大補氣血這個首要前提之下再做討論。

明代陳自明在其《婦人大全良方》裏講：「蓋婦人之乳，資於衝脈，與胃經通故也。」就是說，婦人正常的生產乳汁，應該與衝脈直接相關，因為衝為血海，為肝所主。同時還需要胃經通，這是指後天的水穀代謝而言的。

他還講：「乳汁不行者，皆由氣血虛弱，經絡不調所致也。」「不甚多者，須服通經之藥以動之。」就是說乳汁分泌不夠，就應該吃疏肝通經的藥，讓她的氣血疏通，活動起來，問題便解決了。

清代傅青主在其《傅青主女科》裏講：「夫乳乃氣血之所化而成也。無血固不能生乳汁，無氣亦不能生乳汁。然二者之中，血之化乳，又不若氣之所化為尤速……乳全賴氣之力，以行血而化之也……氣旺則乳汁旺，氣衰則乳汁衰，氣涸則乳汁亦涸……無氣則乳無以化，無血則乳無以生。」這就是說，血化乳，陰津化乳，是從它的基本材料來講的，要真正完成血之化乳，不如氣之所化為尤速。換句話說，血之

所以化乳，關鍵還在於陽氣的推動。傅青主顯然強調了氣血的相互關係，主要是靠著氣的推動。究其源頭，還是從《黃帝內經》「人以陽氣為本」那裏延伸而來的，這與以上講的陽主陰從的觀點，也是一致的。

在清楚了這兩個驟然轉變，以及驟然轉變過程中所需要的一些基本條件之後，還需要從理論上，進一步認識轉變過程中陽氣的推動作用。

二、產後缺乳的治療與評議

（一）以血生於氣，氣行血行的理論為宗旨

關於血生於氣，氣行血行的理論，許多婦產科的著作裏都有這方面的討論，都有相關的方藥。我們這裏選取兩本書，供大家參考、討論。

1. 《傅青主女科》一書常用的兩首方劑

傅青主常用的兩首方劑，一個是通乳丹，一個是通肝生乳湯，都在《傅青主女科》一書中有所介紹。氣血兩虛乳汁不通，傅青主常用的方是通乳丹。

方中人參、黃耆益氣；當歸、麥冬養血生津；木通通絡；桔梗行氣；豬蹄生化氣血，功專通乳。全方基本上是在益氣的基礎上，益氣生血，並適當加入通絡之品。

氣鬱乳汁不通，傅青主的另外一首方劑，用的是通肝生乳湯。與通乳丹一方不同的是，該方多了柴胡和芍藥這類藥。

從藥性上看，柴胡和芍藥明顯是針對肝的，藉肝氣疏洩之力，以通行氣血。從瘀考慮，這裏的芍藥當以赤芍為宜，

因用於產婦，赤芍應當炒製，則無寒涼之虞。

2.《中醫婦科學講義》推薦的兩首方劑

中醫大專院校第二版《中醫婦科學講義》介紹了另外的兩個方：一個是針對氣虛乳汁不通的益氣通乳湯，方用黨參、黃耆、當歸、麥冬、天花粉、王不留行、穿山甲、陳皮、通草。此方與傅青主的通乳丹相似，以黨參、黃耆、當歸、麥冬等益氣養津補血之品為主。另一個方是針對氣鬱乳汁不通的下乳湧泉散，方由當歸、白芍、川芎、乾地黃、柴胡、青皮、天花粉、漏蘆、通草、桔梗、白芷、穿山甲、王不留行、甘草等 14 味藥組成。

把這兩首方與傅青主的兩首方加以比較，這兩首方皆加了王不留行和穿山甲兩味藥。與傅青主的兩首方明顯的不同之處是，傅青主的方直接面對氣血兩虛和氣鬱乳汁不通，都沒有用活血通絡力量比較強的王不留行和穿山甲。為此，我們需要討論一下巧用王不留行、穿山甲的問題。

對於王不留行和穿山甲的使用，現代多數的人已經把它視作通乳的必用藥。與傅青主的用方相比，傅氏一味地抓住補虛這一主要病機，不是純補虛，就是補中兼疏，而對於疏肝通絡散瘀，則似嫌不足。那麼，後人把王不留行和穿山甲作為通乳必用藥的道理在哪裏？

《本草綱目》中講到王不留行時說：「性走而不住，雖有王命不能留其行」，稱其為「陽明衝任之藥」，說明了它走血分，而且功力較強。

《本草綱目》介紹穿山甲時說：「山可使穿，堤可使漏……其性之走竄可知。」這裏是以類比的方法講藥性的。如果進一步從藥性上講，穿山甲「多屬厥陰，其功只在平肝

木，治血殺蟲也」，說明穿山甲入肝經、走血分，為化瘀散結的要藥。

從《本草綱目》的介紹來看，穿山甲和王不留行顯然都是走血分的藥，而且功專活血通絡。故後人有順口溜說：穿山甲、王不留行，婦人服了乳長流。也許正是因為這兩句順口溜，使得人們把穿山甲和王不留行看作通乳的要藥。不過，這兩句話雖然抓住了藥效，卻疏忽了這兩味藥行血通脈的藥性。把藥性與藥效合起來，方能全面理解王不留行與穿山甲作為通乳必用藥的道理。

穿山甲和王不留行畢竟是通經的藥，因此在產後多虛的時候，用它來通乳雖然可以，但是不能單用，而且也不要久用。第二版教材的兩個方，是在補氣或在疏肝的前提下去用穿山甲和王不留行的。

如果單獨用這兩種藥，沒有前提基礎，沒有針對病機的主藥，那就不恰當了。不要久用的原因，是它對於產後多虛不利。這一點，需要臨床時留意。

（二）關於生新與通乳，相因而相連的用藥技巧

為什麼說生新與通乳，相因而相連呢？生新，指的是產後多虛多瘀，在治療上應當「寓生新於袪瘀之中」，瘀血得袪，則新血自生。通乳與生新，皆是產後兩個驟然轉變的預期，新血得生，乳汁自充，二者相因相連。

通乳與袪瘀，皆需要行氣，因此二者同樣相因相連。產後的生新與通乳，是小兒出生後一兩天，或兩三天內關注或治療的重點，所以袪瘀、生新、通乳三種治療方法的配合使用，寓意深刻。

從傅青主的加味生化湯來看，該方的基礎藥是：當歸尾、川芎、桃仁、炮薑、炙甘草、益母草、紅糖。它是在生化湯原方當歸尾、川芎、桃仁、炮薑、炙甘草基礎上加益母草、紅糖組成的。益母草加強祛瘀生新的作用，紅糖味甘性溫，有溫經活血祛瘀的作用。

儘管全方以活血化瘀為主，但其中有兩味藥是不可忽視的，炮薑與炙甘草這一對配伍。炮薑與炙甘草合用，有振奮陽氣以通調氣機的效果，在一定程度上比直接用黨參、人參的效果還要好。炮薑一方面可以溫經止血，用於本方，重在溫化脾胃陽氣以補後天之本。

常謂：「陽虛是氣虛之甚，氣虛是陽虛之微。」故炮薑、炙甘草合用，從中焦脾胃生化功能入手，有帶動產婦達到生新化瘀，儘快康復之效果。傅青主之所以命名為生化湯，其意即在於此。

生化湯或者加味生化湯，產婦一般只用一劑即可，需要在臨產前把藥備好，動產時開始煎藥，待新生兒一落地，產婦喝下去的第一碗熱湯便是生化湯。在臨床上，服生化湯或者加味生化湯之後，子宮恢復得快，恢復過程中的疼痛弱，惡露清淨的早，產後生新祛瘀的效果更好。因此，由「以血養胎」到「以乳養嬰」的轉化，既順利，效果也好。生化湯的準備、煎煮、服用，每一步都需趕在產婦分娩的各個環節之前，其道理歸納起來就是四個字：法在機先。

產後易出現多虛多瘀，產後需要乳汁儘早通利，所以要把調理的辦法準備在變化之前，用在最恰當的時候。臨床上總是「以血養胎」在先，「以乳養嬰」在後；先有多虛多瘀之虞，後有乳汁通利之急。這一轉化過程的一先與一後，都

是因果相連，環環相扣的。因此先以生化湯補中兼通，寓通於補，這一階段縮短了時間，「以血養胎」到「以乳養嬰」的轉化，便可儘快達成。

前面講了生化湯服用的機理與方法，接下來我們再分析一下通乳湯。

通常生化湯服完之後，通乳湯就應該已經煎好了。前面講過，通乳湯是在雙補氣血基礎上的一個常用的方劑。這個方由黨參、黃耆、當歸、麥冬、通草、王不留行、穿山甲、炙甘草組成。

經驗表明，在服了生化湯以後，第二天接著服用通乳湯，比不服生化湯直接服用通乳湯的臨床效果要好。第一步用上有補虛和祛瘀作用的生化湯，自然為雙補氣血的通乳湯鋪好了路，打好了基礎。這個方是在產後的第二天開始服用，連續吃兩三天即可。

這樣用藥，我們也把它稱之為因勢而變。產後服生化湯，已經使產婦在多虛多瘀的形勢下，往前推進了一步，接下去要生乳了，所以叫因勢而變。這種因勢而變、法在機先的治療，也可以稱之為治在病先。產後缺乳還沒有出現就開始用藥，這就是搶在乳汁自下的前面，透過益氣生津，以補代通。這其中直接通的藥物雖然有王不留行、穿山甲、通草，但核心還是益氣和養血的藥物。以補代通，核心在補，在補益氣血之中兼顧通乳。

以上的兩張方，形成了臨床上預防、治療缺乳的兩步棋，其實也是相通的一條鏈。我的啟蒙老師柴浩然先生，一生中就經常使用這種治療方法，我也接著使用四五十年了。受柴老先生的影響，在我早年行醫的故鄉已經形成一種習

慣，生小孩之前，先找醫生開好以上兩張方備用，婦人產後，立即照法服用。一則預防乳汁不通，同時預防產後惡露不能很快淨盡。所以在我的故鄉，至今產後缺乳者甚少。

在使用這些方法調理或預防的過程之中，還需要注意一些細節。

張仲景在服用桂枝湯後說「覆取微似汗」。這裏的微似汗，與產婦生下小孩之初，頭面全身往下流淌的汗不一樣。生下小孩半日之內，產婦汗出非常多，隨著氣血平衡的逐步恢復，出汗便逐步減少。

產婦氣血平衡，也意味著營衛自和，產後乳汁自下或者服藥通乳，都需要氣血平衡，營衛自和的內在環境。所以產婦服用通乳方劑之後，需要靜靜地躺在被子裏，讓全身感到溫和，並且微似有汗。這時候，就是產婦上下、陰陽、氣血、營衛調和的時候，也是乳汁由不通到通利的時候。

其中的道理，與張仲景在服用桂枝湯後所說的「覆取微似汗」相同。在以往的臨床上，許多產婦都是在溫和的被子裏，一覺醒來，乳房脹滿，乳汁自流。而袒胸露懷，不避寒涼者，有些人連服三五日通乳藥，乳汁通而不暢的現象也屢見不鮮。

產婦應當注意休息，慎風寒，這在北方人來說，是人人皆知的規矩或習慣。要從中醫的道理講，無非是：溫則通，寒則凝；保護陽氣，通調營衛。這些，對於用慣了空調貪涼畏熱的現代產婦來講，是應當引起重視的。

產後飲食應以流食為主，最好多喝一些溫熱的湯。多吃流食，一是為了適應產婦多虛的特點，保護脾胃運化和消化的功能，以利於身體恢復的需要；二是為了保證水穀生化之

源的充足，以利於化生乳汁的需要；三是藉食物的溫熱，保護脾胃，保護陽氣與營衛的運用，以適應乳汁得溫則通，得寒則凝的生理特點。

在今天這個時代，不少人頭腦裏只有營養二字，以為營養越多，母乳就越多，結果適得其反。過食雞鴨魚肉，片面強調營養，貪圖口福，辛香厚味，是產後缺乳的大忌。

當代不少產婦在產假期間體重暴增，乳汁不下，與此直接相關。希望我們青年中醫在這方面，當好宣傳員，當好中醫科普工作者。

（三）因人而異，辨證用藥的舉例

有一種類型是氣滯或者肝鬱造成的乳汁不通、乳汁忽然減少。判斷有沒有氣滯，首先要觀察病人的情緒，觀察具體的脈和證。其中有一個很關鍵的現象，就是一開始乳汁分泌還好，在小孩吸吮過程中忽然乳汁減少。排除營養不良等原因之後，首先需要考慮到有沒有氣滯的存在。氣滯宜疏，不宜破，而且應當寓補於疏，疏中求通，這是治療氣滯乳汁不通時值得重視的治療原則。

青皮、枳實這類藥儘可能不用，因為青皮、枳實破氣的作用比較強，產後當補氣血為先，用之唯恐傷正太過。只要有通乳的方中加入一些疏氣的藥，比如，柴胡、枳殼、芍藥、香附之類，也就不會造成太大的氣機壅滯了。在疏的過程中通，疏與通，疏與補的關係，需要體現在藥物的組成上。

風寒外襲乳汁忽然減少的病例，也是臨床上經常見到的。2002 年 8 月在香港工作期間，有一位深圳的病人前來

求診。當時正值盛夏，產後三四日產婦的乳汁本來已經通了，因為白天開著空調製冷，晚間開著窗戶吹風，於是受涼過度，導致感冒發燒，感冒後乳汁當即減少，乳房脹痛，延及兩脅。當時給她治療的處方，沒有用習慣上的通乳藥物，用的是人參敗毒散加減。

病人產後多虛，氣虛而感受風寒，人參敗毒散是氣虛風寒外感的代表方劑。服完 3 劑之後，風寒疏散，營衛自和，生化之源隨之和順，乳汁分泌很快恢復正常。

平素貪涼乳汁不下，在臨床上時有見到。現在西醫的產科病房裏，對於新產婦人的室內保溫意識不強。加之受外來生活習慣的影響，一些產婦保暖的意識越來越差。在現實生活中還有一些人，或因平素起居、衣著方面貪圖寒涼而陽虛，或因平素飲食方面生冷寒涼太過以致體內陽虛寒盛。對於這類情況，在考慮通乳的時候，應當在因人而異辨證用藥上多加思考。對於陽虛寒盛的產婦，在吃完生化湯之後，接著在通乳上需要進行針對性的調理。

曾治療過一個病人，直接用麻黃附子細辛湯為主，加了人參、當歸、黃耆、炙甘草這類補益中氣的藥物，連服 5 劑之後，乳汁方下。該患者平時貪涼過度，即便在三伏天，全身也很少出汗。治療時患者產後 3 天，面色青白，手足不溫，雖著衣被，仍見畏寒，年 36 歲，左右手脈沉而細，舌淡苔白且嫩，大便秘結，小便清長。

若在平時，治療上當以溫補中焦與下焦陽氣為主，兼以散寒。然而此時在初產之後，產婦又迫切希望母乳養嬰，於是在治療方法上選擇了以通為補之法，從速補氣扶陽，同時溫經通絡。選用麻黃、附子、細辛的以通為補，效果上要比

選用人參、黃耆、通草這一類藥強得多，快得多。道理還是「陽虛是氣虛之甚，氣虛是陽虛之微」，還是張仲景在桂枝甘草湯裏所體現的「以通為補」的方法。

按照常理，直接用黃耆、黨參、人參，應無不可，但取效太慢，故以通為補，合補陽氣與通乳絡於一方，收到了滿意的效果。

✤ 三、產後缺乳的調護及其預防

本章之所以選產後缺乳的調護及其預防，一是時弊之故，當代缺乳者太多；二是其病處於兩個轉變之刻，時不可待，需取速效。

在一般情況下產後乳汁自通，大多無須調治，即使在過去經濟比較貧困，甚至飢寒交迫的歷史環境裏，應該說產後乳汁不通在產婦中所占的比例並不大。主要原因是，那時候人們在產後調護上，絕大多數人能夠按照中醫的觀念，或者業已融入老百姓習慣之中的調護方法。

而當代產婦缺乳者增多的主要原因，是對人體胎前產後生理變化規律的忽視，以及保護生理變化規律的調護措施不當。為此這裏談談一些中醫的常識。

（一）產前應保持氣血溫和

產前調護應該保持氣血溫和的問題，應從兩個方面著眼：一是孕婦是否有不合理的生活習慣；二是孕婦有無影響產後乳絡不通的宿疾。

上面提到的那個病例，產前就是一個陽虛寒盛的體質，所以產前就應該提醒她注意保證氣血溫和，並儘量地將她陽

虛寒盛的體質改變在生產之前。至於素有肝鬱、氣虛、血虛，以及生活習慣不良，不注意冷熱調適者，都應提早進行調理。

建議在孕婦的階段性檢查與產前檢查中，加入中醫的內容與方法。這對於補西醫之不足，揚中醫之所長，更好地防病於未然，是十分必要的。

（二）因循中醫之理的產後傳統調護，應當普及

因循中醫之理的傳統調護，乃是中國人的一種調護習慣，這種傳統應該保留。這裏略舉數則，以供參考。

一是促進正氣的恢復，保證產後合理、充足的飲食結構，由產科因人而異，做好具體的安排。

二是產後飲食宜溫、宜稀、宜滿、宜淡。宜溫，與前面的遠風寒是同樣的道理。宜稀，主要指水分需要進得多。宜滿，是指在稀和溫的基礎上讓產婦吃飽，水液的供給就充足，營養也不會缺乏。宜淡，就是味應該淡，淡食多能補，補養的時候往往口味越淡越好。

產婦吃佐料，儘可能要少。現在市場上的五香粉，主要成分多是中藥裏辛香暖胃的藥。產婦口味太重，無異於納入過量辛香溫熱之味，很容易導致體內化熱之勢。早年臨診就聽到民間相傳，哺乳婦人最忌辛香之品，有人家在產婦的居室內搗製五香粉，這種氣味散發出來之後，當天產婦的奶汁就明顯減少。

三是注意產褥衛生、促其惡露淨盡。產婦服用生化湯的同時，亦須注意個人衛生。儘管現代設施與衛生習慣大有改善，但畢竟是多虛多瘀之時，尤其需要確保萬全。

四是環境宜溫，宜暗，靜中以養心身。產婦居住的環境要溫，產房裏用空調，要格外注意溫度的調控，勿與中醫產後調護之理相背。宜暗，不僅是指光線暗了對保護眼睛有益，更因為產婦在光線相對暗一點的環境中容易安靜，母子都容易在靜中頤養心身。

五是遠瞋恚，宜愉悅，確保氣血條達。氣血條達，乳汁自然就通了。

（三）注意從調護之變中，觀察產後缺乳的可能性

為何當代產後缺乳越來越多，我們單從調理和護理這一角度，就能找到許多原因。首要的問題是片面地強調了營養，造成了氣機的壅滯。20 世紀 70 年代之後，大家的生活水準普遍提高，即便在營養相對不足的社會環境之下，哪一個家庭都不會苦了產婦，所以很多人在懷孕期間就造成了營養過剩。產婦進入產房的時候，事先把雞也燉好了，魚也燒好了，就等生完小孩後馬上端進去給產婦加強營養。這種做法，營養太多，水分太少，味太厚，往往都會形成氣機壅滯，乳絡不通。這是當代產後缺乳的一個普遍原因。

其次，忽視寒涼，挫傷陽氣，也會影響產婦產乳。現在產婦住的病房，多數都與普通病房一樣的管理。醫院的環境與設施需要增加中醫的觀念與方法，從中國人身體素質與傳統習慣方面考慮，進行一些改進。

再次，忽視體液代謝之變，飲水偏少，不顧溫涼。一個長期被人們忽視的細節，至今沒有引起注意。產婦需要輸液的時候，有誰把液體加溫，加到與體溫差不多的溫度，再輸給產婦呢？

從血管裏進去涼液體與從口腔中飲下溫熱的湯水，在新產婦人身體上產生的效果明顯不一樣。尤其對於多虛多瘀的產婦，以及希望儘早產生乳汁的產婦，從血管輸進大量冰涼的液體，會對產婦影響更大。需要補液的產婦，提倡口服熱湯，因為越熱越利於胃氣的運行和陽氣的保護。

另外，現代產房環境缺少家庭氣氛，忽視溫暖，亦欠溫馨。這些現象既需要醫院管理方面加以關注，也需要醫生認真面對。

四、結束語

本章的內容，重點有以下幾個方面：

第一，要對產後的兩個驟然轉變，在理論上有清楚的認識。這兩個驟然轉變是從西醫的角度上提出的看法，以往在中醫婦科中講得不多。用中醫的理論對兩個驟然轉變加以分析、理解、吸收，對中醫產科乳汁不下的治療有重要的意義。

第二，圍繞多虛多瘀的這一病理機制，在因果聯繫的前提下瞻前顧後，自然將多虛多瘀與乳汁分泌兩步棋，連成一條鏈。只有從中醫理論上將產前產後的兩個驟然轉變，將多虛多瘀與乳汁分泌兩種病情內在的因果關係闡明之後，在這兩種病的調理與治療上，才可能做到法在機先，治在病前。這才是真正意義上的中醫治未病的思想與方法。如果不能把握法在機先，不能做到治在病前，那就談不上治未病了。治療產後缺乳的兩個方，加味生化湯和通乳湯，就體現了這一思維在臨床治未病上的運用。

第三，遵照血生於氣，氣行則血行，陽主陰從的原則，

方可在臨床上把握產後病演變、治療的總原則，真正做到知常與達變。知常，指能夠把握產後缺乳的常規理論和臨床演變。達變，是指通曉異常的病情變化，比如，肝鬱、外受風寒、陽虛寒盛的這些特例。把握了產後病臨床演變的大趨勢，做到了知常達變，就能夠對產後缺乳的調理和治療，做到遊刃有餘，萬無一失。

第四，為了預防社會上產後缺乳這一普遍現象的蔓延，從理論與實踐上，都應該把本章概括的補虛、多飲、化瘀、溫陽、悅神這五個方面，作為今後思考產後缺乳的五個關鍵點來看待。同樣，這五個關鍵點也可以作為臨床治療，民眾預防的大體框架與基本常識。

第五，要宣傳民眾，儘快告別近代的偏見。要糾正過分地重視營養而忽視營養要素的全面補充，尤其是水液代謝失衡所造成的缺失。

另外，由於現代醫院管理方面，對中醫所強調的諸多因素多數未能引起關注，為此希望能在今後的臨床與病房管理中，逐步按照中醫的常理把相關內容恢復與補充進來。這也是減少病人痛苦，普及中醫知識，發揮中醫特色與優勢，需要共同努力的一個重要方面。

第十二章

兒科生機特徵、臨床重點、用藥心得

這一章以兒科為例，做一些討論。著重圍繞小兒的生機特徵、臨床重點、用藥心得三個方面，談一談中醫辨證論治的臨床特色與優勢。

有人說，西醫在小兒疾病治療上，用藥途徑方便，療效快。這種看法其實是表面的。如果臨床上中醫辨證論治的特色發揮得好，應該說對於許多兒科疾病的治療，中醫更具有優勢。以「多因素相關性」的哲學思維，以「內外因相互作用而為病內因為主導」的觀念為基礎，綜合內在的和外在的，既往的和當下的致病因素，察明偏離正常狀態的病理機制，採取綜合性的治療方法，使偏離正常狀態的人體復歸於正常的理論與思路，通常概括為「治人以治病」的特色與優勢。這正是本書的主題宗旨，也是中醫區別於西醫的根本之處。

本章之前，我們以 A 型流感與腫瘤為中醫內科的案例，以產後缺乳為中醫婦科的案例，說明了中醫「治人以治病」的辨證論治理論思維的特色與優勢。下面將以兒科為例，就中醫這一基本特色與優勢再做一些說明。

我過去在不同場合多次講過，青年中醫應當重視兒科疾病的治療。因為病種單一，病機單純，辨證思維相對容易，治療效果立竿見影，能夠從中感受到中醫的特色與優勢，在成功的喜悅中提升中醫臨床的信念和決心。希望年輕中醫有一些人專職從事中醫兒科臨床，使業已衰退的中醫兒科領

域，重新振作起來。

　　按照本書從理論到臨床的思路與原則，這裏首先對中醫關於小兒稚陰稚陽的特點及其理論與臨床意義，進行一些討論。

一、小兒稚陽稚陰的生機與病機認識

（一）稚陽稚陰與純陽的含義

　　這裏的「稚」，指一個人出生以後的幼年階段。兒科病，主要指這一年齡階段出現的疾病。《素問・上古天真論》說：「女子七歲，腎氣盛，齒更髮長；二七而天癸至，任脈通，大衝脈盛，月事以時下，故有子。」「丈夫八歲，腎氣實，髮長齒更；二八腎氣盛，天癸至，精氣經瀉，陰陽和，故能有子。」因此一個人的幼年階段，應當在出生以後至「二七」、「二八」之前這一階段。

　　現在醫學上一般把十二三歲之前，確定為兒科階段，與《素問・上古天真論》的劃分基本一致，相當「一七」、「一八」，再加上「二七」、「二八」中的一半。

　　小兒剛出生，在稟受於父母先天的腎氣作用下，生命力很盛旺，但又是發育過程中的未成熟階段。宋代錢乙在他的《小兒藥證直訣》裏說：小兒「五藏六府成而未全，全而未壯」。就是說，小兒身體處在初生階段，雖然五藏六府具已成形，但是精氣不足，功能不全，衛外的機能不固，生活不能自理，各個方面都不如成人那樣壯盛。

　　清代吳鞠通在他的《溫病條辨》裏對小兒的特點概括得既準確，又有理論高度，他說：小兒是「稚陽未充，稚陰未

長者也」。意思是說：小兒出生之後，他的陽氣還不太充實，隨著先天而來的稚陰有待發育，有待長養。因此吳鞠通的稚陽、稚陰之說，在近代兒科專著裏廣為引用。

世界上的萬事萬物皆由陰陽相互作用而成，大人與小兒也一樣。幼年的稚陽、稚陰與大人的陰陽關係相比，包括兩方面特點：一是以陽氣為代表的生命力，處於相對盛旺的階段；二是小兒陰陽氣血、五藏六府的功能尚未成熟。

人們所說的小兒起居不能自理，有病不知道防治，也是小兒稚陽、稚陰之體在生活方面的具體表現。

魏晉南北朝時期，打著道家名義的服石煉丹之風盛行，服石煉丹者聲稱丹石為純陽之性，最能增強人體陽氣，常服補腎養生，有益健康長壽。比風之下，有人錯以純陽之說，把小兒的身體特點詮釋為「純陽之體」，其理由是，「謂其未曾破身也」。

這裏的「破身」，指的是未曾有過男女性生活，沒有生過小孩，沒有排精和月經的經歷。這裏的「未曾破身」，就是服石煉丹者所想像的純陽之體，於是將純陽之說與《素問‧上古天真論》裏的「腎氣盛」、「腎氣實」相互混淆，將中醫裏的生命力旺盛，混同於服石煉丹者眼裏有陽無陰的純陽。這就是小兒為純陽之體這一提法的來歷，與《黃帝內經》以及以後著名醫家的看法完全相左。

由於小兒為純陽之體這一說法的誤導，後世有的醫者在兒科病的治療中，動輒重用苦寒峻劑，造成了一定的不利影響。

為此我們需要重申：生命力旺盛是小兒階段的基本特點。這裏的生命力，就是生機，也就是陽氣的作用。但是生

機旺盛，不能混同於純陽無陰，吳鞠通「稚陽稚陰」的提法最為恰當。倘若以純陽之說為藉口，在治療上濫用苦寒峻劑，挫傷小兒的陽氣，那就大錯特錯了。

為了完整、準確地理解稚陰、稚陽的含義，下面我們從生理與病理兩個角度上，就稚陰、稚陽講四方面特徵。這是從事兒科疾病治療的時候，必須牢牢把握的。

（二）兒科生理、病理的特點

生理方面的第一個特點是，**藏府嬌嫩、形氣未充**。

就是說，他的機體還比較柔弱，氣血還不夠充實，經脈尚未盛滿，神氣顯得怯弱。

《幼幼集成》對這種狀況有一種比喻說：「方其幼也，猶如水面之泡沫，草頭之露。」這裏把幼年的小兒比作水面的泡沫，草上的露珠，經不起風吹日曬，經不起疾病的侵襲。其原因，皆由於藏府嬌嫩、形氣未充。從這一比喻中，我們再來體會一下小兒「五藏六府成而未全」、「全而未壯」、「稚陽未充，稚陰未長者也」，這樣更容易理解藏府嬌嫩、形氣未充的真實含義了。

生理方面的第二個特點是，**生機蓬勃，發育旺盛**。

儘管小兒肌膚嬌嫩、形氣未充，但是從初生以來，小兒的生機蓬勃這一點是肯定的。他的體格、智慧、藏府、氣血等方面的機能，都向著完善、成熟的方向迅速發展，一月一個樣，甚至一天一個樣，常常都有新的變化。這種變化讓父母及周圍人看起來，感到非常欣慰。

體格、智慧、藏府、氣血的不斷完善和成熟，就是他生機蓬勃、發育迅速的表現。而且年齡越小，生長發育的速度

越快，尤其三個月之內，更是如此。

按照中醫陰陽的基本觀點，生機就是陽氣的作用，陽生則陰長。《素問‧生氣通天論》所講的「人以陽氣為本」的思想，在小兒階段表現得最為突出。

病理方面的第一個特點是，**發病容易，變化迅速**。

從《傷寒論》六經的角度上講，小兒外感之後病情發展很快，今天病在太陽，當天下午或者明天就傳至陽明。

吳鞠通形容這種現象說：「肌膚嫩，行氣怯，易於感觸；藏府薄，藩籬疏，易於傳變。陽邪之來也，勢如奔馬，其轉變也疾如掣電。」這些話講得很精闢，也很透徹。儘管小兒的生機很旺盛，但也很脆弱，有容易亢奮的一面，也有容易衰退的一面。所以表現在臨床病機上的特點為，易寒、易熱，易虛、易實。可能上午是一派實熱的陽證，到下午就轉化為虛寒的陰證；或者實熱內閉的同時，轉瞬就演變為虛寒的陽氣外脫。究其原因，皆是稚陰稚陽的特點在疾病過程中的必然反應。

20 世紀 60 年代後期國內「文化大革命」期間，本人從事中醫臨床工作不久。那時候幾乎每年冬去春來，都有小兒流行性腦脊髓膜炎的蔓延，而且表現為「爆發型流腦」的患兒很多。往往早上開始有點發燒，晚上即轉變為高燒昏迷、四肢厥冷、驚厥抽搐、面色灰白、皮下青斑，個別患兒在 24 小時之內，即因「華弗氏綜合徵」而衰竭死亡。對於小兒發病容易、轉變迅速的特點，給我們這些剛剛從事臨床工作的年輕中醫，留下了終生不忘的體會。

病理方面的第二個特點是，**藏氣輕靈，易趨康復**。

藏氣，即藏府的功能；輕靈，有人也寫作清靈。雖然小

兒發病容易轉變迅速，但在得到了合理的治療之後，病情向愈的轉化也很快。

原因是小兒病情表現單純，生機旺盛，用藥後反應敏捷，所以恢復也比較容易。《景岳全書》裏有這麼一句話：「其藏氣輕靈，隨撥隨應，但能確得其本而撮取之，則一藥可癒。」就是說，小兒素無既往疾病的羈絆，發病之後病機單一，只要用藥得當，好像我們用手推動一件東西一樣，稍一著力，即見反應。

數十年的臨床經驗證明，如能抓住病機所在，正確選方用藥，兒科病往往一兩劑藥下去，病如桴鼓，很快趨於痊癒。與成人相比，小兒內傷七情而為病的機會甚小，這是藏氣輕靈，易趨康復的另一方面原因。

醫家常說：既無色慾之災，又無五志之火。沒有色慾之災的意思是，腎作為先天之本，小兒腎氣沒有內耗，這是生機旺盛的基礎條件之一。沒有五志之火的意思是，小兒沒有七情六慾方面的內因影響，因此病情不太複雜，病機趨於單一。加之脾胃沒有受到八珍五味之漬，即使有一時的冷熱傷胃，病情多數並不深重，所以他的臟器才輕靈，生病以後很容易取得藥到病除的良好效果。

將小兒上述生理和病理的特點歸納起來，生機旺盛是最根本的特徵。從發病上看，小兒的藏府嬌嫩、形氣未充，因此發病容易、轉變迅速。又由於他生機蓬勃，發育旺盛，因此染病之後，易趨康復。從生理與病理的相互聯繫與比較之中，我們不難發現，防治小兒疾病中須臾不可忘記的核心，是他的生機蓬勃，發育旺盛。

前面講過，生機，就是生命力，就是陽氣的功能。小兒

的發育旺盛，正是勃勃生機推動的結果。幼年階段雖然是稚陰稚陽之體，但是他是一個新的生命，這新生命的根本就在於他的生機旺盛，生機就是生命的真正動力。一個人一旦沒有生機了，「神轉不回，回則不轉」，他便「厥身已閉，神明熄滅，變為異物」了。

從這個意義上講，生機就是生命之本。我們把小兒最根本的特徵用生機旺盛來概括，原因就在這裏。如果說，中醫是保護、激發、調理人體生命力的醫學，那麼利用小兒生命力最活躍、最旺盛的這一特點，來保護、激發、調理小兒的勃勃生機，既是防治小兒疾病過程中不容忽視的特殊優勢，也是防治小兒疾病過程中的最大技巧。

所以，根據小兒生機向上，生機旺盛的趨勢，醫生要做的就是調動自身生機，迅速地扭轉病情，用他的生機改善他的病機。在受到疾病的挫傷之後，抓住受挫之所在，扶助他一把，讓他的生命力重新旺盛振奮起來，病機自然就會迅速得到轉變。這是在防治小兒疾病時，最為關鍵、最為本質的一點。

治療成人的疾病，尤其是治療老年人的疾病，由於患者本身的生機相對衰退，同時又有氣機阻滯、血運不暢等複雜情況，這時候要幫他一把，要想保護、激發、調理他的生命力，所面對的情況要複雜得多。

習慣上講，兒科是「啞科」，兒科病最難治。這種說法主要是針對問診與切診講的，而不是針對兒科常見病的治療講的。其實兒科的疾病，往往都寫在臉上，只要望診訓練有素，往往一眼望去，邪正虛實，即知其大半。況且兒科病的病情大多比較單純，所以診斷起來，並不麻煩。

✥ 二、調理肺與脾是兒科臨床的重點

（一）小兒治肺與治脾的理論意義

為什麼說調理肺和脾是兒科臨床治療的重點呢？首先我們從理論上看兒科治脾和治肺的根據。

《諸病源候論》講五勞七傷時，所講的五勞是：暴怒氣逆傷肝，憂愁思慮傷心，形寒飲冷傷肺，強力舉重、久臥濕地傷腎，大飽傷脾。

可見五勞之中，小兒顯然沒有暴怒傷肝的現象，沒有憂愁思慮傷心的可能，也不會因強力舉重、久臥濕地傷腎。況且，小兒來到這個世界時間不長，很少有慢性疾病，也很少有既往疾病。所以除了心、肝、腎之外，五藏裏面就剩下脾和肺了。

肺是嬌藏，主一身之氣，司呼吸，外合皮毛。小兒肌膚嬌嫩，形氣未充，衛氣不固，抵禦六淫外邪的能力相對不足。因此，這一階段傷風、感冒、咳嗽之類的肺系的疾病，兒科臨床上尤其普遍。

脾為後天之本，是一身氣血化生之源，胃主受納和腐熟水穀，脾運化和輸布精微。小兒正在發育階段，生命的重心有二：一是攝入營養；二是生長發育。相形之下，這一階段保持和維護脾胃的功能至關重要。況且藏府嬌嫩，形氣未充，若有飲食不當，忽冷忽熱，或飢或飽，脾胃功能最易受損。因此，嘔吐、泄瀉、傷食、疳積等，是兒科最為常見，最多反覆發作的疾病。

兒科的疾病重點在治肺、治脾，這並不是說兒科疾病與

心、肝、腎三藏沒有關係。常見病、多發病，臨床發病率最高的病，主要表現在肺和脾。如果肺和脾的疾病不能及時治療，進一步延伸，也會波及心、肝、腎，而兒科首先發病在心、肝、腎的，概率的確不高。

以往兒科的四大難證，即麻、痘、驚、疳。麻疹、天花、疳積，皆起病於肺與脾。至於驚風，大多數是由於脾和肺方面的疾病治療不及時，或者治療不妥當，才進一步演變為急驚風、慢脾風等。因此從理論與實踐上講，兒科的常見病與多發病，主要在肺與脾。

不過，需要順便提醒一下，中醫的藏象與西醫的臟器完全不同，這裏講的心、肝、腎，千萬不要與西醫的心、肝、腎相互混淆。

（二）小兒治肺、治脾的臨床意義

中醫大學院校第二版教材《中醫兒科講義》，在各論中一共列舉了 33 種病。按照五藏加以分類，直接屬於肺和脾兩藏的疾病，以及由於肺和脾治療不當而變生出的疾病，占到 25 種以上。宋代的《小兒藥證直訣》，全書分為上中下三卷。上卷講兒科病的辨析以及治療原則，中卷記載了 23 個病例，這 23 個病例，幾乎全部是脾和肺，或者是與脾肺直接相關的疾病。

據不完全統計，當代兒科期刊的臨床報導欄目裏，關於脾和肺的疾病與治療的文章，不少於 90%。這說明，從古至今，兒科病發在脾、在肺的比例很大。所以作為兒科的臨床醫生，當然更應該重視占兒科發病總數 80%～90%的，肺與脾兩方面的常見病、多發病。

🏥 三、從陽引陰的治療原則與輕、準、清、活 四方法

這一章我們主要討論兒科治療上從陽引陰的基本原則，以及選方用藥上輕、準、清、活四則方法。

（一）生機為本與從陽引陰

何謂生機為本呢？前面講過，生機就是生命力，一個人有生機就是有生命力。從陰陽的角度看，生機就陽氣功能的表現。一個人有陽氣，就是有生機，有生命力。而陽氣對於小孩來講，就是稚陽，它代表著小兒生機的特點，主宰兒科疾病的發病與全過程。張仲景在外感病以及內傷雜病的治療過程中，始終遵循著生機為本這一原則，這也是中醫不可動搖的基本原理。

從陽引陰這一提法是怎麼來的呢？它是從陽主陰從的思想延伸而來的。陽主陰從的思想，源於《周易》，這是中國哲學裏關於陰陽關係的根本思想。《黃帝內經》把《周易》陽主陰從的思想，完整地運用於醫學之中。《素問‧生氣通天論》說：「陽氣者，若天與日，失其所，則折壽而不彰。」「陰陽之要，陽密乃固……陽強不能密，陰氣乃絕。」這是《黃帝內經》關於人以陽氣為本，陽主陰從的代表論述。意思是說，在陰陽這一哲學範疇裏，陰陽之間的關係是陽為主導，陰從屬於陽，有陽才有陰陽之間的關係。

《素問‧陰陽應象大論》對陽主陰從的關係講得更清楚：「積陽為天，積陰為地。陽靜陰躁，陽生陰長，陽殺陰藏。陽化氣，陰成形。」這也是人以陽氣為本，陽主陰從思

想的進一步肯定。從陽引陰的提法，就是從《黃帝內經》的上述思想引申而來的。

為什麼在兒科要特別強調從陽引陰呢？從人以陽氣為本，陽主陰從的思想上看，從陽引陰當屬中醫治療的基本原則。然而小兒藏府嬌嫩，生機旺盛，一旦發病，嬌嫩尤須保護，旺盛尤須激發和調理。治療得宜，生機得到及時的保護、激發、調理，就可以及時阻斷疾病的傳變，身體就可以迅速康復。

兒科從陽引陰的治療含義，主要包括三方面：

其一，順應生機特點，及時用好升舉陽氣、調理脾肺的辛溫之劑；謹慎使用苦寒湧瀉、降氣破瘀之劑，以防耗傷陽氣，戕害生機。

其二，兒科陽氣虛弱的寒證，治療上理應溫補或溫通。溫補或溫通之中，寓含著「陰在內，陽之守也」以及「補氣以生血」道理。疾病屬於陽氣虛弱者，透過溫補或溫通使陽氣得以提升，氣旺了，血也相應地旺了，陽盛了，陰精自然也就滋長起來了。一個小孩的身體長不高，藏府充實不充實，關鍵就看他的生機旺不旺，陽氣足不足。從這個角度講，從陽引陰，應該首先疏通陽氣，用陽氣來長養他的精、血、津液，長養他的骨骼、肌肉，身體長高了，臟腑也就充實了。《傷寒論》治療心陽暴虛時，張仲景用桂枝甘草湯以通為補的道理，值得兒科臨床醫生深思。

其三，兒科陽盛的熱證，治療上理應清熱或洩熱。邪熱去了，就意味著保護了陰精，潤養了津液。《傷寒論》談到「陽明三急下」與「少陰三急下」時，有一個非常概括的提法，叫「急下存陰」。急下是要瀉下實熱，瀉熱是要保護精

血。精血能否得到有效保護，關鍵要看陽熱之證治療得準確不準確，及時不及時。在溫病中，葉天士講到營分證的治療原則時也說：「入營猶可透熱轉氣」。邪熱深陷營分，精血津液必然受到損傷，此時急清氣分的邪熱，邪熱不再耗傷精血津液，就意味著同時保護了精血津液，這就是「入營猶可透熱轉氣」的深意，也是從陽引陰的意思，只不過表裏、寒熱、虛實有別罷了。張仲景與葉天士「急下存陰」、「透熱轉氣」的道理，同樣值得兒科臨床醫生深思和傚傲。

對於兒科治療中從陽引陰的道理，一定要在生機和陽氣的意義上，前後聯繫，深刻理解，切實把握，融會貫通。

（二）兒科用藥要牢記輕、準、清、活四原則

明白兒科治療上從陽引陰的道理之後，下面我們講一下具體選方用藥時輕、準、清、活四條原則。這也是從治脾、治肺中，總結與延續下來的。

在講輕、準、清、活之前，我們要強調指出，兒科臨床選方用藥時一定要認真仔細，周密謹慎，這方面的道理即使是重複，也是必要的。治療小兒病的第一意識，是要充分考慮小兒的稚陰稚陽的特點，注意保護小兒的稚陰稚陽，更不能傷害稚陰稚陽。治療疾病的核心，是要保護人的生機，而保護稚陰稚陽就是保護小兒的生機。治病要治人，治人要抓住根本，兒科的根本，尤其要保護好生機。

兒科發病容易，轉變迅速，在治療上稍有閃失，病情就可能朝著相反的方向轉變。張景岳說的「隨撥隨應」，就是隨著調理，隨時觀察有什麼反應，立即在用藥上加以調整。所以小兒在用藥上，必須認真仔細，周密謹慎。認真仔細，

周密謹慎，也包括用藥及時，藥隨證變的治療原則在內。治療慢了，很容易貽誤病機；治療太急，很容易誤傷正氣。這就像太陽病不能用白虎湯、承氣湯，陽明病不能用大青龍湯、銀翹散一樣。

20 世紀 70 年代，國內曾有人提出在中醫外感病治療過程中，可以優先使用「截斷療法」。表面上看，是希望把藥物用在病情逆轉之前，其動機似乎很積極。其實是沒有把中醫辨證論治的本質特點真正搞明白，而且把中醫裏的清熱解毒之類的方劑藥物，等同於西醫裏的抗生素、抗病毒藥了。所以截斷療法之說，在中醫理論與臨床來看，都是十分錯誤的。截斷療法之說出自於「文化大革命」時期一位頗具影響的老中醫筆下，時至今日，其謬誤仍在延續。

從辨證論治的角度上講，截斷療法把《傷寒論》六經辨證體系，溫病學三焦與衛氣營血辨證體系完全否定了。比如，按照《傷寒論》六經辨證觀點，一個人患了外感熱病，他今天表現為太陽病，明天有可能是陽明病、少陰病。

截斷療法認為，把白虎湯、柴胡湯或者清熱解毒之類的方劑藥物提前用上去，熱病得到了治療，往後的陽明病、少陰病就被截斷了，不再出現了。這其實是用西醫外因論的觀點來曲解中醫外感病發病的理論原則，是把中醫的清熱解毒類方劑與藥物混用為西醫治療細菌、病毒性疾病的抗生素、抗病毒藥。

對於外感病的發病，中醫強調「內外因相互作用而為病」，西醫則主張外因決定論。對於外感病的治療，中醫堅持辨證論治，以人為本，西醫主張剿滅病菌、病毒，務求淨盡。中醫在內外因相互作用，以人為本的基礎上，六經辨

證、三焦辨證、衛氣營血辨證的不同階段，用藥千差萬別，而西醫在外感病的初期、中期、極期、恢復期的各個不同階段，抗菌或抗病毒治療一法到底、孤注一擲。兩相比較，中醫的理論與臨床的思路與方法，明顯更科學、更嚴謹。

但是，由於截斷療法的錯誤未能在理論與臨床上徹底澄清，因而在兒科外感病治療中濫用、過用寒涼藥的問題，至今仍然十分嚴重。

上面我們圍繞「從陽引陰」反覆進行討論，真正用意在於匡正時弊，在於重振中醫辨證論治的理論思維。這也是我們在討論選方用藥的四原則之前，專門就選方用藥的認真仔細、周密謹慎進行說明的真正用意。下面接著再講輕、準、清、活這四項用藥原則。

輕，指的是要善用輕靈宣透的療法

兒科的常見病、多發病，80%～90% 都是肺和脾胃方面的疾病。就肺而言，肺氣有宣有降。宣，指肺為嬌藏，外合皮毛，行氣於表；降，指肺為人身五藏六府的華蓋，主一身之氣，肺氣健旺，氣機就能夠下達於全身上下內外。

其實，宣與降，是二而一，一而二的問題。一身之氣的宣與降，皆在於肺；肺氣旺，則宣與降皆宜。所以從肺氣宣與降這一對功能而言，宣就是降，降就是宣。病在肺，肺氣宣透，營衛通了，一身之氣通了，外來邪氣即無所存，自然病就好了。肺居五藏六府之上，為嬌臟，故用藥宜輕，宣其肺氣，肺主一身之氣功能便自然健旺。

就脾胃來說，往往在邪氣為病時，或是傷食，或是寒涼傷胃，首先需要調治的，是胃而不是脾。也就是說，首先治的是府，而不是藏。就胃的功能而言，胃主降；但就胃的治

療而言，則宜升散，胃氣得到升散，影響胃氣之邪不復存在，胃的功能始可正常發揮。

臨床上那些辛香暖胃的藥，多是通達升散胃氣的藥，故和胃宜輕，指的就是辛香之味的藥物。

因此，面對 80%～90% 的屬於肺和胃的病，首先要學會用輕靈宣透的方法。善於選用質地輕靈的草本藥物，以收宣透氣機的良好效果。

「輕」，也指兒科治病用藥量不要太重。有經驗的醫生面對小兒服藥不便，或者有一定抗拒情緒時，會對家人說：小兒的身體與大人不同，他對藥物很敏感，能多喝幾口藥固然很好，少喝兩口也無關緊要。有經驗的醫生懂得小兒藏府輕靈的生理特點，自信辨證論治的準確性。

臨床經驗表明，小兒肺、脾方面的疾病，只有在表裏、寒熱、虛實這些原則性問題上不犯大錯，常常稍微吃一點藥，病情馬上就會有明顯變化。

我常常對年輕醫生們講：在兒科臨床治療上，不犯大錯就是好醫生，不懶惰就是好醫生。倘若遇到表裏、寒熱、虛實一時疑似難辨時，你可以先給他開一劑藥，用完之後再去觀察病情的變化，小兒的生機就會把病機的準確答案告訴給你。因此在兒科用藥的時候，量不要太重，貴在辨證和用方得宜。

按照《幼幼集成》的說法，「凡五六歲以上，藥當減半」，指的是用量為成人的一半。現在成人通常是指十二三歲以後。因此五六歲到十二三歲之間，用藥量一般相當於成人的一半，五六歲以下的小兒，用藥量一般相當於成人的四分之一。具體的用量，還應參考小兒的體重，病情的緩急，

藥物的質量等因素。

我從張仲景桂枝湯的方後注裏，悟到另外一種兒科用藥量的技巧。遇到小兒外感發燒，給他開兩劑藥，令家人同時煎煮出來，按要求分做四次或六次服用，不分晝夜，間隔三四個小時服一次。多數小兒服藥三四次，汗出熱退身涼，剩下的藥，不必再服。這也是兒科臨床用藥量的一種方法，供大家參考。

當今兒科用藥量，普遍存在兩個問題，藥味多，方子大，藥量太重。藥味多，方子大，主要是醫生臨床辨證不準，心中無數，用多味藥對疾病實施「大包圍戰術」。藥量太重，有可能因為現在飲片的質量不理想。臨床中往往會遇到家長拿著前面醫生的處方給我們看，我一見到那些十三四味藥的處方，就不由得頭痛語澀。

有些給小兒治療喘咳的處方裏用瀉白散時，一歲左右的小兒，桑白皮、地骨皮的用量多達 10～15 克。還有給小兒用葶藶子，動不動就是 10 克以上，而且連用一週，這些對於稚陽稚陰的小兒，絕非所宜。

吳鞠通在《溫病條辨》中，特別提到地骨皮，稱其為「地之骨」，陰寒之性太重。中醫治療小兒肺炎喘咳，通常不會超過一週。當年蒲輔周大師治療小兒麻疹後合併的病毒性肺炎，每一診次用藥二三劑，兩三診次之後病情很快痊癒。建議大家讀一讀高輝遠編寫的《蒲輔周醫案》，一定會有所感悟的。

「輕」，還指小兒用藥，質地不宜過重，性味不宜厚濁。因為小兒的臟腑輕靈，用藥就應該用一些輕靈的藥。即使用於補養，過於重濁的藥，比如，生地、熟地、阿膠、鱉

甲、龜板、黃連、大黃、芒硝之類質地重濁，陰寒有餘的藥物，兒科在湯劑中儘量少用，必要時用量也不宜太大。這類藥在使用時，需要考慮到生機，考慮到陽氣，考慮到從陽引陰的問題。

「準」，主要指臨床用藥要準確而不亂

我們前面在第五章裏，關於辨證論治思維程式，包括十個環節，三個重點，一個核心，貫穿著一條主線。就證候、病機、處方三個重點來說，有病有證，就有一定的病機；抓住病機，才能選方、用藥。臨床上還需要回過頭來審查一下病情與方藥是否吻合，是否需要進行必要的調整。在兒科辨證論治理論思維全過程中，同樣要做到前後聯貫，絲絲入扣。否則，臨床證候掌握不全，病機辨識不清，選方用藥不精，就有可能引起病情朝著相反的方向逆轉。

中醫臨床辨證論治，是個體化理論思維的複雜過程。要做到臨床用藥準確而不亂，有兩點是至關重要的：一是醫者的理論思維水準；二是醫者濟世活人的良心。而理論思維的水準，往往決定於良心。對於一位醫生，一念瘥瘉，一念貽誤。小兒的一命，全在醫生的一念上，確保臨床一念無失，確保用藥準確無誤，其實全賴醫者的良心。

吳鞠通在《溫病條辨》裏批評有的醫生臨床治病，「捉風捕影，轉救轉劇，轉去轉遠」。醫者臨床上「捉風捕影」，往往是醫者心中無數。而心中無數，反覆更方的結果，必然在治療上出現「轉救轉劇，轉去轉遠」的窘狀。這種狀況，往往與一個人的情緒管理和人文修養有關。

《諸葛武侯集》在「論將」一篇中談到「十萬夫之將」時說，「外貌桓桓、中情烈烈」。《孫子兵法》裏也說，「將

者智、信、仁、勇、嚴也」。作為一名手操活人之術，幫助患者管理生命的醫者，如果既有將者人文修養的基礎，又有將者情緒管理的訓練，相信不會胸無定見，捉風捕影，坐視小兒疾病「轉救轉劇，轉去轉遠」的。

談到「準」，當今有一種情況，委實令人無奈。現行的《中醫兒科講義》各論裏，關於兒科疾病的診治模式，基本是順應「辨證分型」的思路而來的。如此的「辨證分型」，不是以辨證論治的理論思維為基礎，而是以當今流行的「證候群」的習慣為樣板。這其中最大的問題是，把貫穿於辨證論治各個環節中的中醫基礎理論，在很大程度上閹割了。

這種診治模式與西醫所講的「對症」治療，只差一個「群」字，本質上是一樣的。與中醫所講的理論思維相比，因為基礎理論丟掉了，本質上蛻變為感官認知層次上的「對症治療」了，所謂的辨別病機，實際上淪為失去理論支撐的一種標籤。如此一來，兒科臨床用藥的準確而不亂，在很大程度上就是一種奢望了。

清，是用藥的思路一定要清晰，病機的針對性一定要強

常說，「驅邪彈無虛發，用藥須戒雜投」。兒科病機相對不複雜，把所用的藥完全理解清楚，把握透徹，像「知兵善用」那樣，做到「知藥善用」，這一點與中醫內科相比，應當不是難題。

「知藥善用」，其中也包括藥物相互之間的配伍關係，每一味藥在方子中起的作用等。只有在完全清楚的情況下，才可能做到彈無虛發，才可能避免藥味的雜投。

在著名的兒科專著裏，用於驅邪的湯劑，藥味都很少。臨床上用於扶正，重振生機的湯劑，藥味也不宜多。補陽只

取補氣助陽，以助為主；補陰則需要甘溫，貴在補氣以生陰。這時的用藥，一定不能重濁，重濁就把生機壓住了。

張景岳在講兒科的時候有一個提法，「一生盛衰之機，全在幼時」。人一輩子身體健康不健康，兒時的基礎很重要，身體盛衰的根本，多與幼年時的基礎有密切關係。張景岳所說的幼年，指的是一歲半之內。所以在這個年齡階段，無論扶正還是祛邪，用藥的思路一定要清晰，病機的針對性一定要強。對於醫生來說，無論如何都要珍重兒時的基礎，不可思考不夠，用藥龐雜，亂了方寸。

「活」，主要指治法、用藥貴在靈活

「活」，大體包含三層意思：

第一是隨機應變的意識要強。臨床證候的表現變了，就表明病機變了，藥就需要隨之變化。中醫的辨證，腦子裏必須有三個時間概念，疾病的昨天，面對的今天，醫生預設的明天。昨天的病情醫生明白，今天透過望、聞、問、切四診對證候的表現已經在握，醫生由理性的分析就會對患者的明天有一個比較清醒的預設。這種預設，指的是病機的轉歸，包括兩個方面：

一是今天醫生不用藥干預，明天的病情、病機將會是什麼樣子；二是今天醫生用藥干預，明天的病情、病機又將會是什麼樣子。因為有了昨天到今天用藥之後的病情變化作為對照，醫生對明天病情、病機正反兩個方面的變化，就會有一個比較準確的估計。這就是立足於昨天和今天的基礎，針對明天用藥的中醫「治未病」的真正含意。這樣就不可能出現吳鞠通所講的「轉救轉劇，轉去轉遠」的擔憂了。

假如醫生的腦子裏沒有這三個時間概念，忘記了昨天，

只看到了今天，甚至看到的今天還不夠全面，那就完全沒有理由，沒有可能把握好病人的明天。

「活」的第二層意思是兒科用藥一定要靈活。兒科病的病情、病機轉變轉快，用藥宜抓緊時機，治病宜中病即止。吃一天藥可以解決問題的，往後就不要再吃。尤其是治療肺系統方面的外感病，發散太過，必然耗傷正氣，所以中病即止，不可過劑，這一點尤其重要，張仲景在《傷寒論》桂枝湯的方後注裏，講得非常清楚，我們應當牢記。

「活」的第三層意思是，相關的治療方法和措施的適當配合。比如，針灸、推拿、按摩等外治法，甚至割治等措施，臨床都應根據具體情況，合理選用。本人早年臨床時，兒科的疳積病很多見，治療兒科的疳積，割治的療效很快，往往第一天做了割治，第二天小兒的食慾就有改善，接著用一些健胃消食的藥品，病情很快治癒。還有小兒高熱，推拿、按摩、針刺等，都很有效。遇到小兒高燒驚厥時，先用三棱針在「十宣」點刺放血，驚厥立止，十分鐘左右，體溫開始下降。這都是長期以來中醫治療兒科疾病行之有效的辦法，可以依據病情，靈活運用。

（三）祛邪未必淨盡，留下一分給生機

在把握好輕、準、清、活這四個特點的基礎上，治療過程中還必須把握兩個方面：一是祛邪未必淨盡；二是留下一分給生機。

祛邪未必淨盡的意思是，外感病或傷食病在需要祛邪的時候，不要像對待敵人那樣，務必斬盡殺絕。比如，中醫治療外感，所面對的不是細菌、病毒，而是邪正消長過程之中

的人。祛邪的時候醫生心裏一定要有人，要想到人的正氣，倘若祛邪太過，殊伐無過之地，必然會造成耗傷正氣弊端。如果中醫把邪氣當作西醫眼中的細菌、病毒看待，心目中就可能失去了邪正相互消長的理念，就會不知不覺地陷入「外因決定論」的泥潭，那就不是真正的中醫了。

我們講這些，絕非杞人憂天。試看藥店裏清熱解毒之類的中成藥充斥櫃檯的現象，明眼人誰能不為中醫西化而憂心忡忡呢！現在中醫治療兒科病，受西醫思路的影響，動不動也講起服藥的療程來了。西醫用抗生素、抗病毒藥治療兒科病，常常在病好之後，還要求再服藥數天，希望杜絕重複感染，這是西醫「外因決定論」觀點下的用藥原則。中醫心目中只有祛邪，忽視人體正氣，忽視邪正消長關係，這是需要加以釐正的大問題。

《黃帝內經》說過，「大毒治病，十去其六，常毒治病，十去其七，小毒治病，十去其八，無毒治病，十去其九。」「穀肉果菜，食養盡之。無使過之，傷其正也。」所以在兒科的治療過程中，一定要注意不能祛邪太過。患兒吃一劑藥，汗出了，熱退了，少吃一點難消化的東西，多喝一點水，休息一天，也許就恢復了。這就是我們說的祛邪未必淨盡，留下一分給生機的用意。

（四）補虛不可太過，重在保護生機

補虛應該從哪幾個方面著手，從哪幾個方面思考呢？廣義的補虛，就是保護、激發、調理人的生命力，亦即生機。保護，首先是治病不要傷其正氣。激發，是把人體已虛的正氣調動起來。調理，是改善陰陽不平衡的狀況。中醫治病的

目標是陰陰自和，以平為期，達到這一目標之後的結果是生命力的正常運行，這就是健康。

所以上述三者，需要針對生機的具體表現，該用保護的保護，該用激發的激發，該用調理的調理，由醫者認真斟酌，合理運用。但是還應當強調，中醫補虛是調理生機的一種治療原則與方法，絕不能等同於西醫的補充營養成分。西醫的營養成分現在通常的說法是六種，脂肪、蛋白、碳水化合物、維生素、礦物質和食物纖維。

中醫的補虛絕不是說身體缺蛋白了就加蛋白，缺維生素了就補維生素，那完全是西醫營養學的觀點，與中醫保護、激發、調理人體生命力的理論與觀念，完全不是一回事。一個人生機調整不過來，總不能一輩子靠外來的營養補充來維持生命吧。

兒科的補虛應以脾胃為主，要善於運用「以後天來補先天」的治療原則。《理虛原鑑》曾有「以先天補後天」和「以後天補先天」的說法，也可以表述為「補脾以補腎」與「補腎以補脾」。小兒的生機蓬勃，生機旺盛，他的心、肝、脾、肺、腎都在蓬勃發育之中。在這一基本前提之下，如果他的生機不充足，生命力不健旺，著重補脾，即已足矣。

如果小兒先天不足，父母給他的身體比較弱，離開了母體，是以後天補先天，還是以先天補後天？是補腎，還是補脾？小兒生下來成為獨立的生命之後，原有的小兒先天不足，在治療上還是以補後天為主。就是說，小兒先天不足應當調養，應當用補法，但不是補腎，而是補脾胃。在這裏，我們要學習張仲景《傷寒雜病論》裏的思想和方法，概括起來就是補氣以養血，甘溫扶陽法。

所謂補氣養血，甘溫扶陽法，即通過調補脾胃，氣旺了，生機旺了，血的生化之源就振奮起來了，血自然而然地就會旺起來了。甘溫扶陽法的運用，是貫穿張仲景虛勞病治療過程中的主要思想方法，最突出的表現在小建中湯的使用上。《金匱要略》在虛勞篇裏說，「虛勞裏急，悸，衄，腹中痛，夢失精，四肢痠疼，手足煩熱，咽乾口燥者，小建中湯主之。」如果脾胃太虛了，也可以用黃耆建中湯。小建中湯一方，在《金匱要略》裏的解釋是，通補氣血陰陽之方。這一方的組成基本上是在桂枝湯的基礎上，加上原方一倍量的芍藥，再加上味甘性溫的飴糖。

作為臨床中醫，估計每個人頭腦中印象最深的方，就是桂枝湯。為什麼桂枝湯這一張方能夠補氣血陰陽呢？其實這就是補氣養血的甘溫扶陽法，就是保護、激發生機的觀念與原則在臨床上的靈活運用。

調動生機，激發生機，一個人生機旺了，生命力強了，何虛不能補呢？這種方法，這種思路，本人從早期行醫一直到現在，臨床中用得很多。

20 世紀 60 年代，農村老百姓衣食不飽，兒科的脾胃虛弱、脾胃虛寒的疾病相當多。臨床上經常使用的，就是桂枝湯、小建中湯以及這一思路上加減演變而來的方劑。如果胃脘疼痛屬於虛寒引起的，用桂枝加芍藥。如果只是脾胃很弱，那就是小建中湯，或者黃耆建中湯。要求病人遠避寒涼，服用一段時間藥之後，自然就精神旺了，肉也長了，身體也健康了。

更可貴的，這類方藥的口感容易為小兒接受。所以補氣養血，甘溫扶陽法的這些思想，在兒科虛弱之類的疾病治療

中，應當特別加以推崇和弘揚。

四、湯劑貴小方，成藥宜精良

基於小兒生理與病理方面的特點，以及輕、準、清、活的要求，兒科的治療一般宜以湯劑為主，劑量不宜太大。兒科中成藥的製作，也要相對講究一些。

（一）在兒科病治療中用湯劑，必以經方為楷模

所謂「湯劑貴小方」，說的是兒科病若用湯劑治療時，應當以經方為楷模。經方，一般指《傷寒雜病論》裏的方劑，在兒科領域，包括宋代錢仲陽的《小兒藥證直訣》和人們所推崇的清代兒科專著《幼幼集成》裏的常用方劑。兒科用的經方，也包括溫病學家葉天士、吳鞠通的用藥原則與方法在內。

經方是中醫《方劑學》的良師，也可以說是《方劑學》的鼻祖。如果一個中醫沒有學好、把握好經方，臨床上不會用經方，一上手就是自己隨意拼湊一堆藥物，那就是我們前面提到過的「有藥無方不叫方」。臨床上首先要學會用經方，學會用「經典一線連古今」，然後把後世的一些好方劑逐步地消化吸收進來，就會是一位好中醫。

小方有什麼好處？小方中的藥味比較少，每味藥的用量比較大，所以藥力有專攻，療效比較快。《傷寒雜病論》中全部的湯劑處方，平均用藥為 4.7 味。其中桂枝甘草湯、乾薑附子湯，兩方的用藥僅有兩味，卻是張仲景用來峻補心陽、回陽救逆兩個代表方劑，具有斬關奪門，救生命於垂危的作用。兩方的方後注裏，都標著「頓服」兩個字，用四兩

桂枝、二兩炙甘草煎煮為湯，一口氣服下。這種煎服方法和用藥量之大，是後世極少見到的，所以才能作為急救方劑，發揮出立竿見影、峻補心陽的搶救效果。兒科病往往病機單純，病情變化比較快，尤其需要經方這一類小方。

現在許多人一張處方裏少則一二十味，多則三四十味藥，若要看那張處方，你還以為是藥店裏的夥計給老闆寫的盤點藥物登記表呢，令人眼花、頭暈。

一次在南方一所大學裏作專題講座時，有人談起當地衛生行政部門下達文件規定，一張處方中開藥不得超過18味。於是大學門診部有醫生一次給病人開甲、乙兩張處方，煎藥時甲方、乙方各取一劑合煎。這種「上有政策，下有對策」的現象，並非個別，這種精明透頂，太令人可怕了。

談及開大方的理由，說是「病人的臨床表現太複雜」，「處方裏把各方面的病情都照顧到了」。但是作為醫者，將各方面的臨床病機搞清楚了沒有？將多病機之共存情況下的核心病機搞明白了沒有？將處方之中君、臣、佐、使的配伍關係搞明白了沒有？用藥時是否考慮到藏府之間的生剋乘侮關係，以及藥性的四氣、五味、升降浮沉、功效、歸經呢？我看開大方的醫生，很難向人們說清楚以上這些問題。

這樣的醫生恐怕比《紅樓夢》裏「亂用虎狼藥」的那位胡庸醫也不如。胡庸醫將尤二姐的懷孕在身診斷為血瘀之證固然是錯，但是他一味地使用活血破瘀並不算亂。

中藥所以用來治病，貴在各藥各有所偏。「用自然界的藥性之偏，調理人體氣血陰陽、五藏六府之偏」，是中醫千古不易的用藥之理。若不辨藥性的寒、熱、溫、涼，將眾多藥物在鍋裏煎煮，不就相互抵消，沒有效果了嗎？沒有效

果，圖個安全，這也許是對開大方，亂用藥現象一種理論詮釋，但是沒有效果的方劑，臨床上用它有什麼意義呢？所以中醫小兒的處方，一定要小。方小針對性強，效果才好，收效才快。

在《幼幼集成》裏，有兩個方經常為人們使用。其中一個是七味白朮飲，在四君子湯的基礎上加味而成，是針對脾胃虛寒的通用方。四君子加葛根、木香這些藥，用來醒胃氣、生脾氣，止腹瀉效果非常快，很穩妥。另一方是白朮車前煎，由白朮與車前子兩味藥組成。小兒飲食不當，或受風寒，或飲食偏涼，都可能引起腹瀉，完穀不化。治療腹瀉有一個說法，「小便通，則大便實」。《金匱要略》在赤石脂禹餘糧湯一條裏，亦有「當利其小便」之說。方中白朮溫中健脾燥濕，車前子利水通小便，車前子偏涼一點，但白朮甘溫，白朮是補的，車前子是利的，藥性很平，服藥後小便一通，腹瀉便自然停止了。

兩個方在受涼腹瀉時可酌情選用，都是小方，不需要加水太多，口感甘淡，小孩便於接受。兒科方，越小效果越好，若想做中醫兒科大夫，先須學會用經方，用小方。

在香港執教時，曾講過這樣的看法，在學好經典的基礎上，最好再接著學習兒科學。也曾向許多年輕人建議，畢業之後應該先到兒科做幾年臨床。因為兒科病治療不是西醫的優勢領域，西醫治療給小兒帶來的痛苦大，相比之下，中醫治療兒科疾病效果比西醫要好、要快。而且治療兒科疾病，對年輕人來說容易獲得成就感。

我的體會是，每一位中醫，首先應當是一位兒科中醫，兒科中醫做好了，往後就容易成為一位合格的全科中醫。在

兒科治療肺和脾的過程中學習經典，運用經典，從脾和肺的
治療中體會中醫辨證論治的原則與方法，很有益處。在此基
礎上，對內科、婦科的治療積累經驗，做好鋪墊。有了兒科
這一基礎再往前走，腳步就踏實多了。

（二）兒科用丸散，是臨床病機與小兒自身的要求

為什麼說兒科用丸散，是臨床病機與小兒自身的要求
呢？近代在臨床上，兒科用丸散的比例，比歷史上減少了許
多。一方面是西醫的發展處於強勢，製劑比較好；另一方面
是中醫自身的問題。對於中西醫並存環境下如何揚中醫之所
長，普遍缺少深入的研究與思考。還有，中醫大專院校教材
編寫中，對兒科優良丸散的臨床價值重視不夠。其實，在丸
散的製備與療效上，歷史上有許多可與現代西藥相媲美的精
品藥物，這些年的確丟掉不少。

兒科臨床要求藥量宜小，使用方便，藥效要快，藥到病
除，歷史上好的丸散通常都有這樣的效果。這就需要我們重
新找回歷史上好的丸散製劑，在臨床上廣為使用。下面舉一
些例子，供大家參考。

首先舉《幼幼集成》為例，就中醫兒科治肺、治脾的小
方，做一些介紹說明。

《幼幼集成》在「小兒傷寒類治」一節共用了 28 張方，
分別是：麻黃湯、桂枝湯、大青龍湯、小青龍湯、葛根湯、
升麻葛根湯、小柴胡湯、大柴胡湯、白虎湯、調胃承氣湯、
大承氣湯、小承氣湯、桃仁承氣湯、小建中湯、黃建中湯、
理中湯、真武湯、白通湯、麻黃附子細辛湯、四逆湯、甘草
瀉心湯、玄參升麻湯、陽毒升麻湯、桃仁湯、黃連犀角湯、

雄黃散、牡蠣澤瀉散、黃龍湯。

其中，升麻葛根湯出自錢仲陽的《小兒藥證直訣》，玄參升麻湯和陽毒升麻湯雖然不是張仲景的原方，但是這兩個方都是以張仲景治療陰陽毒的升麻鱉甲湯為基礎的。桃仁湯與黃連犀角湯，與溫病學家治療溫熱病邪入營血時的用藥十分接近。儘管那時吳鞠通的《溫病條辨》還未問世，但這裏的藥物配伍與《溫病條辨》用藥的套路已經非常相像。

可以明顯看出，上述 28 張方裏，直接引用張仲景《傷寒論》、《金匱要略》的方，就有 11 張。前邊講過，小方、經方是方劑學的鼻祖，因此可以說，小方、經方也是兒科治療的常規方。

《幼幼集成》在治療小孩「嘔吐證治」上用了 8 張方：藿香正氣散、理中湯、參香湯、五苓散、藿連湯、六一散、消積丸、枳橘二陳湯。這其中，最大的方中用了 6 味藥。這裏的藿香正氣散，並非溫病學裏的原方，但是其中所用的 6 味藥，卻都是原方中核心的藥。以上 8 張方中，最小的一張方是六一散，其中只用了 2 味藥。

《幼幼集成》的「泄瀉證治」有 9 個方：理中湯、六君子湯、五苓散、補中益氣湯、升陽治濕湯、七味白朮散、參苓白朮散，還有泄瀉腹痛奇方（這是一個沒有註明出處的方）和集成止洩散。在這 9 個方中，最多的一個方用了 8 味藥，最少的是 4 味，沒有一個方超過 10 味的。

《幼幼集成》的「傷食證治」裏有 8 個方：潔古枳實丸、胃苓丸、保和丸、木香檳榔丸、消積丸、六君子湯、異功散、六神丸。其中用丸劑有 6 方，湯劑只有兩方。

從以上所舉《幼幼集成》四類病治療用方的情況可以看

出，其中的方劑多數是《傷寒論》、《金匱要略》的原方，或者從《傷寒論》、《金匱要略》、溫病學的原方演變而來的。綜合四類病治療用方可以肯定，兒科的常用方劑全面地繼承了經方的組方原則，其共同之處是，配伍結構十分嚴謹，用藥數量都比較少。這一點是從事兒科疾病臨床治療時，要認真學習和努力堅持的。

其次，我們舉錢仲陽《小兒藥證直訣》為例，就中醫兒科治脾、治肺的成品藥，尤其是精品名貴藥材的使用，做一些介紹與說明。

《小兒藥證直訣》分上、中、下三卷，上卷討論疾病辨證，中卷記錄了 23 個病集，下卷歸納前面所用的全部方藥。下卷記載的全部方藥共 132 條，其中成品的丸、散、膏、丹，即不需煎藥直接服用的方藥 109 個，以湯劑、煮散形式服用的方藥 21 個，剩下的是外用藥。

其中的湯劑方以及煮法，與張仲景《傷寒雜病論》基本相同；其中的煮散，是把原本湯劑中的藥物研成碎末，從中間拿出一部分用水煮成湯水給小兒喝。兩方面合併計算為湯劑，共 21 個方。

總的來看，《小兒藥證直訣》用成品的丸、散、膏、丹，占九成以上。現在兒科臨床上使用成品的丸、散、膏、丹的比例很小，而且歷史上許多精良的兒科成品藥被丟棄不用的也不少。

兒科成品藥的服用量，《小兒藥證直訣》的記載裏分得很細。服用量的大小與藥丸的大小，大體分為四級：一類是雞頭大、小雞頭大的；一類是皂角子大、梧子大的；一類是小豆大、綠豆大、麻子大的；最小一類是粟米大、黍米大、

米粒大的。米粒大的像今天的王氏保赤丸、小兒七珍丹那樣，小孩服用起來很方便。

一些藥性峻猛的藥物，以往在兒科疾病的臨床治療中也頗為常用，只是用量與用法的掌握上，要求非常準確，十分嚴格。比如，藥性峻猛的植物藥巴豆、大黃、乾漆、天南星等，配入方中製為丸、散、膏、丹的成品不少。巴豆、大黃是瀉下的，巴豆的利下作用比大黃還要峻猛，用在小孩身上，很少一點兒就能立見瀉下。大黃本身大苦，小孩接受起來比起巴豆要差一點。藥性峻猛的動物藥有犀角、牛黃、熊膽、麝香、蟾酥、乾蟾頭、蛤蟆灰、乾漆等。

牛黃現在用得比較少，因為得來不易，多以人造牛黃代替，效果相差太遠，不可相比。蟾酥、乾蟾頭這些有毒的藥，錢仲陽《小兒藥證直訣》的配方中用得比較多，值得我們認真研究。

另外，藥性峻猛的礦物藥，比如，硃砂、雄黃、輕粉、冰片等，在口服的成品藥裏所占的比例不小。我們應該認真發掘、推廣傳統劑型裏藥力強勁、用量較少的藥物，但峻猛的植物與動物藥，用量要適當把握。

兒科傳統成品的丸、散、膏、丹的使用，還面臨著一些礦物藥毒性作用的問題，今後需要醫學界重新進行深入細緻的研究。其中有兩個概念，是首先應當澄清的。

一是用在正常人身上的毒性作用，與用在疾病中的治療作用，是完全不同的兩個概念，需要認真區分，嚴肅對待。人人都知道砒霜對人有劇毒，但是用含有砒霜的藥物治療婦科子宮頸癌卻是良藥，世界上不少國家、地區已接受，並在使用。砒霜在不同人群中的價值與作用，明顯不同。

二是合理用藥與不合理用藥，也是完全不同的兩個概念，也需要認真區分，不可混淆。人參、鹿茸是名貴藥材，但使用不當即是大毒。

本人曾治療一位富人老太太，為了養生補虛，一日煮五六克鹿茸當水喝，連用一週之後，夜不能寐，口乾舌燥，舌紅如血，心跳加快，血壓上升，神志恍惚，手足攣急、瘛瘲，呈現出一派陽盛陰竭之象。這是用藥不合理的問題，不屬於中藥自身的問題。因此，將兩個基本的概念性問題澄清之後，社會上流行的「有毒中藥」問題就會得到重新認證與合理甄別。在此基礎上，對兒科傳統成品的丸、散、膏、丹不應有的疑惑，也將得到解決。這對於中醫兒科臨床治療，是一件極有意義的事。

在中醫治療小兒疾病時，還遇到一個普遍的問題，即小孩吃中藥難。小孩不願意吃中藥，灌藥時難免要哭鬧，有人擔心將藥吸入氣管造成窒息，所以家人往往不喜歡選擇服用中藥。這種擔心往往來自心理障礙，而不是理性與實踐。

兒童學游泳時，誰不嗆幾口水？被水嗆了一下，就會發生窒息？給小兒餵藥時一般都會哭，哭的時候肺氣外呼的時間長，掌握得宜，一般是不會被嗆的。出現嗆水是反射性自我保護的正常現象，小兒神經反應敏捷，人們應當因此而放心。

我從業以來，給小兒餵藥是家常之事，讓小兒坐在大人的左側懷裏，大人用左手握住小兒左臂，將小兒右臂置於大人身後並抱緊，趁小兒張口哭的時候，大人右手把盛藥水的小勺慢慢放進小孩的上下牙縫之中，以免用口呼吸，伺機慢慢往上扶勺柄使藥水順著舌下流入口腔，待其將藥水咽下之

後，再取出小勺。

　　餵藥時大人神態應溫厚，動作應柔和準確，對小兒多加獎勵、稱讚，有時就算嗆一聲，絕無引起窒息之慮。兒科的用藥，尤其是外感病方面的湯藥，味道一般不會大苦，與西醫的頭皮靜脈給藥相比，對小兒造成的痛苦並不算大。小兒服中藥難，主要是家長無原則的痛惜和虛張聲勢造成的。如果說小兒對中藥的口感有恐懼情緒，這種恐懼情緒多半也是由家長造成的。

　　社會上不少家長寧願選擇頭皮靜脈注射，選擇手術，也不願意選擇中藥的卓越療效，我以為是滲透著愚昧的一種文化現象。當今市場上兒科傳統成品丸、散、膏、丹越來越少，也許這也是其中的原因之一。

（三）綜合運用針灸、推拿、按摩、外治、割治等法

　　中醫的臨床治療是以中藥為主，包括針灸、推拿、按摩、外治等在內的綜合性的治療方法，兒科在服用中藥的同時，這些方法不可或缺。

　　本人當年在基層從醫時，每遇小兒高燒驚厥，立即針刺人中，並在「十宣」點刺放血，驚厥即止。接著在面部、手足施行推拿，十分鐘左右頭部汗出，體溫出現下降趨勢。然後再服用中藥，臨床療效很快。當年在基層時，同仁中就有以按摩療法為主，兼用中藥、針灸療法療兒科疾病的專業中醫，頗受群眾歡迎。

　　一名好的中醫兒科醫生，應當是一名合格的兒科全科醫生。兒科全科，其實主要是脾和肺兩科。只要在辨證論治的前提下，集中藥、針灸、推拿、按摩、外治、割治等各種療

法綜合於一身，絕大多數兒科的常見病、多發病，都可以經一人之手，迅速得到治癒。

🔲 五、臨床治驗點滴

臨床治驗，是我從業五十多年來不願意提到的內容。不是說我不重視經驗，也不是說經驗的東西不可貴。兩千多年前，當中醫從經驗療法中脫胎而成為一門成熟的醫學科學以來，中醫學最可貴的是其基礎科學與臨床技術體系。認真提升和加強中醫基礎科學前提下的辨證論治的理論思維訓練，我們每一位中醫在臨床過程中的新經驗將無時不有，無病不有。不斷把經受理論與實踐檢驗的新經驗融入中醫科學與技術體系之中，這就是中醫學不斷豐富與發展的過程。我們既不要固守在一鱗半爪、一方一藥的點滴經驗中夜郎自大，也不要把經驗療法等同於博大精深的中醫科學與技術體系。這就是我對待中醫學知識領域科學、技術、經驗的看法。

所以，下面所講的臨床治驗點滴，應當是辨證論治方面的一些臨床體會，在此與大家共同分享。

（一）外感挾食

這是過去三四十年的事情了，至會仍然記憶猶新。鄰居家一個一歲半的小男孩，開始是發燒，接下來是咳嗽，三天兩頭反覆，前後 20 多天，舌頭上白白厚厚的那層舌苔一直沒有消退過。病情稍輕，家長立即魚蝦蛋肉，煎炒烹炸，唯恐小兒營養不濟。病情一有反覆，家長便急著跑過來看病，連連抱怨療效不佳。勸告應當注意節食，家長就是聽不進去。最後沒辦法，我對家長說：如果不改變飲食，這孩子的

病就不會好，這才起到了良好的作用。

　　兩劑袪風消食藥之後，發熱、咳嗽再未反覆，後來這個孩子很少發生傷風感冒，家長還不時給別人講到小兒節食的道理和好處。的確，小兒的外感，最忌諱兼挾飲食積滯。常說，「無食不招風」，說的是若有飲食積滯，最容易招致外感之災。俗話還說，「若要小兒安，須帶三分飢與寒」。這話其實是對家長講的，家長既怕孩子凍著了，又怕孩子餓著了，完全不考慮孩子生理的需要，這是自古到今，幾乎所有當家長的一種通病。

　　當代社會，營養過剩已經成為影響人們健康的普遍問題，家長愛子心切，恨不能孩子一天長大，因此飲食積滯在兒科病中更為普遍。基於這一點，我在治療小兒外感時不僅注意飲食積滯的問題，而且注意「母子同治」的問題，小兒接受我們的臨床治療，家長接受我們的醫學普及。

（二）傷食發熱日久的一個病例

　　也是一個一歲多的小孩，發燒、便稀、少食、腹痛、煩躁不寧 20 多日。患兒開始接受西醫治療，考慮到有胃腸炎，曾用四環素、氯黴素等抗生素，以及止痛退燒等針劑，反覆多日不效，後來求治於中醫。

　　患兒腹部脹痛，按之更甚，多於午後發熱，頭部的後枕燙手，大便稀塘，便出穢臭，舌上苔白而乾，中心厚且微黃，指紋暗紅，情緒煩躁，食慾不佳，喜涼飲，不欲油膩。此病明顯屬於宿食所致的熱瀉，但是宜消導，還是用攻洩，一時令人游移不定。再診其腹，見肚臍偏右處拒按，稍有著力，患兒即大聲哭叫。該患兒雖瘦，但精力尚好，於是決定

用小兒七珍丹瀉熱通便。

　　小兒七珍丹是中醫兒科的常用成品藥，按照患兒的年齡，一般服用 10～15 粒，因發燒 20 餘日，宿食積滯過甚，且陽氣尚旺，實熱之證明顯，於是加倍用量，讓其一次服下 30 粒。服後兩小時左右，患兒腹痛哭鬧，未久，瀉下量多，稀便之中挾有塊狀，色黑惡臭。後來大人將大便用水沖開，看見一些白白的顆粒。這時患兒的家人才想起，三週之前患兒曾吃過石榴，因第一次見到石榴，覺得新鮮好玩，當時吃了不少，大便中的白色顆粒，是患兒咬不破吞下去石榴籽。這一患兒服用小兒七珍丹大瀉熱通便以後，從此再沒有發燒，接下來吃了一些調理脾胃的藥，病也就好了。

　　記得早年初學《傷寒論》時，對於陽明病府實證裏的「熱結旁流」，甚感費解，既然是府實熱結不通，又為何出現稀便旁流呢？這一病例才使我真正明白了《傷寒論》講的「熱結旁流」，到底是怎麼形成的。四十多年過去，這一病例至今仍歷歷在目。

　　這一病例發熱的特點，是頭部的後枕，即後腦勺，傷食挾熱瀉，並不難辨。至於用藥的輕重緩急，臨床上往往由心量而定，不必拘泥於藥品說明書上的常用量。所謂的心量，一是看病機虛實、寒熱、輕重、緩急，二是看醫者的自信心、決心、勇氣。

　　我的用藥習慣通常是，看準了，就下猛藥，這一點是從《傷寒雜病論》裏學來的。論中代表性方劑的用量，都是針對急性病、危重病而設的。針對輕病的小劑量方劑，多體現在「合方」之中，比如，桂枝麻黃各半湯、桂枝二越婢一湯皆是。如果對病機把握有搖擺，就多觀察一兩天，主要看有

沒有方向性錯誤，有沒有把寒證當熱證，把虛證看成實證的錯誤。辨證中只要這類問題不存在，一二劑藥下去，必定有效。兒科生機與病機的特點表明，應當用現在的急診或者急性病的心理準備，來面對兒科臨床。因此張仲景的《傷寒雜病論》，後世的溫病學，一定要讀好、用活。

（三）小兒疳積的治療

小兒疳積的發病，現在不是很多。在食品匱乏的 20 世紀 60 年代裏，小孩的疳積甚為多見。疳積往往先由消化不良開始，進一步導致了營養不良而成。臨床上患兒形體瘦，肚子大，吃得不一定少，個子卻長得慢。小兒疳積應以調養脾胃為主，《幼幼集成》和《小兒藥證直訣》裏，多處提到疳積的治療方法。

疳積形成的過程，吳鞠通在《溫病條辨》的附錄裏，有一段話講得非常傳神，「疳者干也，人所其知。而不知干生於濕，濕生於土虛，土虛生於飲食不節，飲食不節生於兒之父母之愛其子也，唯恐其子之飢餓也。」「再小兒初能飲食，見食即愛，不擇精粗，不知滿足，及脾氣已鬱而不舒，有拘急之象，兒之父母，猶認為飢渴，而強與之，日復一日，脾因鬱而水穀之氣不化，水穀之氣不化，而脾愈鬱，不為胃行津液，濕斯矣。」從疳積的原因到結果看，就是消化不良的問題。胃主受納和腐熟水穀，脾主運化和腐熟精微，脾胃俱虛，後天之本受挫，疳病必發無疑。

治療小兒消化不良的常用方很多，最好選用那些小孩容易接受，效果也很明顯的方藥。比如，有一個小方，棗金散，全方僅大棗和雞內金兩味。取 100 克大棗肉，焙乾研

細；再取 50 克炒雞內金，磨成細末，然後混合即成。小兒一天服兩次，一次服 3～5 克。只要堅持服藥一個月以上，少食生冷、油膩、渾腥之類，脾胃功能多會明顯好轉。雞內金健胃消食，炒過之後藥性溫和，大棗味甘性溫，功專補益中焦脾胃之氣，烘乾以後小兒很願意吃。

除了服藥之外，還可以採用其他一些方法。用得比較多的是割治，在手掌上割治，也是非常有效的。對於疳積病的治療，過去記載的治療方法很多，只要抓住原則與方向，把脾胃消化的功能調整、扶持過來，就一定會有效。

（四）補脾培本防治小兒喘咳

20 世紀 70 年代初，國內曾號召全國醫學界動員起來，努力攻克臨床四大難題，即感冒、病毒性肝炎、腫瘤、老年慢性支氣管炎。下面要討論的，是由老年慢性支氣管炎以及哮喘病的治療而引發的，小兒支氣管肺炎預防、治療的新思路、新方法。

哮喘病是老年人群裏一種常見病、多發病。咳嗽連聲，喘息短氣，咯痰不斷，春夏輕，秋冬甚，反覆發作，久治不癒，最後導致肺源性心臟病，終成不治。所以俗話說：「內病不治喘，外病不治癬，治喘治癬，丟了醫生的臉。」醫界常以急則治標，緩則治本為法，喘咳發作時治以平喘止咳，取效一時，春夏病情穩定時，常以補腎培本之法，以求根治。然而，老年人元氣日衰，培本治療猶如逆水行舟。再者，培本治療服藥週期太長，老年人往往信心不足。還有，老年人春夏之時偶遇風寒勞累，動輒喘息復作，遂令補虛培本之治時停時續，半途而廢，臨床上很難收到成效。儘管中

醫培本治療有術，然而臨床取效不易。所以當年**轟轟**烈烈的攻克之舉，旋即偃旗息鼓，無果而終。

當年，本人雖然也是「攻克」中的一員，但是心中卻別有所思。那時的基層社會，生活與醫療條件很差，男女老幼，疾病叢生，缺醫少藥，食不果腹。每於秋冬之時，本人所在的責任服務區內，罹患小兒支氣管肺炎者，也相當多見。在小兒支氣管肺炎的人群中，有這樣一部分患兒，每逢寒熱變化之襲，稍有衣被增減之失，遂即發生感冒咳嗽，旋即轉為支氣管肺炎。這一部分小兒發病之後，一般發熱並不明顯，即使發熱，溫度多不甚高，常見形寒怕冷，面色欠紅，咳嗽痰多，轆轆有聲，身形不瘦，皮毛鬆軟，食慾欠佳，時有便溏，舌色偏淡，舌苔白滑，指紋暗淡，脈多沉濡。若用聽診器聽診，肺中濕性囉音明顯，即便病情轉輕轉癒，肺中囉音消退較慢。有些患兒在平時，經常喉中不利，稍遇寒涼或飲食不化，常常會咳嗽數日不止。因病情反覆發作，許多患兒經常使用抗生素、抗病毒藥，臨床療效不佳，對藥物的敏感性下降。西醫臨床中流行的青黴素、鏈黴素、四環素、金黴素、卡那黴素、紅黴素以及阿莫西林等，一代接一代的抗生素，因為細菌耐藥性的形成而一代接一代的被淘汰，所以救治於中醫的患兒，臨床上有所增多，給中醫留下了不少治療的機會。

為此我常在辨證論治的基礎上，依據病機之差異，選擇適當的方藥治療，臨床效果甚佳。所選擇的基礎方劑，多以《傷寒雜病論》的常用方為主，有麻黃湯、桂枝湯、桂枝葛根湯、葛根湯、小青龍湯、大青龍湯、柴胡桂枝湯、麻杏石甘湯、越婢湯、苓桂朮甘湯、桂枝加厚朴杏子湯、苓桂味甘

湯，射干麻黃湯、苓甘五味薑辛半杏湯，橘枳薑湯，茯苓杏仁甘湯等。後世的華蓋散、三拗湯、杏蘇散、香蘇飲等，也為臨床所常用。支氣管肺炎緩解之後，一部分患兒食慾欠佳，喉中痰鳴消除較慢，與《傷寒雜病論》所講的痰飲病，頗多相似，再以異功、二陳、六君、參苓白朮之屬，調和脾胃，其病遂癒。

反覆發生支氣管肺炎的小兒，或中焦脾胃素弱，或飲食生冷不慎，因而中焦脾胃虛寒者較多。當年在對小兒支氣管肺炎恢復期患兒的觀察中，本人有意詢問其父輩、祖輩老年慢性支氣管炎與哮喘的發病情況，發現一半以上小兒的祖輩是無老年慢性支氣管炎與哮喘病患者，近三成小兒的父母在兒時曾是小兒支氣管肺炎的多發者。於是聯想到《靈樞‧陰陽二十五人》的理論原則，開始注意到血統內的體質特點，與患兒發病的相互關係。從此，對於小兒支氣管肺炎好發者的病後調理，在頭腦裏打開了一扇閃亮的大門。

《金匱要略》在痰飲病篇裏講到，「病痰飲者，當以溫藥和之」。在痰飲病的善後治療上也指出，「夫短氣有微飲，當從小便去之，苓桂術甘湯主之，腎氣丸亦主之。」這為我們確立了痰飲病治療與善後調理的基本原則。

也就是說，或以中焦為主，或以腎氣為主，由「溫藥調之」，以培其本，則可從根本上消除痰飲病的內因，達到治病求本的最終目的。

20 世紀 70 年代，有報導以補腎固本丸，透過培本以防止治療老年慢性氣管炎與哮喘的復發。這一思維固然在理，但是與《黃帝內經》「七七」、「八八」之理相左。面對老慢支的病人，我想到了另外一種情況。經常出現感冒和支氣管

肺炎患兒的體質，既與祖輩、父輩的體質特點有關，就有理由將老年慢性氣管炎與哮喘的根治倒轉過來，從其後代的小兒期做起，從小兒支氣管肺炎的預防與根治上著手。

這一個想法是否可靠呢？

其一，生物遺傳學上有一種觀點，生物在幼年階段容易受環境性因素的影響，改變其遺傳特點而出現變異現象。《黃帝內經》、《傷寒雜病論》的治療理論與方法，對改變小兒體質特點而言，不是環境因素的問題，而是從內因著手的有效調理，因此具有明顯的主動性和可操作性。

其二，以往的西醫兒科學裏，也有「滲出性體質」之說。這體質與小兒中焦脾胃虛寒的臨床特點，十分相似。為此我曾帶著中焦脾胃虛寒的小兒，向一位有影響的兒科西醫大夫請教，他也承認這一看法。

其三，前面提到的關於前人的「補腎不如補脾」、「補脾不如補腎」之說，正是我從脾著手進行治療的有力佐證。《金匱要略》治療「短氣有微飲」時，在苓桂朮甘湯與腎氣丸中的兩種選擇，進一步在方藥應用上給我指明了方向。

於是按照《黃帝內經》關於「春夏養陽，秋冬養陰」的道理，在春夏之際感冒相對比較少的時候，給支氣管肺炎的患兒服用補脾的藥物。常用的主方是參苓白朮散，把它做成散劑，再稍加點糖，小孩子容易接受。同時給家長講清，一定要按照要求的量，堅持服用，不得有失。另外，要求家長注意患兒飲食、起居、寒熱的調節，以杜絕患兒在此期間因發病而延誤培本的治療。

1970—1972 的兩年間，我曾治療觀察了 18 例 8 歲以下的小兒，最小的為一歲半。從每年春分到秋分的半年裏，連

續服藥三個月以上。18 例小兒中有 15 例在冬天未出現感冒，18 例全部未出現小兒支氣管肺炎，在下一年的春分到秋分的半年裏，再服藥以為鞏固，遠期效果甚佳。

1973 年，我為此總結出《18 例小兒支氣管肺炎培本治療的臨床觀察》一文。藉此講給大家，也算是公開發表吧。

其後的四十年餘，我在這一思路上的治療很多。作為辨證論治理論思維方法的講座，我以為在這裏講給大家則更有意義。

最後說一點，上述點滴臨床經驗，只是為了說明兒科辨證論治理論思維而提到的一點臨床體會而已。具體到選方用藥，望大家不必拘泥。

導引養生功

張廣德養生著作　每冊定價350元

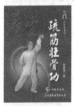
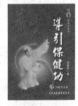
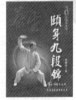
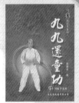
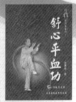

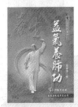
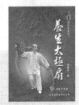
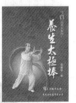
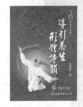
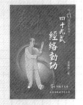

輕鬆學武術

太極跤

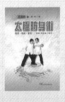
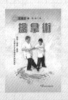

彩色圖解太極武術

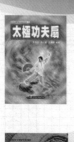
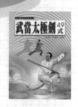
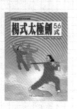
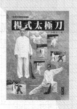
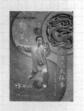

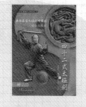
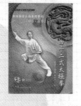
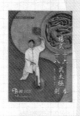
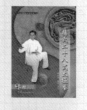

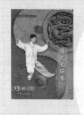
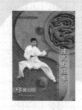
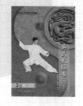
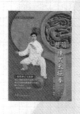
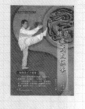

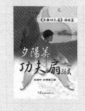
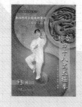
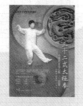
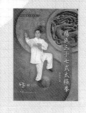
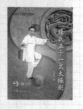

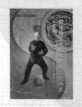
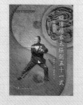
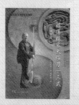

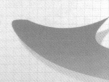

太極武術教學光碟

 太極功夫扇
五十二式太極扇
演示：李德印 等
(2VCD)中國

 夕陽美太極功夫扇
五十六式太極扇
演示：李德印 等
(2VCD)中國

陳氏太極拳及其技擊法
演示：馬虹(10VCD)中國
陳氏太極拳勁道釋秘
拆拳講勁
演示：馬虹(8DVD)中國
推手技巧及功力訓練
演示：馬虹(4VCD)中國

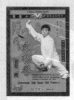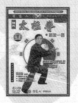

陳氏太極拳新架一路
演示：陳正雷(1DVD)中國
陳氏太極拳新架二路
演示：陳正雷(1DVD)中國
陳氏太極拳老架一路
演示：陳正雷(1DVD)中國
陳氏太極拳老架二路
演示：陳正雷(1DVD)中國
陳氏太極推手
演示：陳正雷(1DVD)中國
陳氏太極單刀・雙刀
演示：陳正雷(1DVD)中國

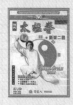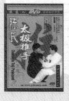

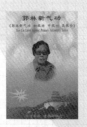 **郭林新氣功**
(8DVD)中國

本公司還有其他武術光碟
歡迎來電詢問或至網站查詢
電話：02-28236031
網址：www.dah-jaan.com.tw

原版教學光碟

歡迎至本公司購買書籍

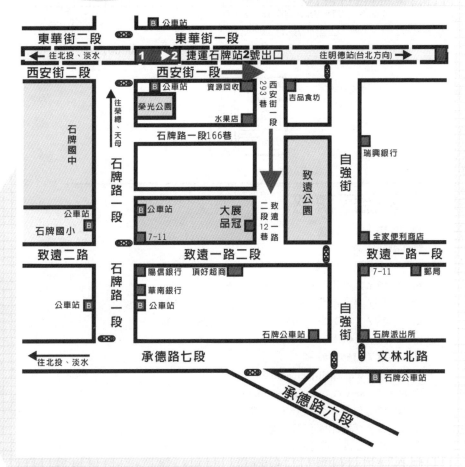

建議路線

1.搭乘捷運·公車

　　淡水線石牌站下車，由石牌捷運站２號出口出站(出站後靠右邊)，沿著捷運高架往台北方向走(往明德站方向)，其街名為西安街，約走100公尺(勿超過紅綠燈)，由西安街一段293巷進來(巷口有一公車站牌，站名為自強街口)，本公司位於致遠公園對面。搭公車者請於石牌站(石牌派出所)下車，走進自強街，遇致遠路口左轉，右手邊第一條巷子即為本社位置。

2.自行開車或騎車

　　由承德路接石牌路，看到陽信銀行右轉，此條即為致遠一路二段，在遇到自強街(紅綠燈)前的巷子(致遠公園)左轉，即可看到本公司招牌。

國家圖書館出版品預行編目資料

中醫臨床辨惑 / 李致重著.
——初版，——臺北市，大展，2017 [民 106.07]
面；21公分—（中醫保健站；83）
ISBN　978-986-346-167-8（平裝）
1.中醫　2.辯證論治
413.1　　　　　　　　　　　　　　　　106007313

中醫臨床辨惑

編　　著/李致重
責任編輯/謝一兵
發行人/蔡森明
出版者/大展出版社有限公司
社　　址/臺北市北投區（石牌）致遠一路 2 段 12 巷 1 號
電　　話/（02）28236031，28236033，28233123
傳　　真/（02）28272069
郵政劃撥/ 01669551
網　　址/ www.dah-jaan.com.tw
E - m a i l / service@dah-jaan.com.tw
登記證/局版臺業字第 2171 號
承印者/傳興印刷有限公司
裝　　訂/眾友企業公司
排版者/菩薩蠻數位文化有限公司
授權者/山西科學技術出版社
初版 1 刷/ 2017 年（民 106）7 月

定價/ 450元

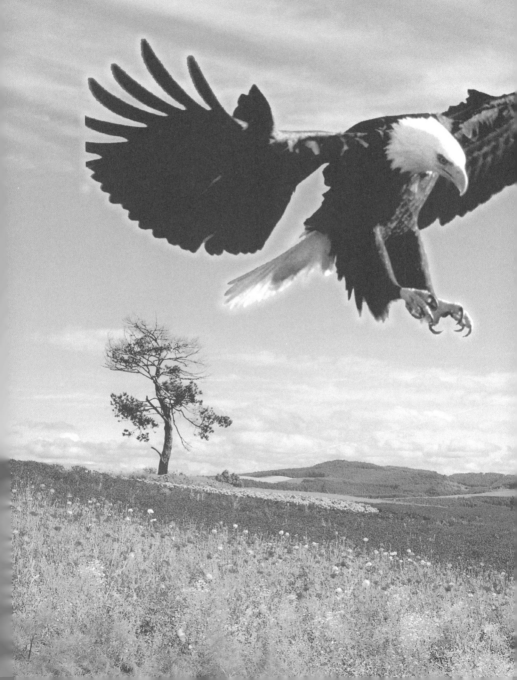

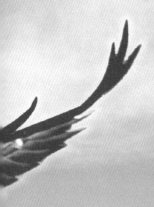

大展好書　好書大展

品嘗好書　冠群可期